處厚方博

巴蜀名医处方手迹荟萃

主编◎刘　毅
主审◎和中浚

国家图书馆出版社

图书在版编目（CIP）数据

处厚方博：巴蜀名医处方手迹荟萃 / 刘毅主编，和中浚主审 .—北京：国家图书馆出版社，2021.4

ISBN 978-7-5013-7171-6

Ⅰ . ①处… Ⅱ . ①刘… ②刘… Ⅲ . ①验方—汇编 Ⅳ . ① R289.5

中国版本图书馆 CIP 数据核字（2020）第 265186 号

国家图书馆出版社
官方微信

书　　名　处厚方博：巴蜀名医处方手迹荟萃
著　　者　刘毅　主编　和中浚　主审
责任编辑　南江涛　潘云侠
装帧设计　一瓢文化·邱特聪

出版发行　国家图书馆出版社（北京市西城区文津街 7 号 100034）
（原书目文献出版社　北京图书馆出版社）
010-66114536　63802249　nlcpress@nlc.cn（邮购）
网　　址　http://www.nlcpress.com
印　　装　北京金康利印刷有限公司
版次印次　2021 年 4 月第 1 版　2021 年 4 月第 1 次印刷

开　　本　889 × 1194（毫米）　1/16
印　　张　17.25
书　　号　ISBN 978-7-5013-7171-6
定　　价　298.00 元

编辑委员会

序

我校图书馆古籍特藏部近年在不断充实川派中医古籍及名医手稿等馆藏的同时，兼及收集了一大批巴蜀名医处方手迹。我得近水楼台之便，先行鉴赏，手捧前辈手泽，处方用药或见浓郁四川火神派姜桂附用药特色，如卢铸之、吴佩衡、戴云波、曾彦适等；或厚重峻猛，如刘复、戴云波、王渭川等；或轻灵淳正，如沈绍九、卓雨农、蒲辅周等，皆立意高瞻，各领风骚。深感方如其人，字如其人，景仰之情油然而生。名医亲书处方和脉案手迹，就中医学而言，是最为直观地反映医家诊疗思路、风格特点、选方用药独具匠心及其临床治疗效果的原始文献，也是一种高雅而具实用价值的书法艺术，兼具文献、文物和医学的多重价值。它较医案等学术著作而言，是没有经过整理加工过的第一手资料，弥足珍贵。故而程门雪先生看到何鸿舫手书药方笺时，写诗赞曰："每于烂漫见天真，草草方笺手自亲。不独医林仰宗匠，即论书法亦传人。"

名医处方，亦称方笺，或称脉案，每见混用，少有规范。我感觉处方和脉案是有明显区别的。一般而言，处方指医家为就诊病人所开具用于治疗和养生的药方或针灸穴位，或附有煎法、服用方法等医嘱内容，但不一定有就诊时的症状，特别是医家对病情的辨证立法、选方用药等分析判断的内容。若方笺写有四诊资料，特别是在方药之外写有医家对病情的理论剖析和辨证思考、诊断结论、前诊服药后的反应以及治疗效果等内容，始可称为脉案。脉案之"脉"是用脉诊指代中医望闻问切四诊，也就是需要记录病人的主述及症状，"案"指医家的分析判断和辨证结果。两者之间内容多寡和结构形式应有不同。处方亦或记有简略症状，但无辨证断语。

有无对病情的分析判断和结论是处方与脉案之间区别的关键，脉案涵盖处方内容，但处方不能等同于脉案。因此，同一医家脉案的中医学术价值要高于处方。

处方上就诊病人的姓名、性别、年龄及时间是必备资料，只是古代或近代多有省略，或仅标其姓，或用左右代称男女，或简称先生或女士等，或只有某月某日而省年号，但医家的亲笔签名必不可少，亦有少数医家钤盖名章或使用专用方笺代替签名。近代以来，在处方上刊印医家专长、名衔、照片，医家诊疗的地址、堂号、电话，侍诊的亲属和弟子姓名，告知病人复诊时须带原方等语也时有所见，如此，处方上的信息量增加，医家有了广告的效应，病家也觉称便，皆大欢喜，各得其所。特别是一些名家的专用处方笺，印制精美，朱印与墨书交相辉映，文化艺术的价值和医学科学的意义珠联璧合，每令人爱不释手。近现代川派医家中，有不少兼擅书法者，如王文选、沈佛愚、萧龙友、李重人、徐庶瑶、戴佛延、傅灿冰等。

名医处方手迹，或称处方真迹、药方手迹，或谓手书处方、手写药方、亲书处方，或谓老笺、方笺，强调的都是名医本人亲笔书写的处方或脉案，它相当于一份原始病历，但远比普通病历更为精彩。病历是原始记录，现在多由年轻的住院医生完成，不一定是名医本人亲书，既没有名医大家高瞻远瞩的意境，文笔的雅旨妙趣，也不具有书法的艺术性。结集出版的医案，早年多系医家亲属或弟子在处方记录簿基础上追忆补充而成，故四诊资料多较简略，文字描述后来或有加工润色。而名医处方手迹，特别是脉案真迹，是病者就诊时医家当场挥毫立就的心血之作，凝结的是医家数十年学术积累的真功夫，其中医学术的历史价值和临床意义都尤其珍贵，是其他任何资料都无法比拟的墨宝。本书的处方和脉案手迹就属于这种情况，它主要是从成百上千位病者亲属手上收集的，一些是医家为亲属处方，不属于医家后来补写的应酬之作，其原始价值自然不可小觑。特别是绝大多数系首次面世，必将一展“中医之乡”名医耆宿的学术与艺术风采。

本书以成都中医药大学图书馆古籍特藏部收藏的四川近现代名医亲书处方和脉案为主，如沈绍九、李斯炽、刘复、陆仲鹤、卓雨农、唐伯渊、王伯岳、陈达夫、凌一揆、田鹤鸣等50余位前辈，多系四川医林翘楚。出版前又得学校医史博物馆支持，一批四川在全国最有影响的医家如萧龙友、冉雪峰、蒲辅周、吴棹仙、叶心清、龚志贤、熊寥笙、李重人的处方让全书锦上添花。同时得多方支持，新收江尔逊、陈潮祖、李孔定、吴佩衡、叶心清、冉雪峰、龚去非、郑惠伯等处方手迹，使名家手泐涵盖的范围进一步扩大。但仍有一些四川著名医家，因为时间仓促等原因，一时难以收集，不无遗憾！只有留待今后修订再版时进一步补充完善。

现代以来，医家处方为求快捷简便，硬笔书写处方日渐普遍，故冉雪峰、叶心清先生20世纪50年代遗留迄今的成百上千张手书处方均为硬笔。特别是文革之后，门诊使用毛笔者已成凤毛麟角，硬笔早已一统天下，故书中此类处方不少，难以割爱。硬笔在书法上虽难以比拟毛笔书写时的粗细、浓淡、干湿等风韵与变化，但冉雪峰、叶心清、戴佛延、傅灿冰先生等医家的硬笔处方仍能展示其深厚的书法修养，特别是优美的间架结构和潇洒自如的笔画线条。

名医处方和脉案手迹的收集整理是有关中医文化建设的一项长期工作，对传承和发扬中医学术和文化具有重要价值。它既是中医院校图书馆和博物馆的职责，也热望中医界同行和社会有识之士积极参与，将川派中医名家学术通过方笺脉案手迹的传播不断发扬光大。

是为序。

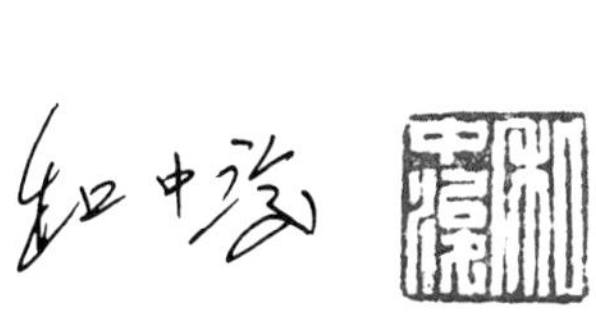

2020年10月19日于成都西郊补拙斋

凡　例

一、收录对象：已故巴蜀中医名家处方手迹。

二、方笺范围：以成都中医药大学图书馆馆藏处方笺为重点，兼及成都中医药大学博物馆馆藏及部分中医医院和名医亲属提供、校友捐献并授权使用者。

三、著录方法：处方笺原件扫描，保留处方笺原貌；每一类目前总体概述，各医家处方笺前著录医家生平简介。

四、医家分类：按照“赴京及省外”“成都中医药大学及附院”“外省寓川”“省内各地”四部分分类编辑。部分医家出川后再返川，以其成就突出时间段为主要分类标准；部分医家曾在成都中医学院（成都中医药大学）工作而后转入其他单位，以其主要工作单位为分类标准。

五、医家排序：先按类分，各类目下医家以卒年先后排序；同卒年则以生年先后排序；卒年不详者，以生年先后排序；生卒年皆不详者，以活动的大致时期为先后排序。其中，陆仲鹤、陆干甫父子二人；朱震川、朱洪文父子二人，皆以家承渊源而作为特例排在一起。

六、真伪辨证：除多次邀请和中浚、李继明、王家葵等专家对处方笺进行鉴定筛选外，部分存疑处方笺曾提请名医家属及弟子进行核实确认。

七、来源标注：此次编纂处方笺合集得到各方大力支持，除成都中医药大学馆藏处方笺以及陈建国老师免费提供的多位名医处方笺外，其余处方笺均标注提供者姓名。

目　录

一、赴京及省外

近现代以来，随着交通条件的改善，社会风气的转变，川籍名医出川者渐多，先是唐宗海游学江南，历沪、京、粤；祝味菊早年赴日本考察医学；任应秋、张觉人等赴海上得名医指点；吴佩衡在沪上行医六载；补晓岚远涉滇、越、俄；冉雪峰侨居武汉；蒲湘澄游陕、甘、鄂，拜师学医。其出川经历对他们的学识和医学修养的提高、思想境界的开拓升华有着重要影响。一些川籍医家早年在川读书行医，后定居京、沪、昆明等地，声誉日隆，其学术造诣和临床功底渐为省外知晓。如早年寓居北京的三台萧龙友、重庆江北左季云、巴县邹趾痕，侨居武汉的巫山冉雪峰，移居沪上的成都祝味菊、华阳刘复，行医昆明的西昌吴佩衡等皆医名卓著，成为四川在省外医家中的杰出代表。萧龙友民国年间寓居北京，与孔伯华创办北平国医学院，被尊为“北京四大名中医”，位居四大名医之首；左季云先在北平悬壶，受聘为北平国医学院教授，后应邀为该院名誉院长；祝味菊由成都移居沪上，擅用辛热重剂，人称“祝附子”；巫山冉雪峰，悬壶武昌，创办湖北武昌私立中医学校，担任中央国医馆湖北分馆馆长；吴佩衡 1922 年到昆明行医，1939 年被推为昆明市中医师公会理事长，1942 年选为云南省中医师公会理事长，1950 年创办云南省私立中医专科学校并任校长，后任云南中医学院首任院长。

1955—1956 年间北京成立中医研究院和北京中医学院时，从四川奉调北上进京的川籍著名医家先后有骨科杜自明，内科冉雪峰，儿科王朴诚，王伯岳，中医教育家李重人，内儿科蒲辅周，金针叶心清，内科龚志贤，王文鼎，中医学家任应秋，内科沈仲圭等，以及已在中医研究院的重庆方药中，不仅人数众多，涉及的学科门类也较为广泛，极一时之盛。此后川派名医在全国声名鹊起，进一步提高了四川名医在全国的知名度和学术地位，川派名医的学术思想和临床经验在全国得到了更广泛的交流和传播，产生了更大的影响。

萧龙友

（1870—1960）

名方骏，字龙友，后以字行。别号息翁，建国后改号为不息翁。祖籍四川三台，生于雅安。与施今墨、孔伯华、汪逢春被称为“北京四大名中医”，是我国近现代著名的中医学家、教育家、国学家，京城四大名医之首。弱冠后赴成都尊经书院习词章科期间，博览群书，于中医书籍多有涉猎，渐悟岐黄之奥。民国年间职事之余，仍悉心研习医药，曾被聘为考试中医襄校委员。萧龙友医术全面，善治虚劳杂病。四诊中最重问诊；辨证施治，务求准确；立法处方，皆因人、因时、因地、因证制宜，反对拘泥一法，滥加套用；讲究药物性味，尤重地道药材，不轻用名贵峻补之药；配伍精良、巧妙，处方一般十来味；又主张食物疗法，主张博采众长；还主张改进中医药，力倡中西医结合，对新法接生、预防接种等颇赞同。他十分注意医德，曾作《医范十条》。又重视医史，强调“治医必学史”，不知史者无以为良医。历任全国人民代表大会第一、二届代表，中医研究院顾问、名誉院长，中华医学会副会长，中国科学院学部委员，中央人民医院顾问等职。著有《息园医隐记》。

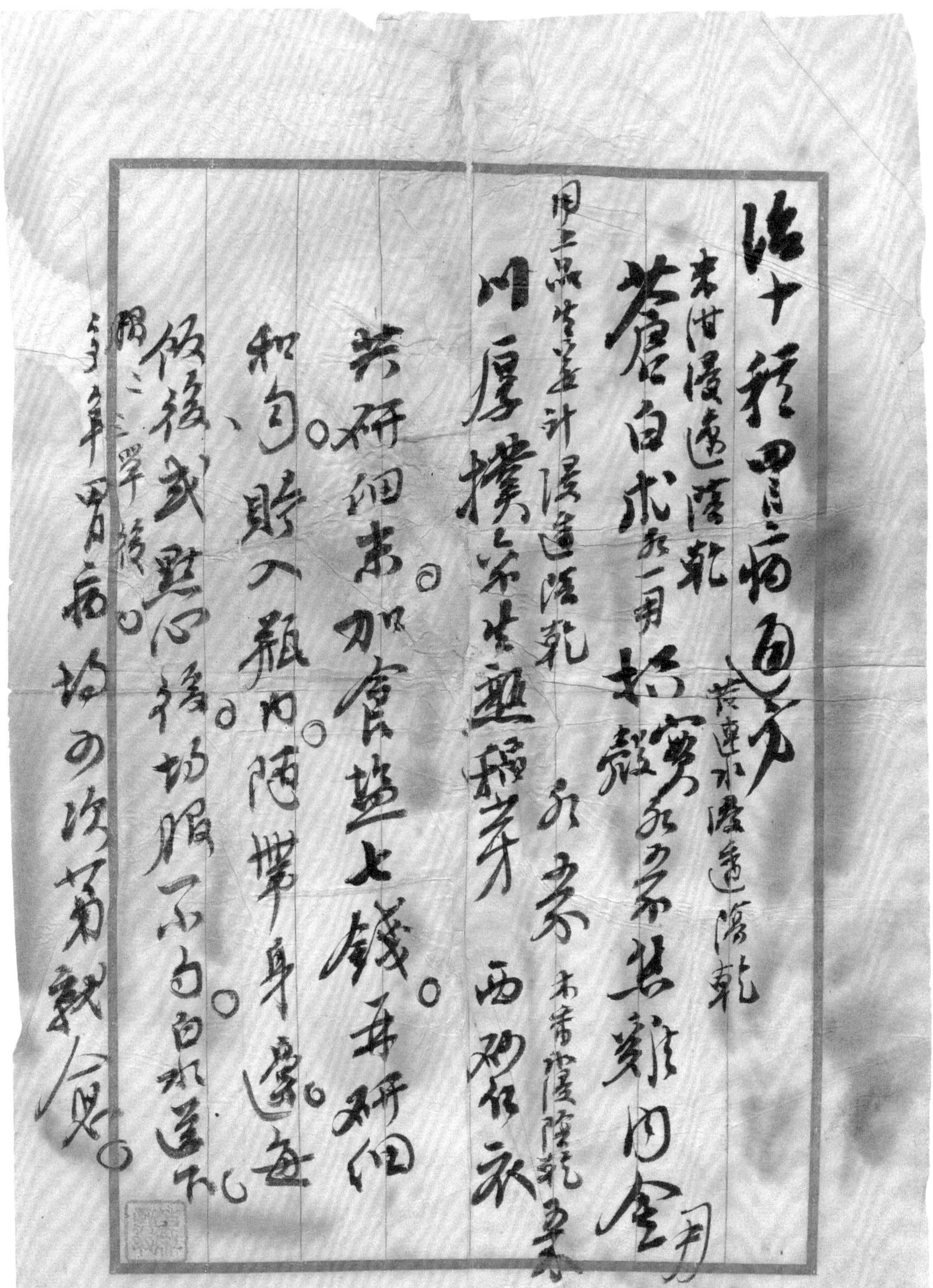
治十种胃病通用方
米泔浸透晒乾 苍白术各一两 枳殼 黄连水浸透晒乾 枳实各二两 生鸡内金一两
用上品生姜汁浸透晒乾 川厚朴各一两 生麦稻芽各一两 木香 西砂仁
共研细末，加食盐七钱，再研细
和匀，贮入瓶内，随带身边，每
饭后或点心后均服二钱，白开水送下

北京中医药大学萧承悰教授捐赠

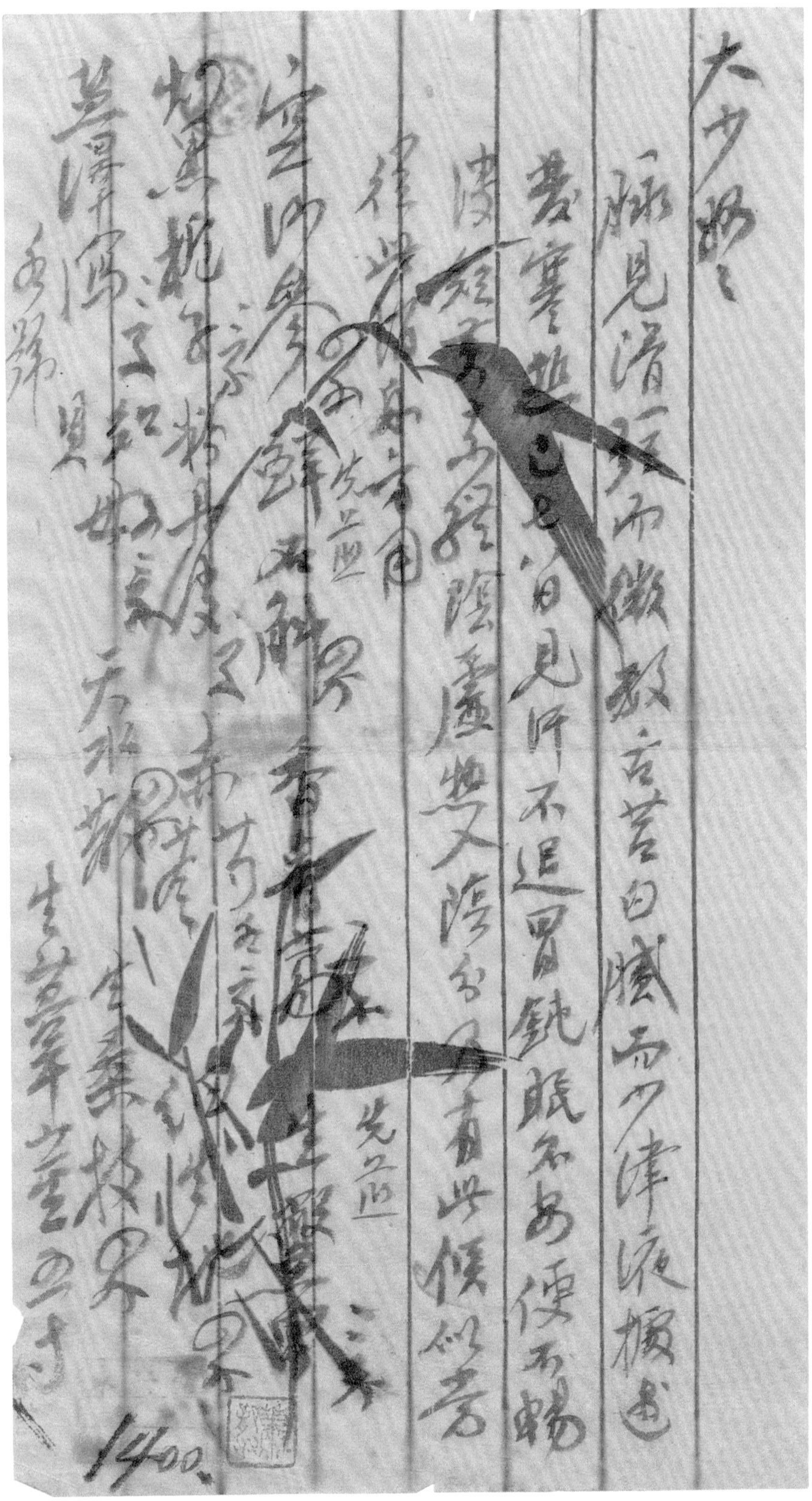

北京中医药大学萧承悰教授捐赠

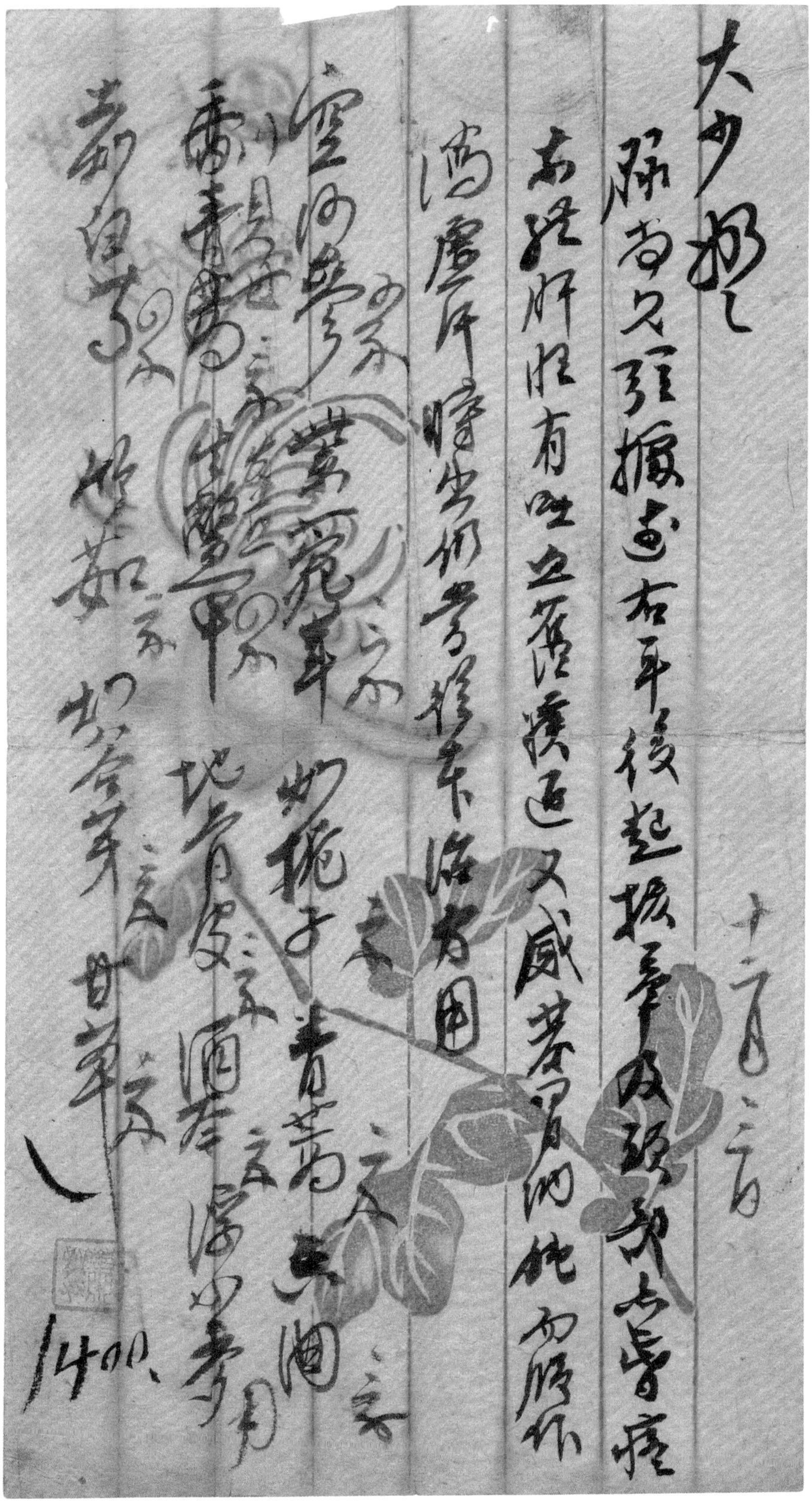

北京中医药大学萧承悰教授捐赠

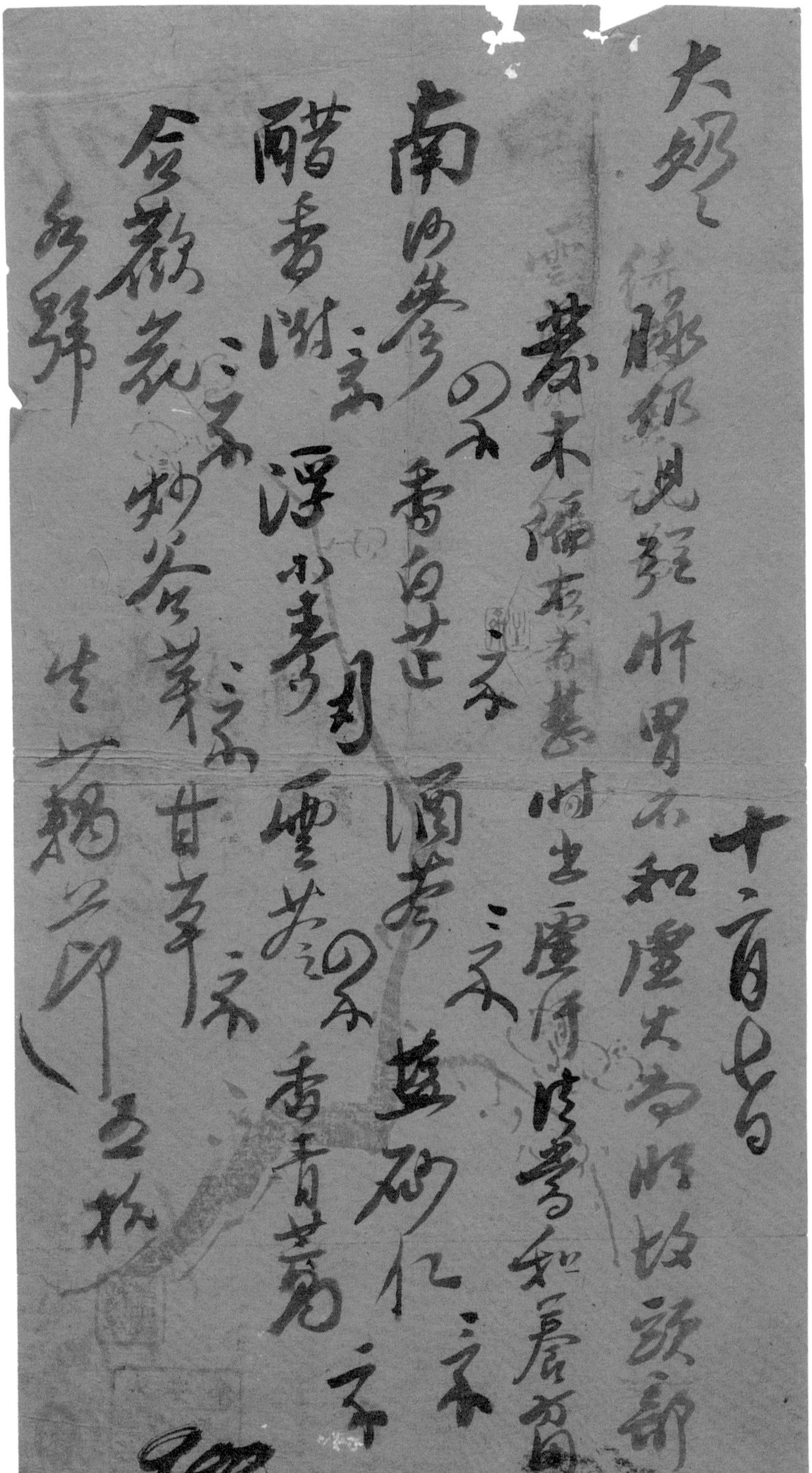

北京中医药大学萧承悰教授捐赠

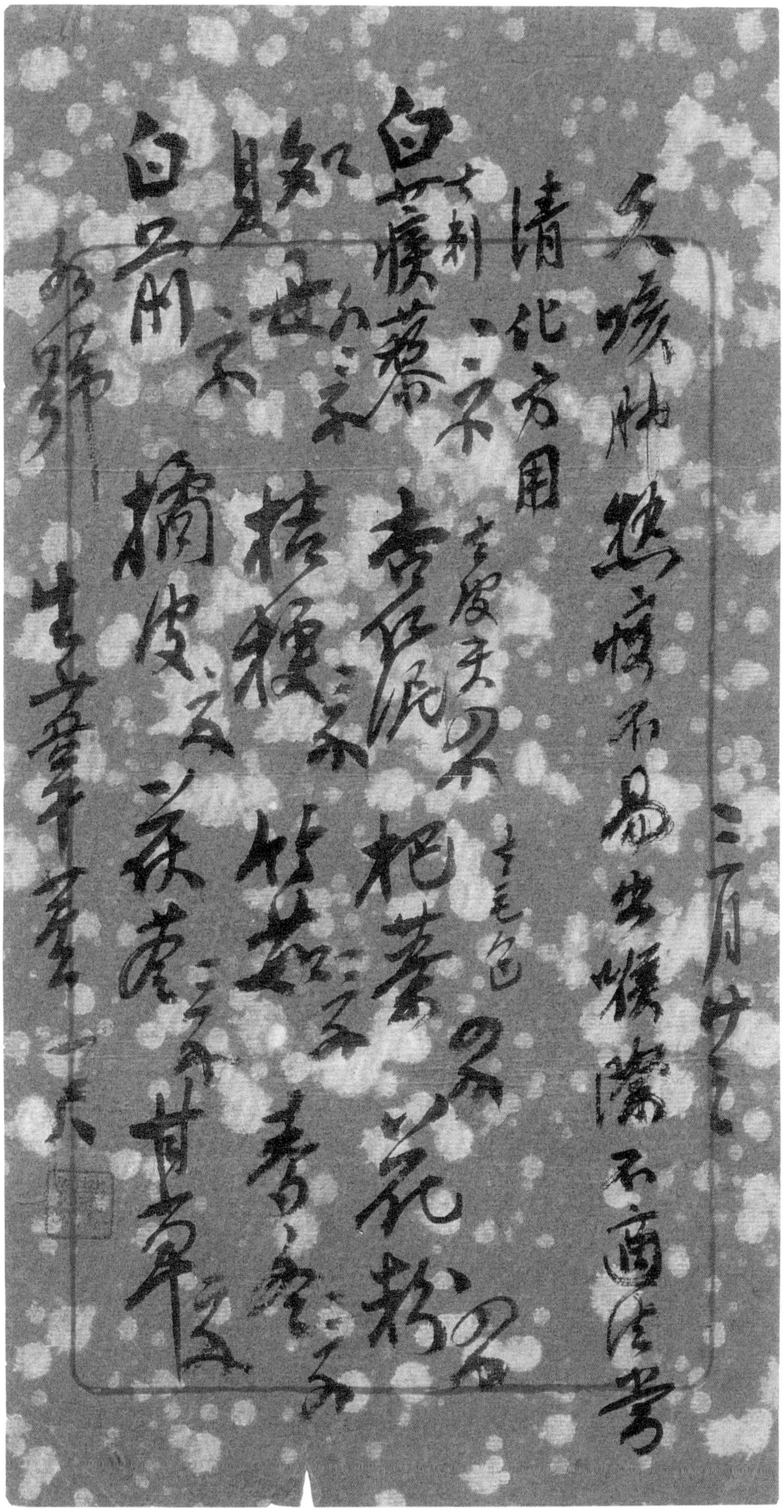
三月廿三
久咳肺燥痰少不易出喉痒不适法当
清化方用
白蒺藜 去刺 二钱 杏仁泥 去皮尖 三钱 枇杷叶 去毛包 四钱 花粉 四钱
知母 二钱 桔梗 二钱 竹茹 二钱 青黛 六分
白前 二钱 橘皮 一钱 苏子 二钱炒 甘草 一钱
加引 生荸荠 一个

北京中医药大学萧承悰教授捐赠

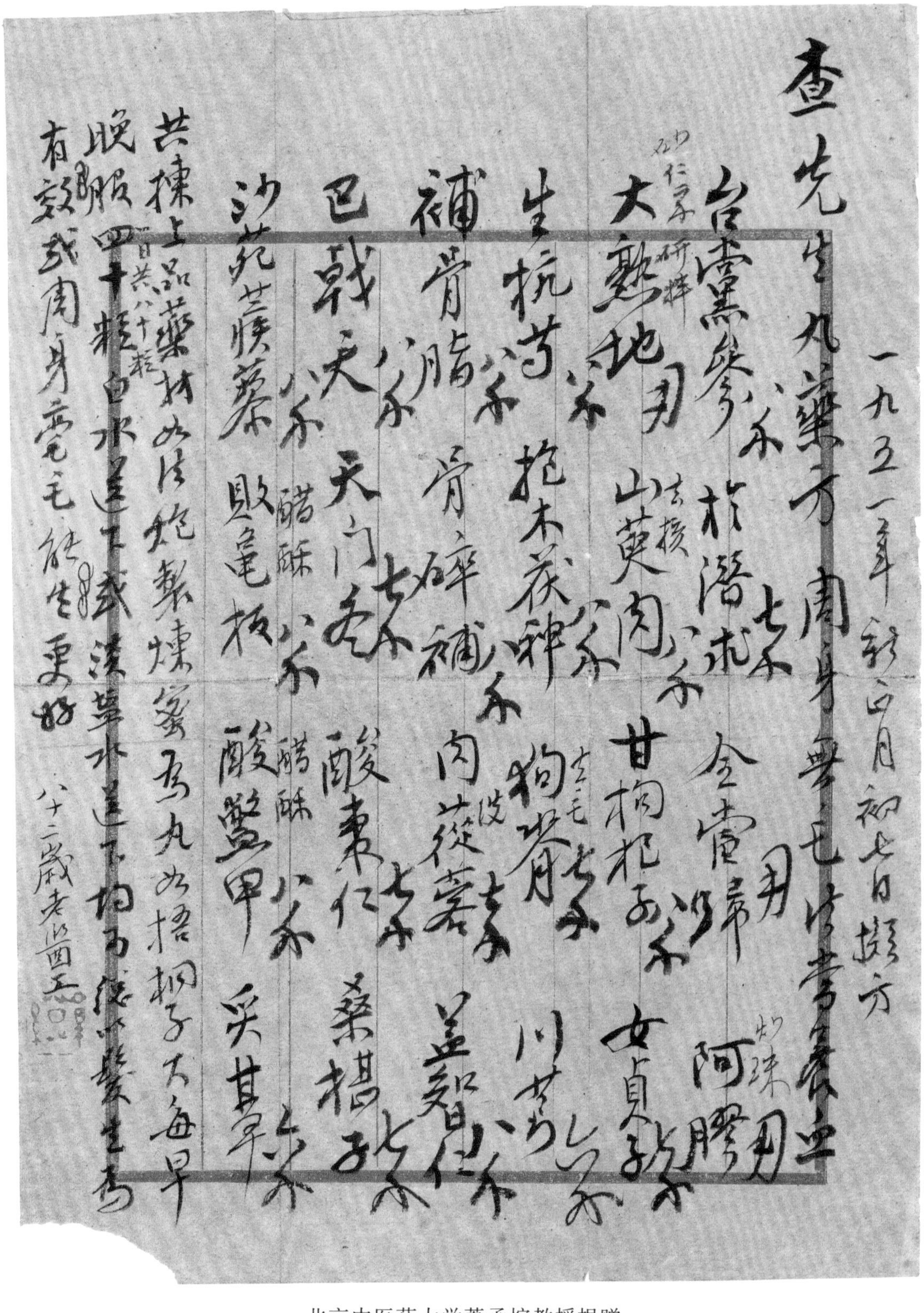

北京中医药大学萧承悰教授捐赠

刘 复

（1897—1960）

字民叔。四川成都华阳人。少时就读于成都府中学堂、四川存古堂，课余从曾祖父、祖父、外祖父习医。并从学于国学大师廖季平，对中医学钻研颇深。1926年移居上海行医，与祝味菊并称为“火神”。1937创立中国古医学校，曾在上海中医专门学校任药物学教师，发展交流古医学术经验。行医四十余年，精于内科，兼通妇、儿科，精通药性，善用经方，用药既简而赅，亦奇亦正。著有《鲁楼医案》《华阳医说》《蜀医丛书》《时疫解惑论》《伊尹汤液经》《伤寒论霍乱训解》《素问痿论释难》《神农本草经逸文考》等。

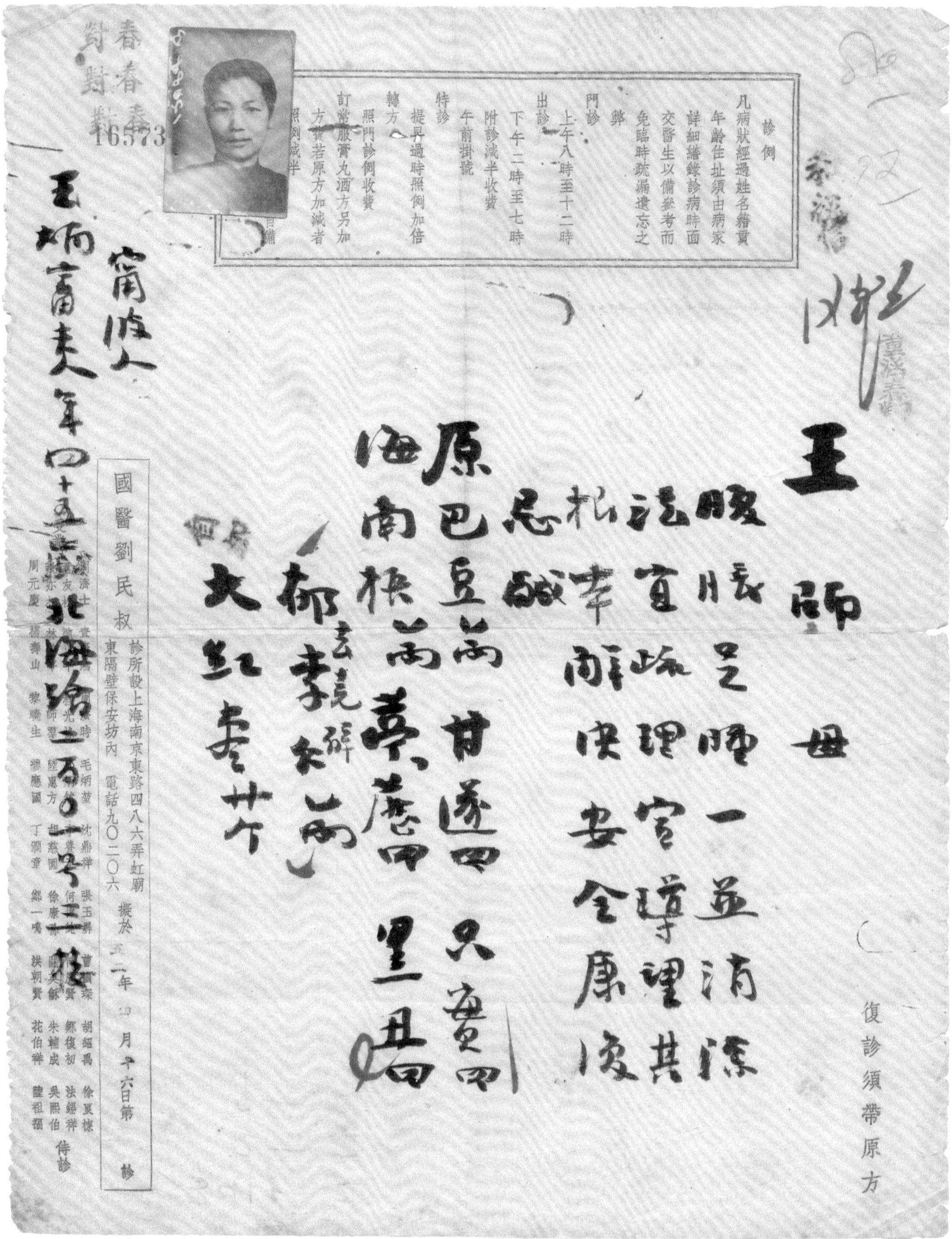

春 春 對 對 春 對 16573

診例

凡病狀經過姓名籍貫年齡住址須由病家詳細繕錄診病時面交醫生以備參考而免臨時疏漏遺忘之弊

門診 上午八時至十二時

出診 下午二時至七時

附診減半收費 午前掛號

特診 提早過時照例加倍

轉方 照門診例收費

訂常服膏丸酒方另加方費若原方加減者照例減半

備

王炳富夫人 年四十五歲 甯波人 寓北海路二百〇一號三樓

國醫劉民叔 診所設上海南京東路四八六弄虹廟東隔壁保安坊內 電話九〇二〇六 擬於五二年四月十六日第 診

周元慶 楊壽山 黎曉生 繆應國 丁潤章 鄒一鳴 洪朝賢 花伯萍 侍診

王師母

腹脹足腫一並消除

法宜疏理宣導，理其

根本，解決安全康復

忌鹹

原巴豆兩 甘遂四 只實四

海南根兩 葶藶四 黑丑四

郁李仁兩（去殼研）

大紅棗廿个

四劑

復診須帶原方

診例

凡病狀經過姓名籍貫年齡住址須由病家詳細繕錄診病時面交醫生以備參考而免臨時疏漏遺忘

門診 上午八時至十二時 貧病不計 過時不候

出診 下午二時至七時 附診減半收費 午前掛號

特診 提早過時照例加倍

轉方 照門診例收費

訂常服膏丸方另加方費

外國人求診者須自備翻譯

門吃

宋永英 女 34

腹痛且怯用手按時作水浪聲食難睡難有丹跡理當中望其安全出院

棗兒檳四（去殼，研） 安桂一 只實二

雞心檳四（研） 甘遂一 黑丑二

海南檳四（研） 大戟一 熟軍一

郁李仁四（去殼，研）

二帖

每一帖要个濃藥器

病家要

上蘇州北塔520 53樓廂心宅

醫家 劉民叔

診所設上海南京東路四八六弄虹廟東隔壁保安坊內 電話九〇二〇六

擬於公元一九五三年 二月 十日

受業 張亦相 何元慶 金雲士 孟友松 徐鼎銘 沈日方 唐書齡 毛志方 胡志圓 陳正平 黎曉生 陶金榮 顧□強 詹陽春 王祖榴 阮榮康 浦東壁 王湘濤 何偉純 繆應國 徐康孫 鄭一鳴 湯濂如 錢公佛 李哲鈞 徐敬齋 張存憲 陳澤超 宋萍盦 洪熙臺 梅春來 賈松甫 鄒揆鈞 周一如 花伯祥 余秉知 平安豐 王雨文 季介民 侍診

復診須帶原方

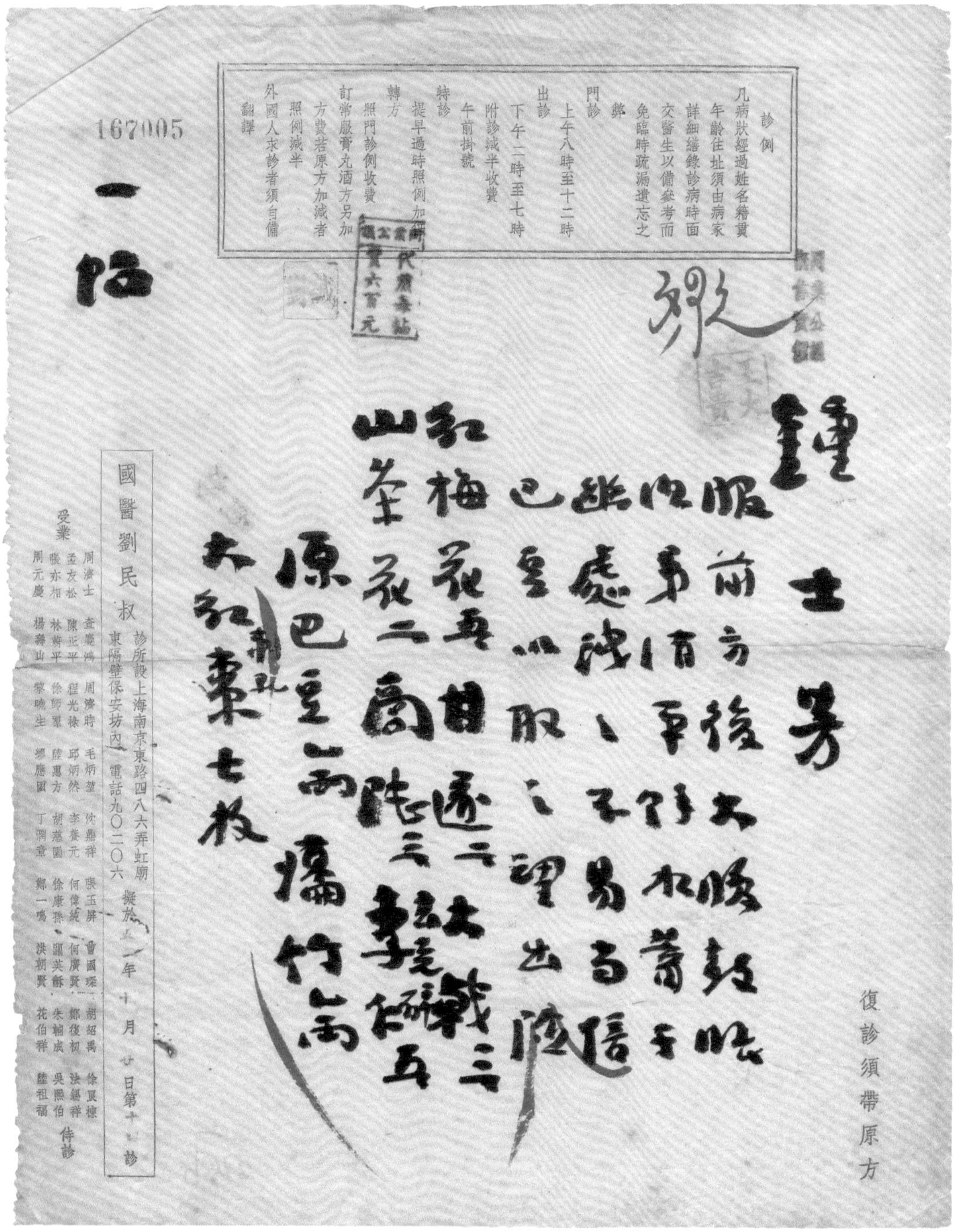

167005

一帖

診例
凡病狀經過姓名籍貫年齡住址須由病家詳細繕錄診病時面交醫生以備參考而免臨時疏漏遺忘之弊
門診　上午八時至十二時
出診　下午二時至七時
附診減半收費
午前掛號
特診　提早過時照例加倍
轉方　照門診例收費
訂帶服膏丸酒方另加方費若原方加減者照例減半
外國人求診者須自備翻譯

鍾士芳
服前方後大腹較脹
以有[illegible]了和薷方
繼處淺、不易見信
已至必服之理出隨
紅梅花五　甘遂二　大戟三
山茶花二　商陸三　葶藶子研五
原巴豆二兩搗　竹筒
大紅棗七枚　蒸熟

復診須帶原方

國醫劉民叔　診所設上海南京東路四八六弄虹廟東隅壁保安坊內　電話九〇二〇六　擬於[illegible]年十月廿日第十[illegible]診

受業
周濟士　查慶鴻　周濟時　毛炳璧　沈鼎祥　張玉屏　曾國琛　胡紹禹　徐果棣
孟友松　陳正平　程光祿　邱炳然　李養元　何偉純　何廣賢　鄒復初　法錫祥
張亦相　林齊平　徐師覃　陸惠方　胡慈圃　徐康孫　顧英龢　朱鯆成　吳熙伯
周元慶　楊壽山　黎曉生　繆應國　丁潤章　鄭一鳴　洪朝賢　花伯祥　陸祖福
侍診

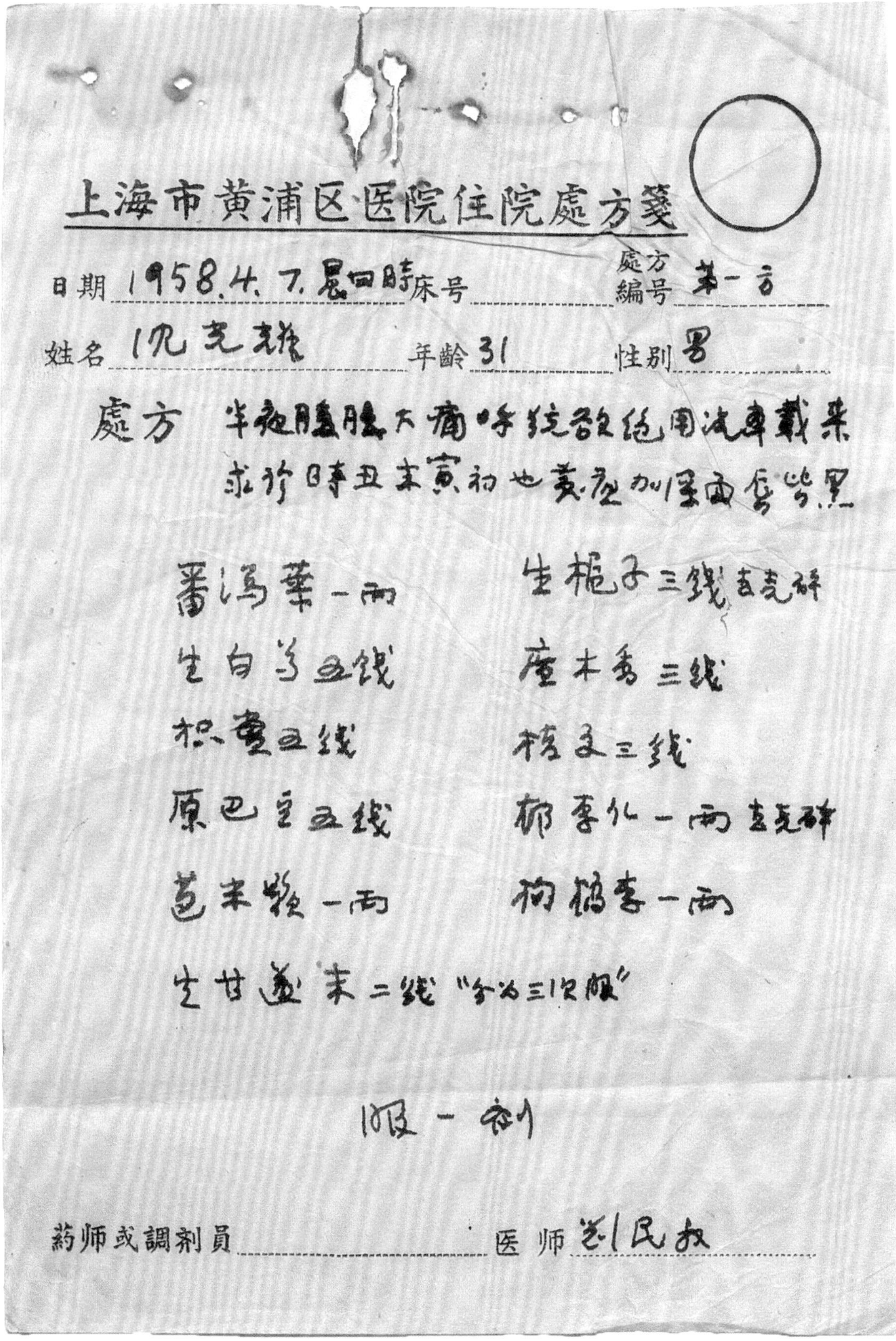

上海市黄浦区医院住院處方箋

日期 1958.4.7.晨四時 床号 處方編号 第一方

姓名 倪克雄 年齡 31 性别 男

處方 半夜膽脹大痛呼號欲絶用汽車載来求診時丑末寅初也黄疸加深面色皆黑

番瀉葉一兩 生梔子三錢去殼研

生白芍五錢 廣木香三錢

枳實五錢 檳榔三錢

原巴豆五錢 郁李仁一兩去殼研

薏米粉一兩 枸橘李一兩

生甘草末二錢"分為三次服"

服一劑

藥师或調劑員 医师 劉民叔

冉雪峰

（1879—1963）

原名敬典，字剑虹，别号恨生。四川巫山人。著名中医学家，与张锡纯并称“南冉北张”。1917 年，悬壶武昌中和里，医名日噪。创办湖北省《中医杂志》，兼任编辑。曾任重庆市政协委员、重庆中医进修学校首届校长等。1955 年奉调北京，任中医研究院学术委员会副主任委员兼高干外宾治疗室主任、中华医学会常务理事、第二届全国政协委员。治病善用经方，认为经方为群方之祖。著有《温病鼠疫问题解决》《霍乱症与痧症鉴别及治疗法》《麻疹商榷正续篇》《内经讲义》《伤寒论讲义》《中风临症效方选注》《冉注伤寒论》《八法效方举隅》等。

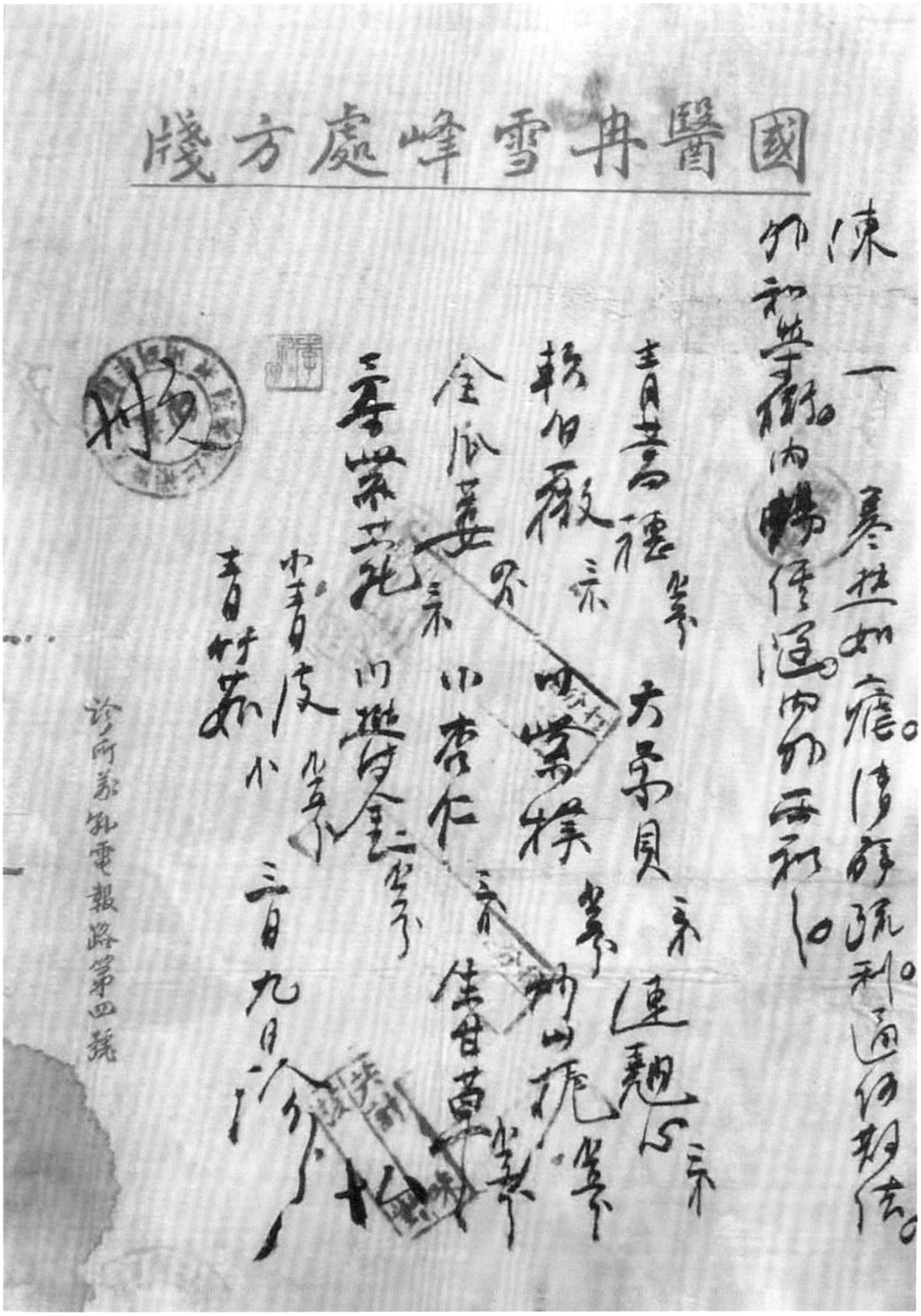
國醫冉雪峰處方箋

診所萬縣電報路第四號

万州陈代斌教授提供

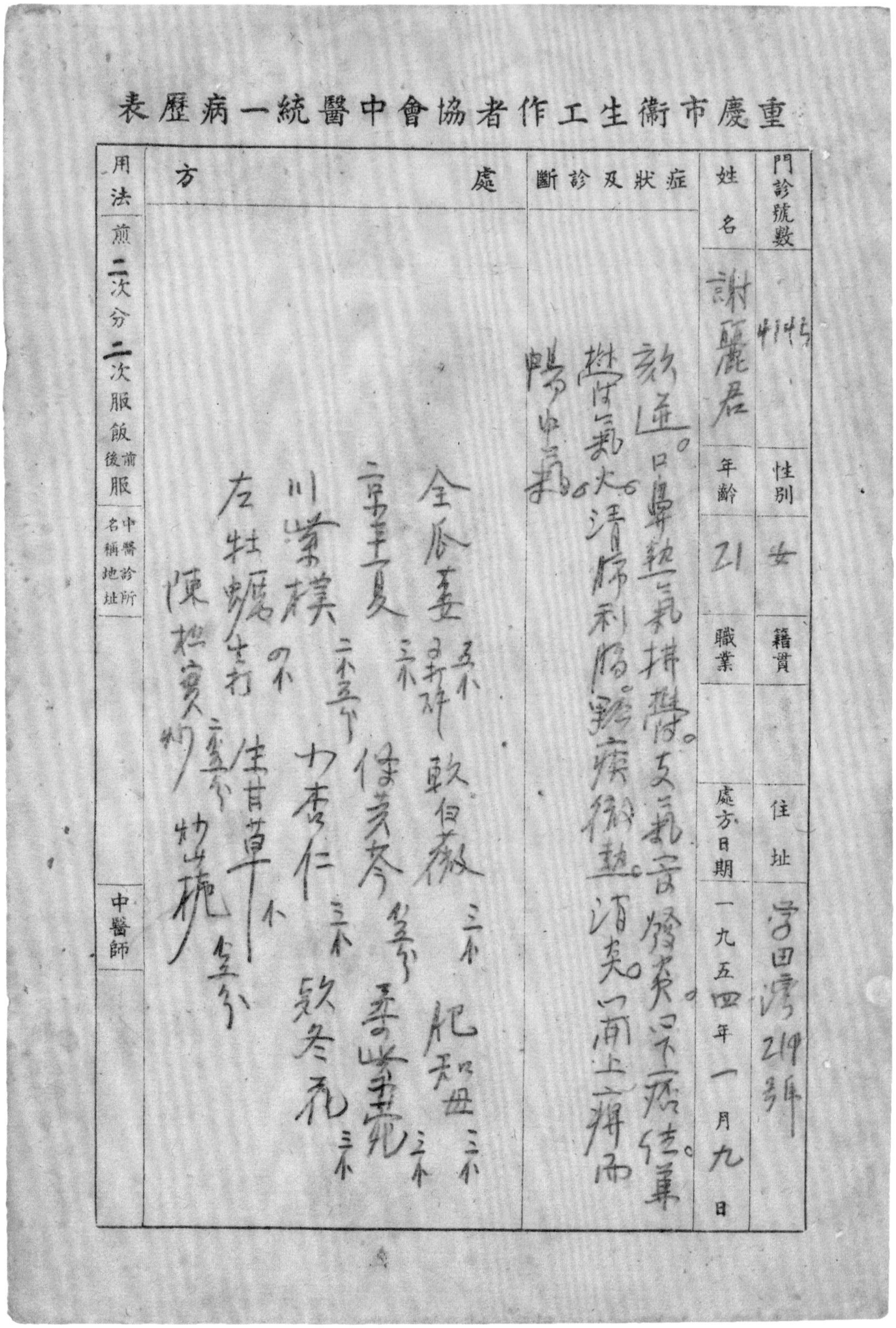

重慶市衛生工作者協會中醫統一病歷表

門診號數	姓名	性別	年齡	籍貫	職業	住址	處方日期
4145	謝麗君	女	21			字田灣214號	一九五四年一月九日

症狀及診斷：欬逆。口鼻熱氣拂鬱。支氣管發炎。咽下不舒。肝鬱氣火。清肺利膈。豁痰解熱。消炎。以開上焦而暢中氣。

處方：

全瓜蔞 五錢　軟白薇 三錢　肥知母 三錢

京半夏 三錢　條黃芩 錢半　香紫菀 三錢

川葉樸 二錢五　北杏仁 三錢　款冬花 三錢

左牡蠣 生打四錢　生甘草 一錢

陳枳實 炒錢半　炒山梔 錢半

用法：煎二次分二次服　飯前後服

中醫診所名稱地址

中醫師

巫山县医院王席国副主任医师捐赠

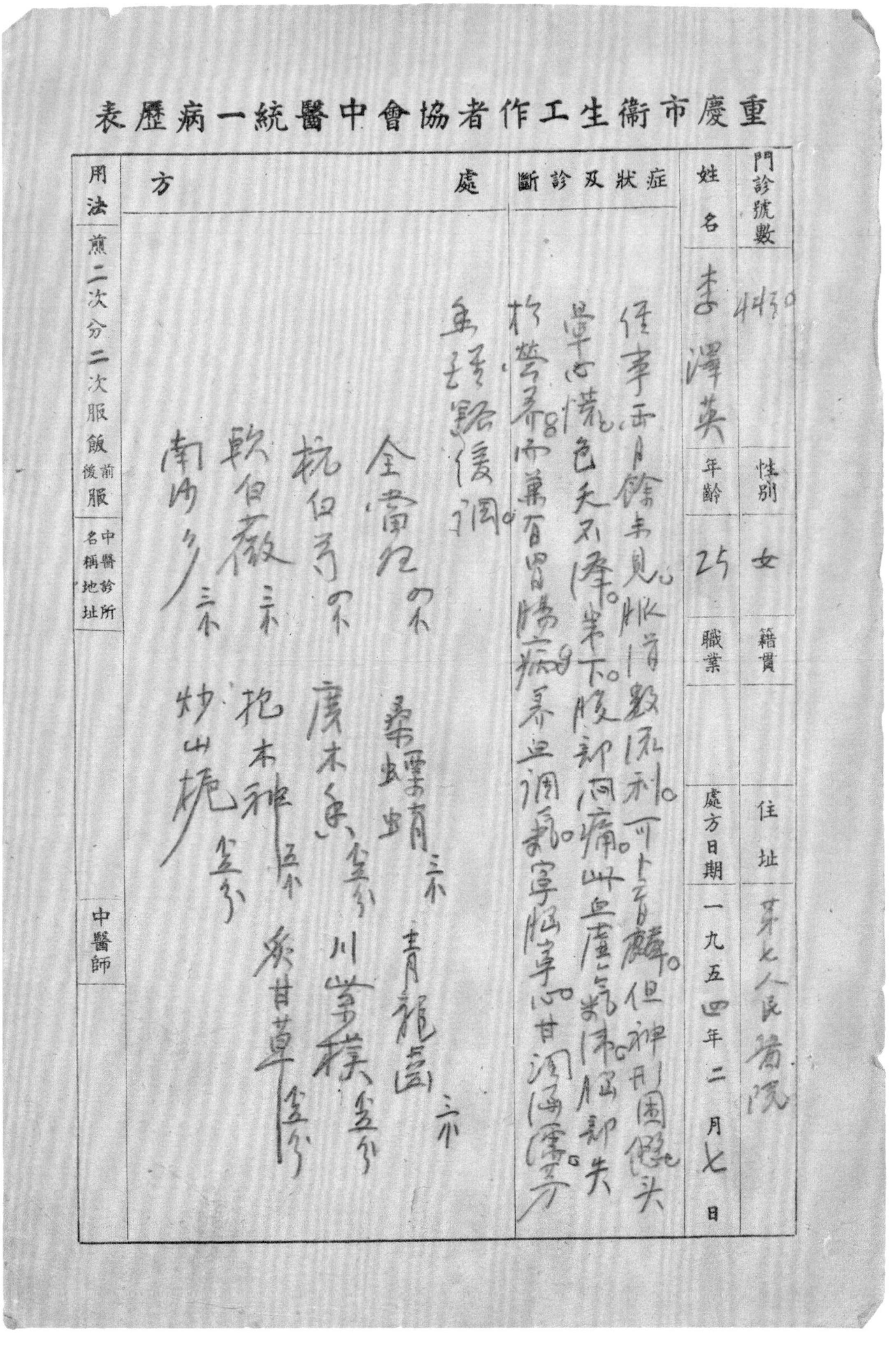

重慶市衛生工作者協會中醫統一病歷表

門診號數	姓名	症狀及診斷	處方	用法
4430	李澤英	經事兩月餘未見。脈滑數流利。兩寸有力。但神形困倦，頭暈心慌，色夭不澤。帶下。腹部間痛。此血虛氣弱，體倦部失於營養，而兼有胃腸病。養血潤氣，寧胎寧心，甘潤滋濡為方	兼語飯後調理。 全當歸四錢　桑螵蛸三錢　青龍齒三錢 杭白芍四錢　廣木香錢半　川萆薢錢半 白薇三錢　抱木神五錢　炙甘草錢半 南沙參三錢　炒山梔錢半	煎二次分二次服 飯前/後服
性別：女	年齡：25			中醫診所名稱地址
籍貫	職業			中醫師
住址：茅七人民醫院	處方日期：一九五四年二月七日			

巫山县医院王席国副主任医师捐赠

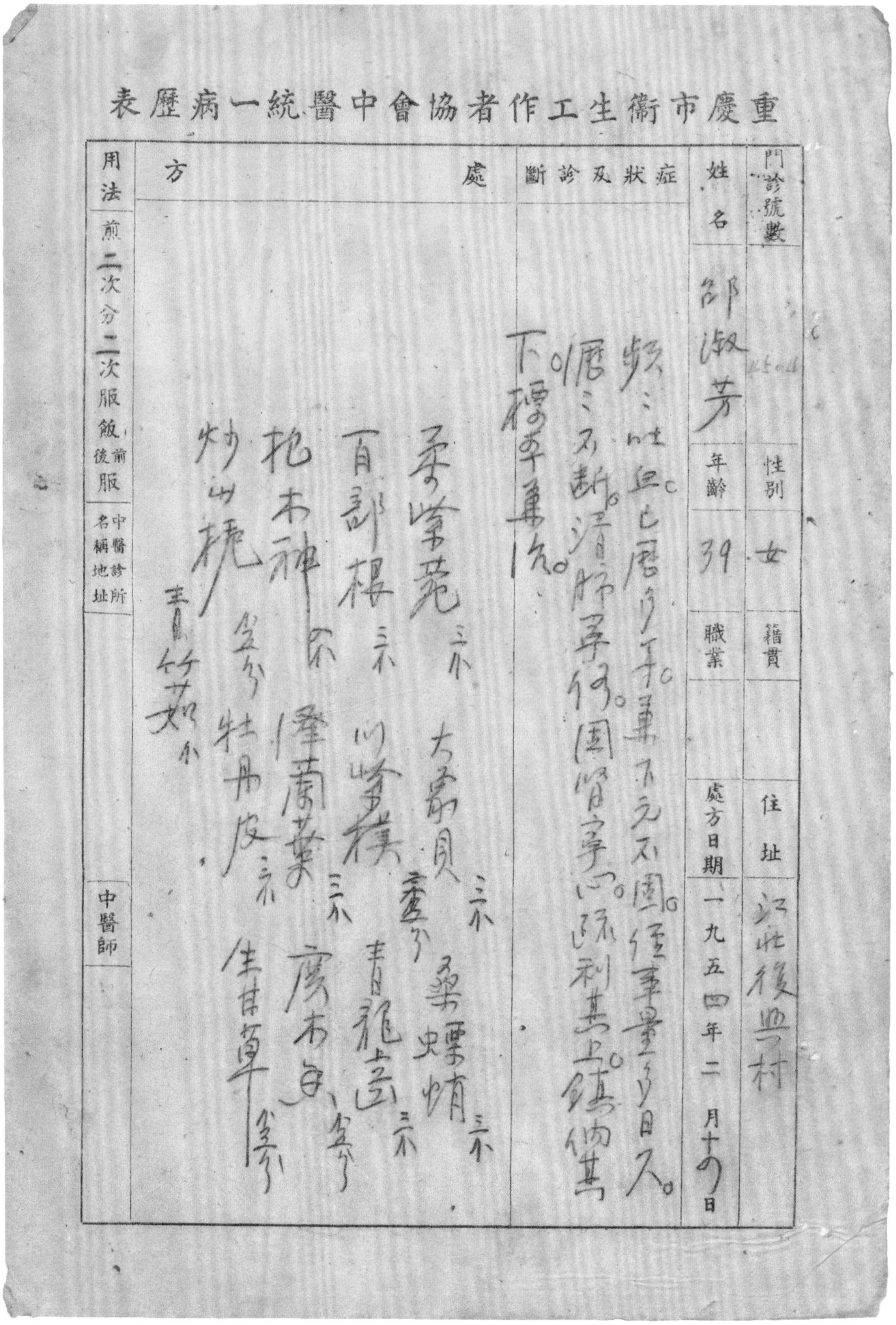

重慶市衛生工作者協會中醫統一病歷表

門診號數	姓名	症狀及診斷	處方	用法
性別 女	郜淑芳	頻頻吐血已屆多年，量不多不固，經年累月日久。偃偃不斷。清肺寧絡，固腎寧心，疏利其上，鎮攝其下，標本兼施。	蒸紫菀三錢 大象貝三錢 蜜炙桑螵蛸三錢 百部根三錢 川紫樸三錢 青龍齒三錢 抱木神三錢 澤蘭葉三錢 廣木香八分 炒山梔 蜜炙牡丹皮三錢 生甘草八分 青竹茹八分	煎二次分二次服 飯前/後服
年齡 39				中醫診所名稱地址
籍貫	職業			中醫師
住址 江北復興村	處方日期 一九五四年二月十四日			

巫山县医院王席国副主任医师捐赠

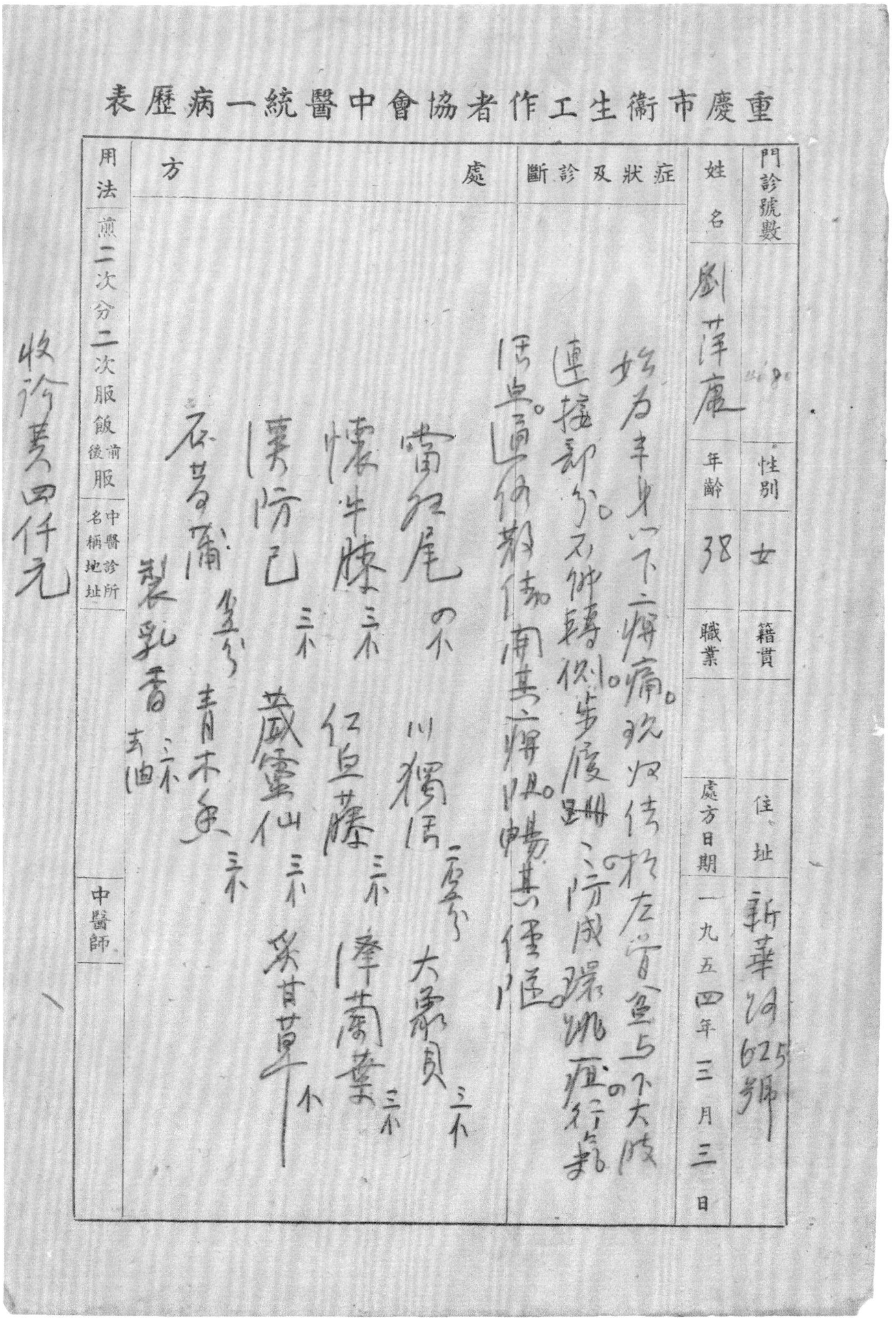
重慶市衛生工作者協會中醫統一病歷表

門診號數	姓名	性別	年齡	籍貫	職業	住址	處方日期
	劉萍康	女	38			新華路625號	一九五四年三月三日

症狀及診斷：

始為半身以下之痺痛。現則結於左胯骨盆與下大腿之處。連接部分不能轉側。步履蹣跚，防成環跳疽。行動艱難。治宜通經散結，佐以調其之痺阻，暢其經隧。

處方：

當歸尾 四錢　川獨活 二錢　大象貝 三錢
懷牛膝 三錢　紅血藤 三錢　澤蘭葉 三錢
漢防己 三錢　威靈仙 三錢　炙甘草 一錢
石菖蒲 五分　青木香 三錢
製乳香 去油 三錢

用法：煎二次分二次服 飯前/後服

中醫診所名稱地址：

中醫師：

收診費四仟元

巫山县医院王席国副主任医师捐赠

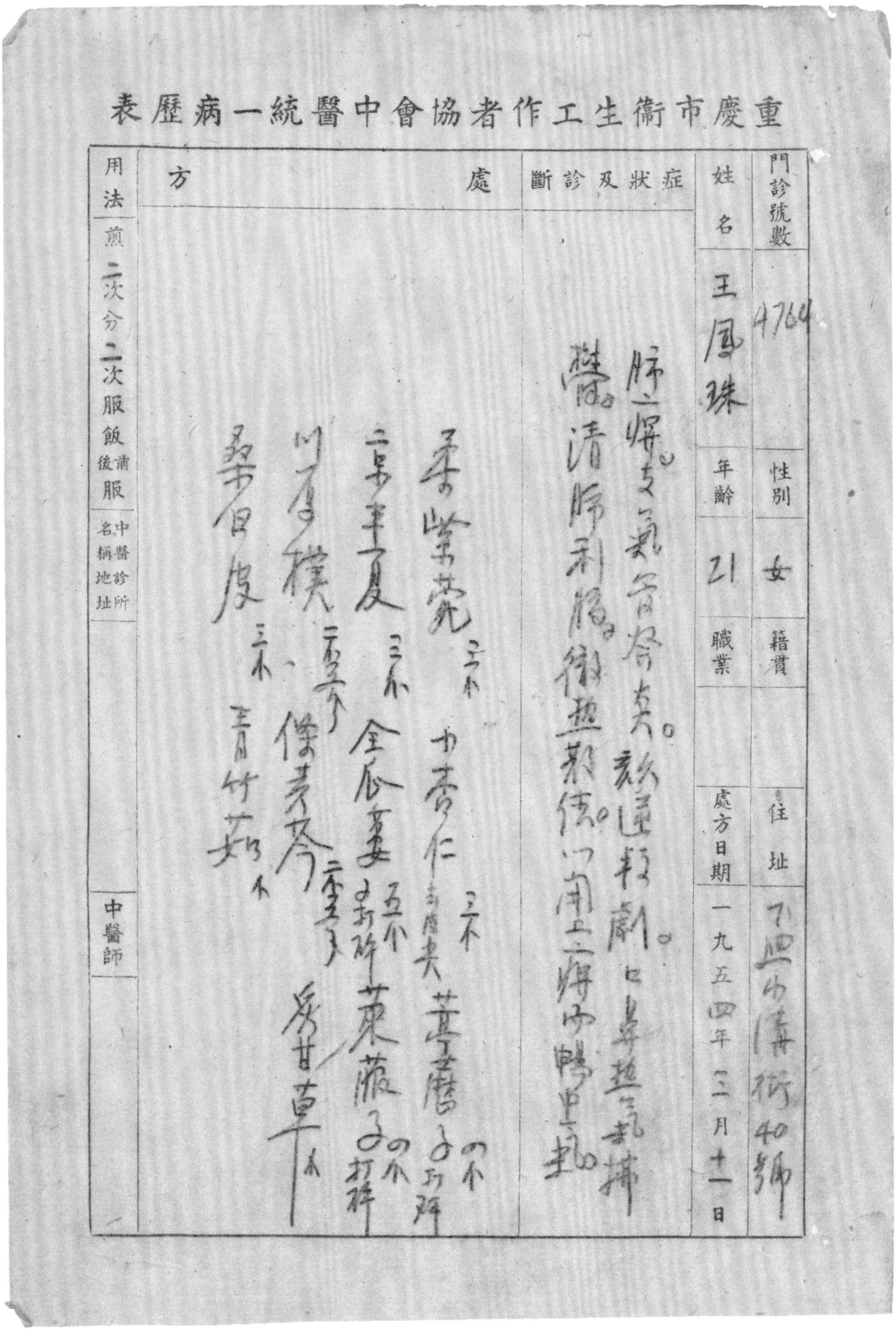

重慶市衛生工作者協會中醫統一病歷表

門診號數	姓名	症狀及診斷	處方	用法
4764	王鳳珠	肺之宣發失常。致逆咳劇。口鼻熱氣沖。擬清肺利膈，微熱散結，以開上二焦而暢中氣	蘇紫菀 三錢　杏仁 三錢　葶藶子 四錢　法半夏 三錢　金佛草 五錢　萊菔子 四錢　川厚樸 二錢　條黄芩 二錢　炙甘草 一錢　桑白皮 三錢　青竹茹 五錢	煎二次分二次服 飯後服
性別	女			中醫診所名稱地址
年齡	21			中醫師
籍貫				
職業				
住址	下四川湾街40號			
處方日期	一九五四年三月十一日			

巫山县医院王席国副主任医师捐赠

叶心清

（1908—1969）

四川大邑人。师从汉口名医魏庭兰，被誉为“叶金针”。不仅身怀金针绝技，其内科造诣也颇深。曾任重庆市第一届人民代表大会代表。1955 年，北京中医研究院成立时应调赴京。从医近 50 年，是一位经验丰富的中医理论家和实践家。曾多次去越南为胡志明主席、范文同总理等治病，1964 年越南政府为表彰叶心清的功绩，由范文同总理亲自授予其金质“友谊勋章”。叶氏认为，用药固需辨证论治，针灸不辨证亦难以进行，不明脏腑经络之关系，则不能充分发挥针灸的效用。临床用针，首先在辨清病变在经在络，在脏在腑，然后循经先取腧穴，取穴少而准。针刺时，针尖和针体斜成 15-30 度角，然后沿经脉走向上下移动针体。补泻手法，是以缓进缓出为补，疾进疾出为泻，不疾不缓为平补平泻。其使用的金针独具特点，针质柔软，针身细长，针柄短小，直经约 0.28 毫米，有 3 寸（75 毫米）和 5 寸（125 毫米）两种规格。其弟子 1991 年整理出版了《叶心清医案选》。

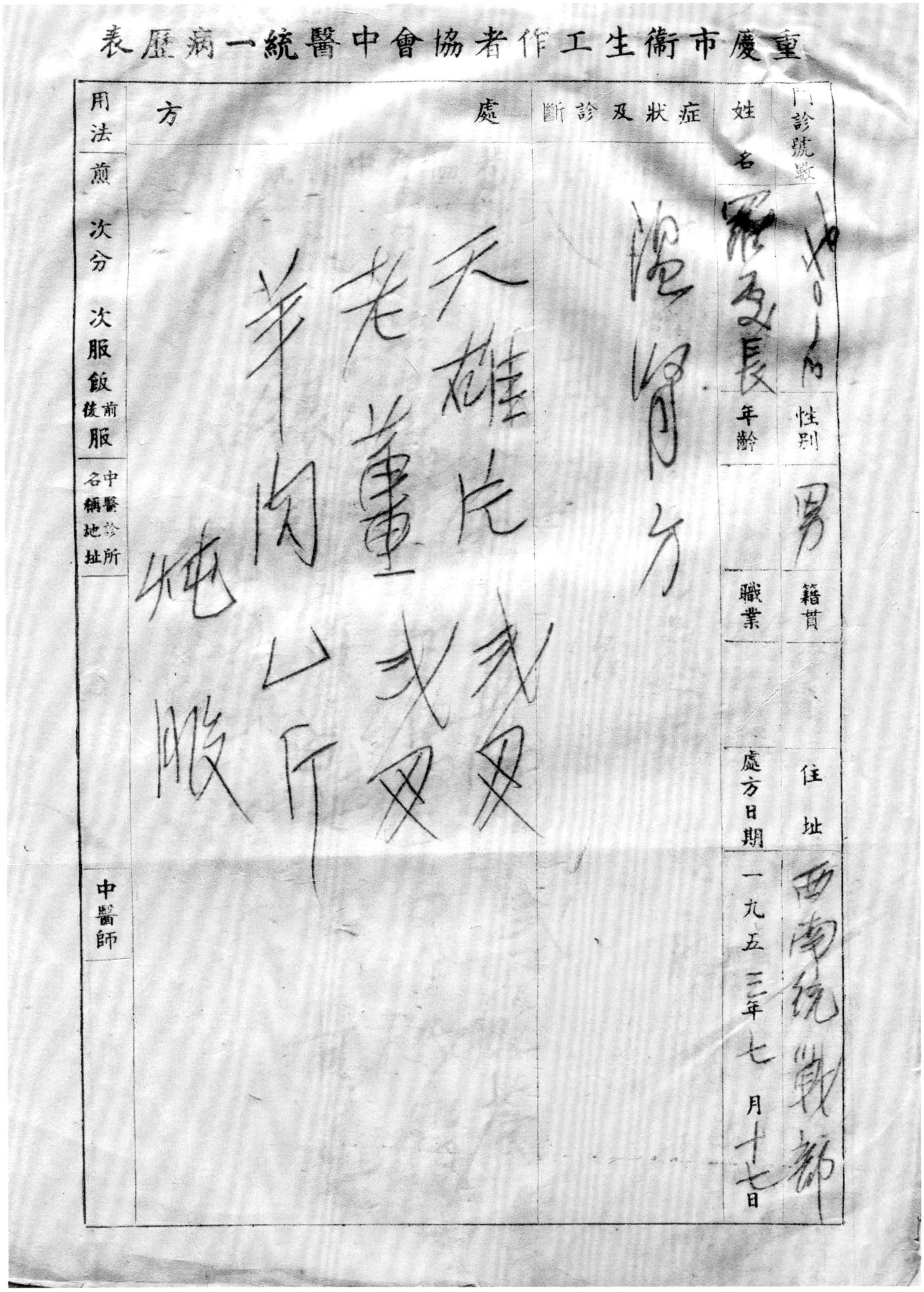
重慶市衛生工作者協會中醫統一病歷表

門診號數	中谷一
姓名	羅文長
性別	男
年齡	
籍貫	
職業	
住址	西南統戰部
處方日期	一九五三年七月十七日
症狀及診斷	濕骨分
處方	天雄片 二兩　老薑 二兩　羊肉 山斤　燉服
用法	煎　次分　次服 飯前服 飯後服
中醫診所名稱地址	
中醫師	

西南医科大学江花副教授提供

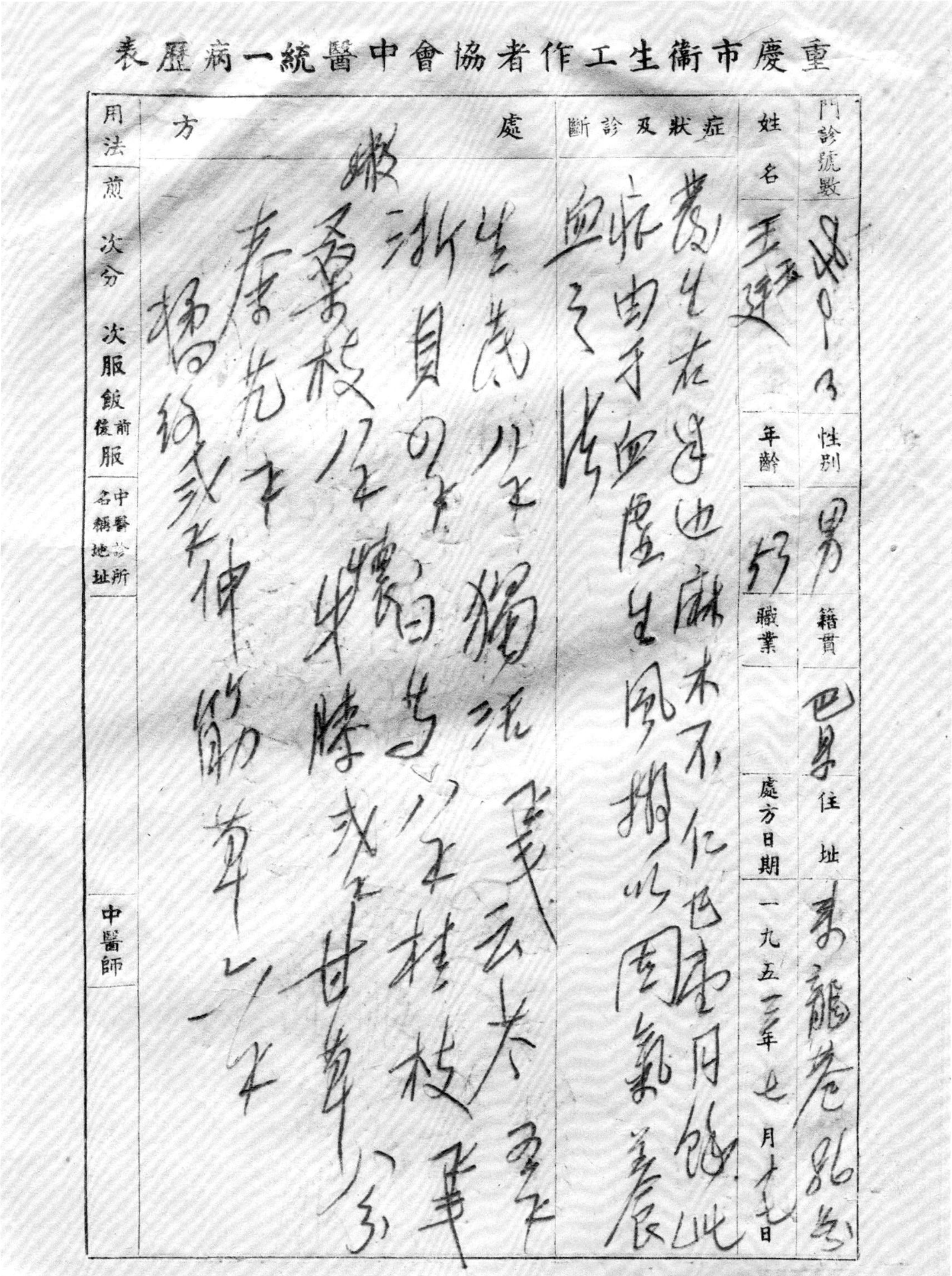
重慶市衛生工作者協會中醫統一病歷表

門診號數	姓名	性別	年齡	籍貫	職業	住址	處方日期
[illegible]	王延[illegible]	男	65	巴縣		李龍巷86號	一九五二年七月十七日

症狀及診斷：發生右身邊麻木不仁已屬月餘，此症由于血虛生風，拟以固氣養血之法

處方：
生芪八钱 獨活二钱 云苓三钱
淅貝四钱 白芍八钱 桂枝[illegible]
嫩桑枝五钱 懷牛膝三钱 甘草八分
秦艽[illegible]
[illegible]伸筋草[illegible]

用法：煎 次分 次服 飯前/飯後服

中醫診所名稱地址：

中醫師：

西南医科大学江花副教授提供

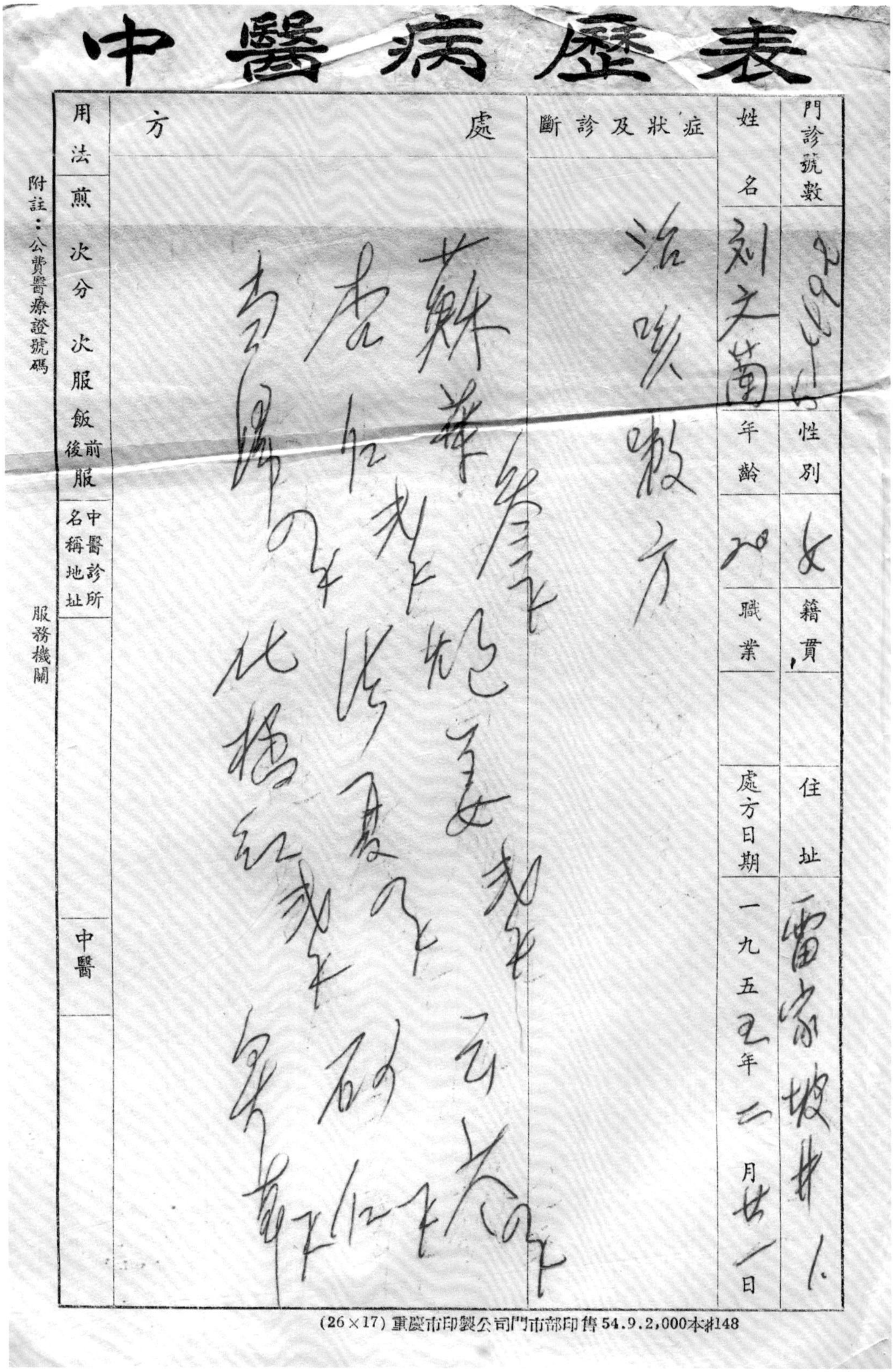

中醫病歷表

門診號數：

姓名：刘天蘭

性別：女

年齡：20

籍貫：

職業：

住址：雷家坡廿八

處方日期：一九五五年二月廿一日

症狀及診斷：治咳嗽方

處方：

蘇葉叁钱 炮姜三钱 云苓四钱

杏仁三钱 法夏四钱 百部 仁钱

当归四钱 化橘红三钱 炙草一钱

用法：煎 次分 次服 飯前後服

中醫診所名稱地址

中醫

附註：公費醫療證號碼

服務機關

(26×17) 重慶市印製公司門市部印售 54.9.2,000本#148

西南医科大学江花副教授提供

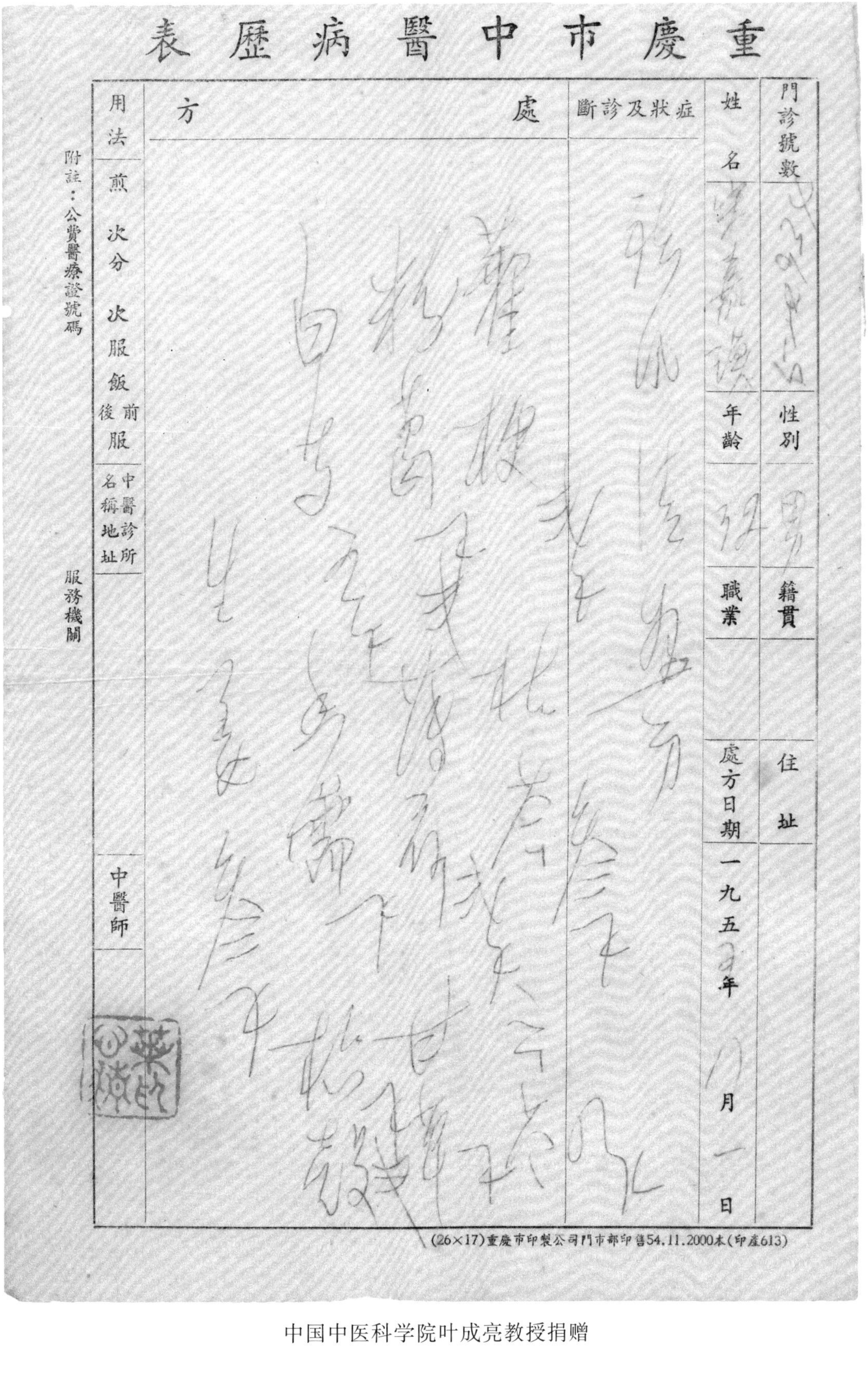
重慶市中醫病歷表

門診號數　姓名　性別　年齡　籍貫　職業　住址　處方日期　一九五　年　月　日

症狀及診斷　處方　用法　煎　次分　次服　飯前後服　中醫診所名稱地址　中醫師

附註：公費醫療證號碼　服務機關

(26×17)重慶市印製公司門市部印售54.11.2000本(印產613)

中国中医科学院叶成亮教授捐赠

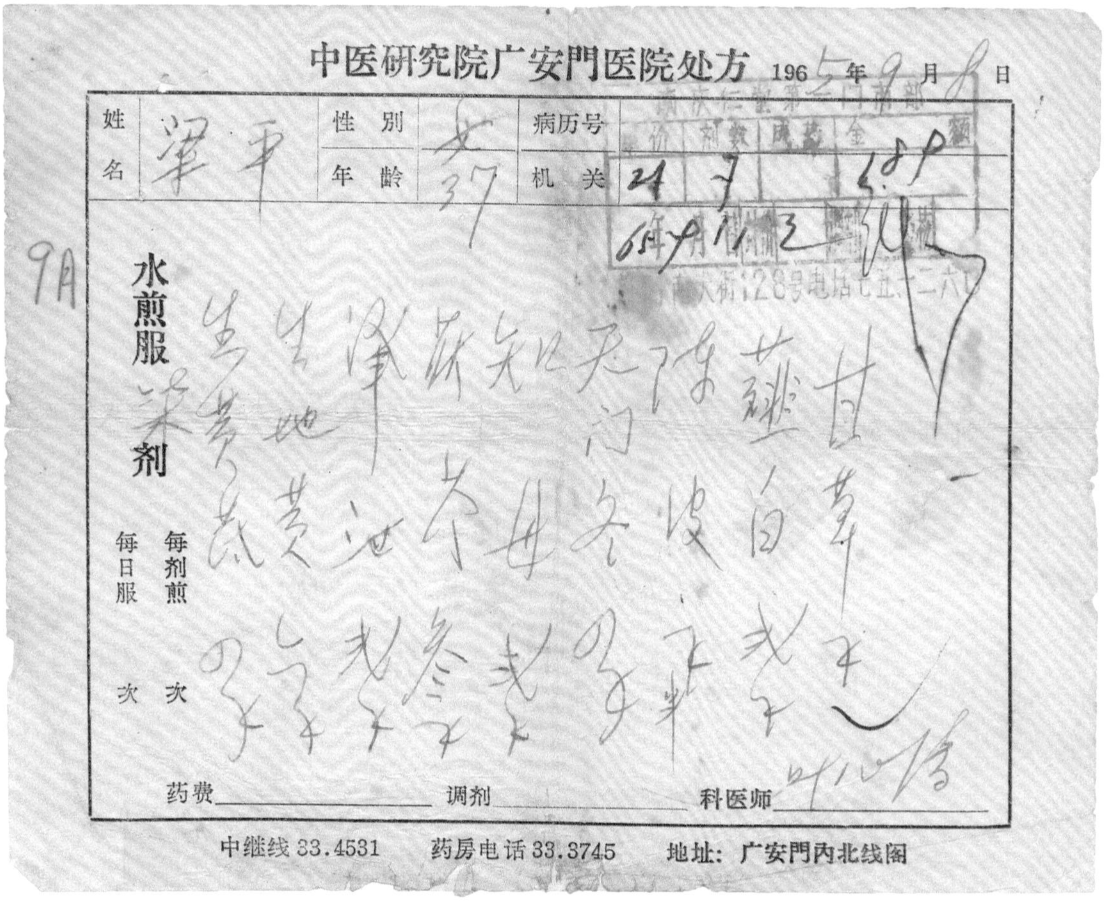

中医研究院广安門医院处方 196 年 9 月 8 日

姓名		性别	女	病历号	
		年龄	37	机关	

水煎服 剂

每剂煎 次

每日服 次

药费 调剂 科医师

中继线 33.4531 药房电话 33.3745 地址：广安門内北线阁

中国中医科学院叶成亮教授捐赠

李重人

（1909—1969）

原名伦敦，弱冠后用重人名。重庆奉节人。善诗词，著有《龙池山馆诗》。工书法，尤长于行书，与著名书法家刘孟伉交好。对《内经》《难经》《伤寒》《金匮》等古典医籍造诣颇深，认为在继承祖国医学理论的基础上，应重视现代医学的生理、病理、药理方面的研究，把自己的诊室定名“三理斋”，以此自勉。带头成立了万县第一联合诊所。提出“简、便、验、廉”四字用药方针。1954年，调成都中医进修学校任教，期间编写《中医病理学与诊断》。1955年，奉调北京，任中央卫生部中医司教育科长。1962年，调任北京中医学院副教务长，兼中医系副主任、院务委员会委员，与任应秋等提出《对修订中医学院计划的几点意见》（人称“五老上书”），为我国早期中医高等教育事业作出了重要贡献。

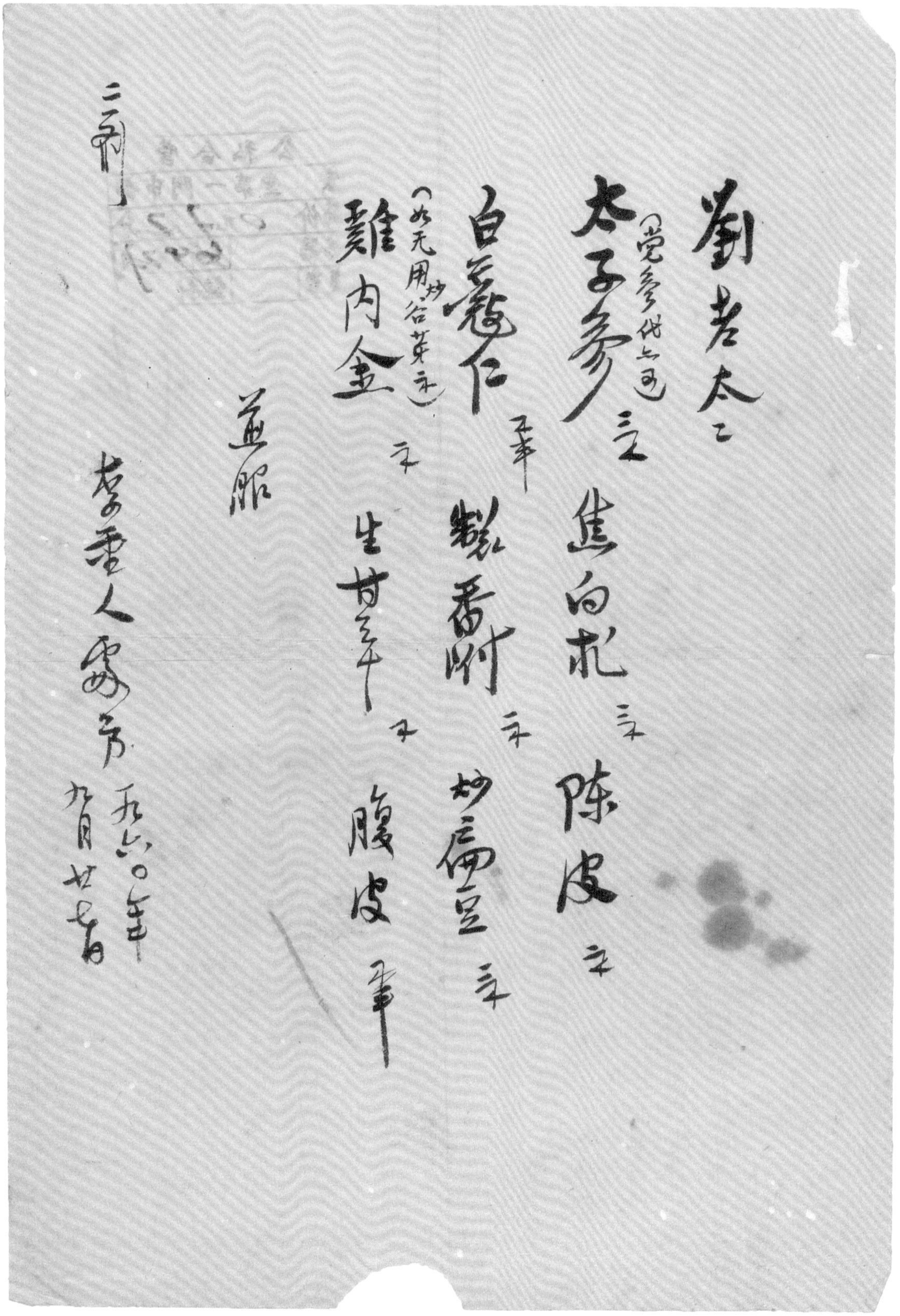

刘老太

太子参（党参代亦可）三钱　焦白术 三钱　陈皮 三钱

白蔻仁 钱半　制香附 三钱　炒扁豆 三钱

鸡内金（如无用炒谷芽三钱）三钱　生甘草 一钱　腹皮 钱半

二剂

煎服

李重人处方　一九六〇年九月廿七日

万州张女士捐赠

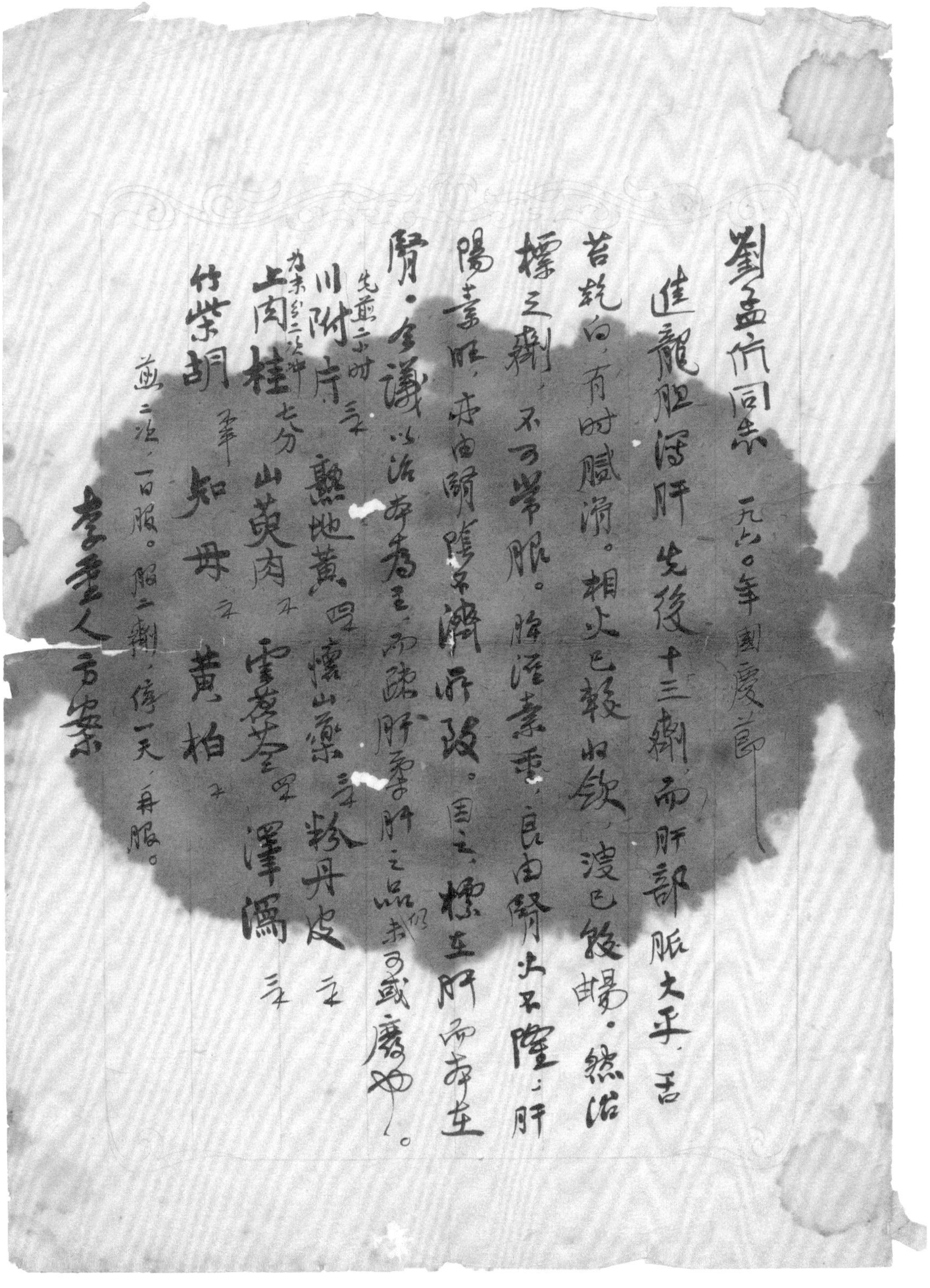

劉孟伉同志　　一九六〇年國慶節

進龍胆瀉肝先後十三劑，而肝部脉大平，舌苔就白，有时膩滑。相火已較收斂，溲已較暢，然治標之劑，不可常服。脾濕素重，良由腎火不隆，肝陽素旺，實由腎陰不濟所致。因之，標在肝而本在腎。今議以治本為主，而疏肝柔肝之品仍未可或廢也。

川附片（先煎二时）三錢　熟地黃 四錢　懷山藥 三錢　粉丹皮 三錢

上肉桂（另煮兑二次服）七分　山萸肉 四錢　雲茯苓 四錢　澤瀉 三錢

竹柴胡 二錢　知母 三錢　黃柏 二錢

藥二次，一日服。服二劑，停一天，再服。

李重人方案

万州张女士捐赠

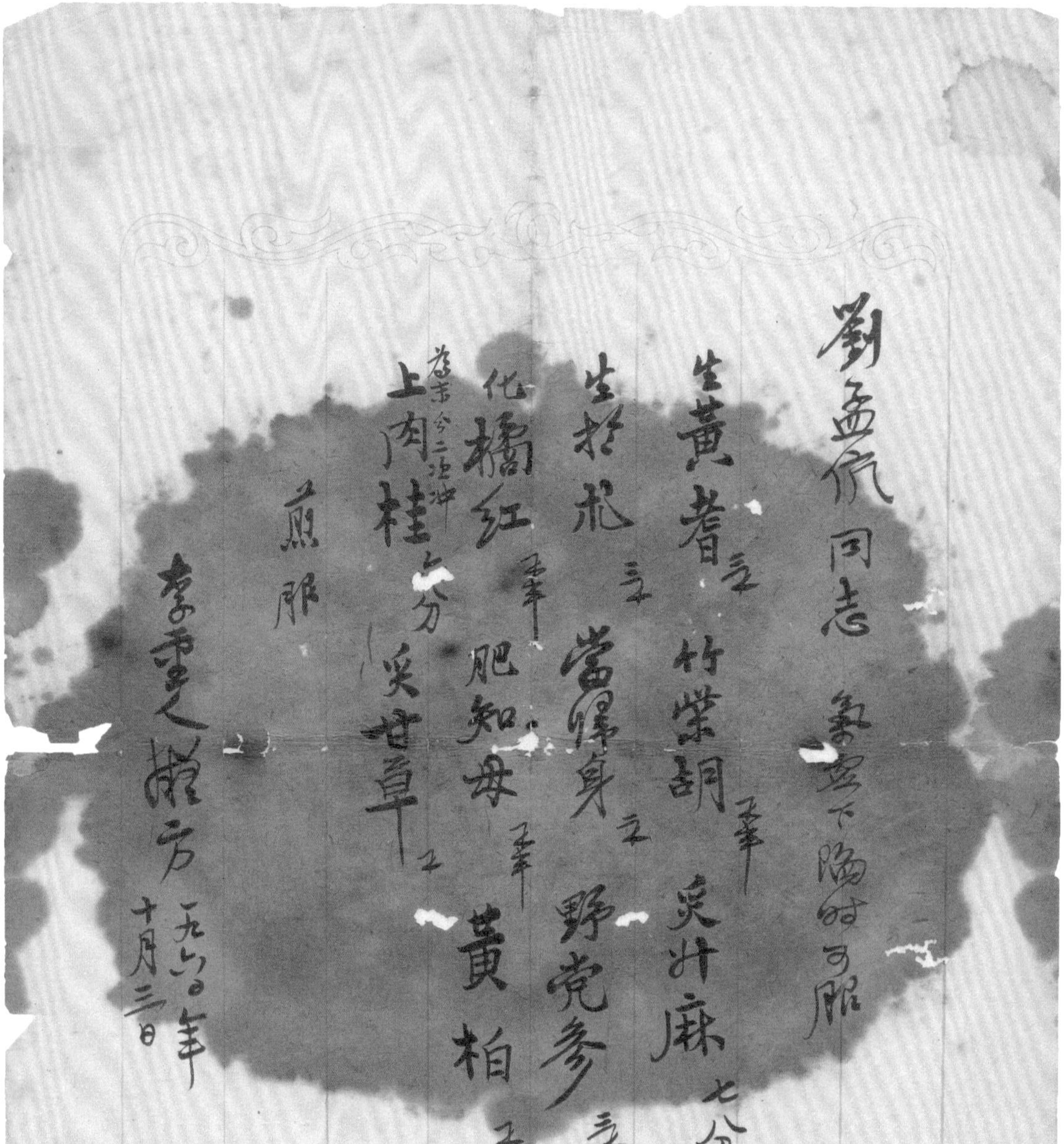

刘孟侃同志 气虚下陷时可服

生黄耆三钱 竹柴胡一钱 炙升麻七分

生於术三钱 当归身三钱 野党参三钱

化橘红一钱 肥知母一钱 黄柏一钱

上肉桂六分（蒸水分二次冲） 炙甘草一钱

煎服

李重人拟方 一九六〇年十月三日

万州张女士捐赠

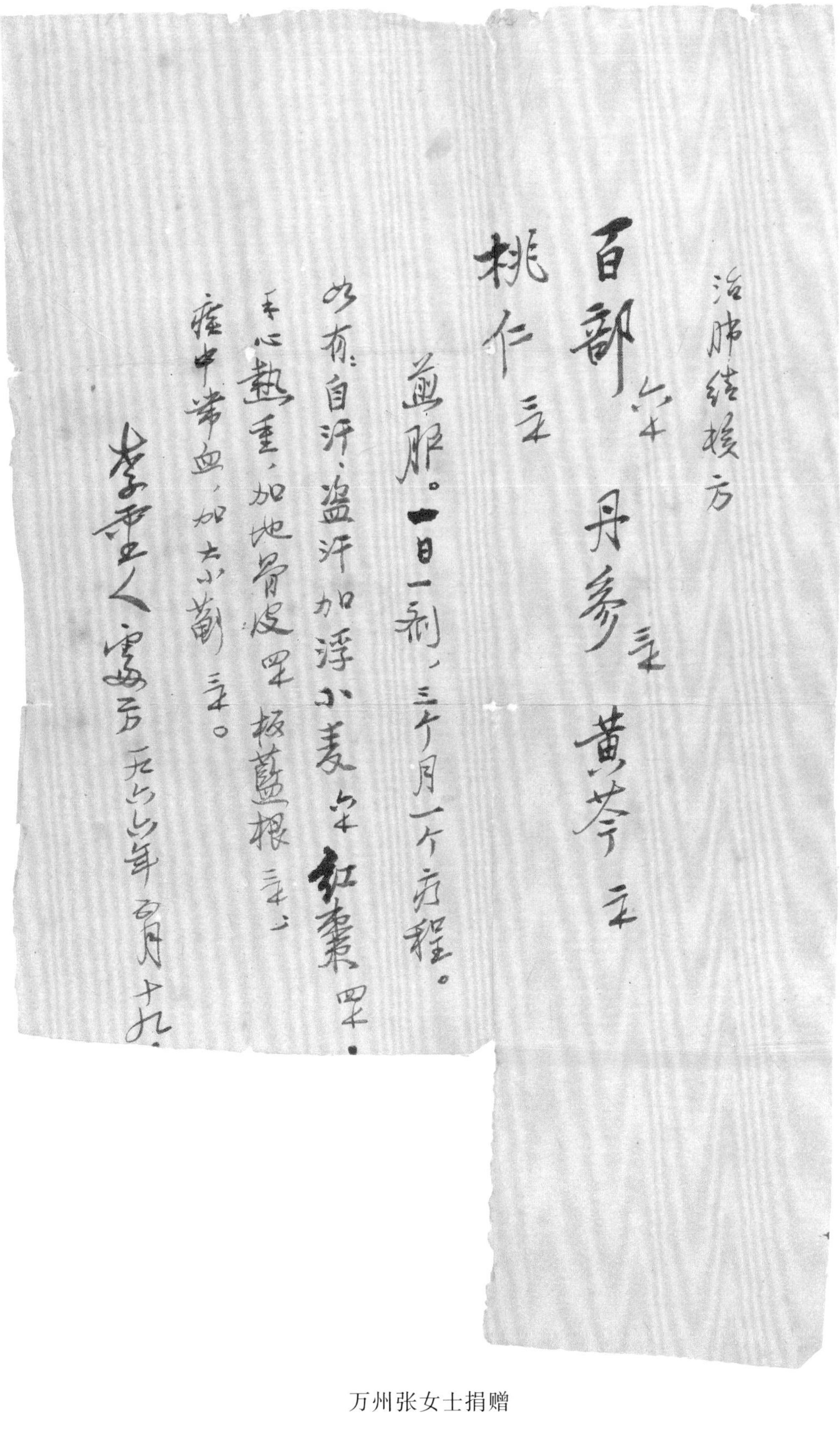
治肺结核方

百部 六钱　丹参 三钱　黄芩 三钱

桃仁 三钱

煎服。一日一剂，三个月一个疗程。

如有：自汗、盗汗加浮小麦 六钱 红枣 四钱。

手心热重，加地骨皮 四钱 板蓝根 三钱；

痰中带血，加大小蓟 三钱。

李雪人 处方 一九六六年 五月 十九日

万州张女士捐赠

吴佩衡

（1886—1971）

原名钟权，四川会理人。中医学家、中医教育家。早年受业于当地名医彭恩溥，并受郑钦安学术思想影响。1908 年独立应诊，后至昆明行医。1930 年代表云南中医界赴上海，出席全国神州中医总会会议，抗议国民政府通过废止中医药的提案。其后留沪行医，抗战前夕返回昆明。1948 年创办私立云南中医专科学校并任校长。建国后，历任云南省中医学校校长、云南中医学院院长、中华医学会云南中医分会副会长等职。以擅用大剂量附子著称，有“吴附子”之誉。著有《吴佩衡医案》《中医病理学》《伤寒论条解》《伤寒与瘟疫之分辨》《麻疹发微》等。脉案以辨治寒湿外袭或内滞，阳神不足，善用姜、桂、附、辛的温热扶阳药为特色。

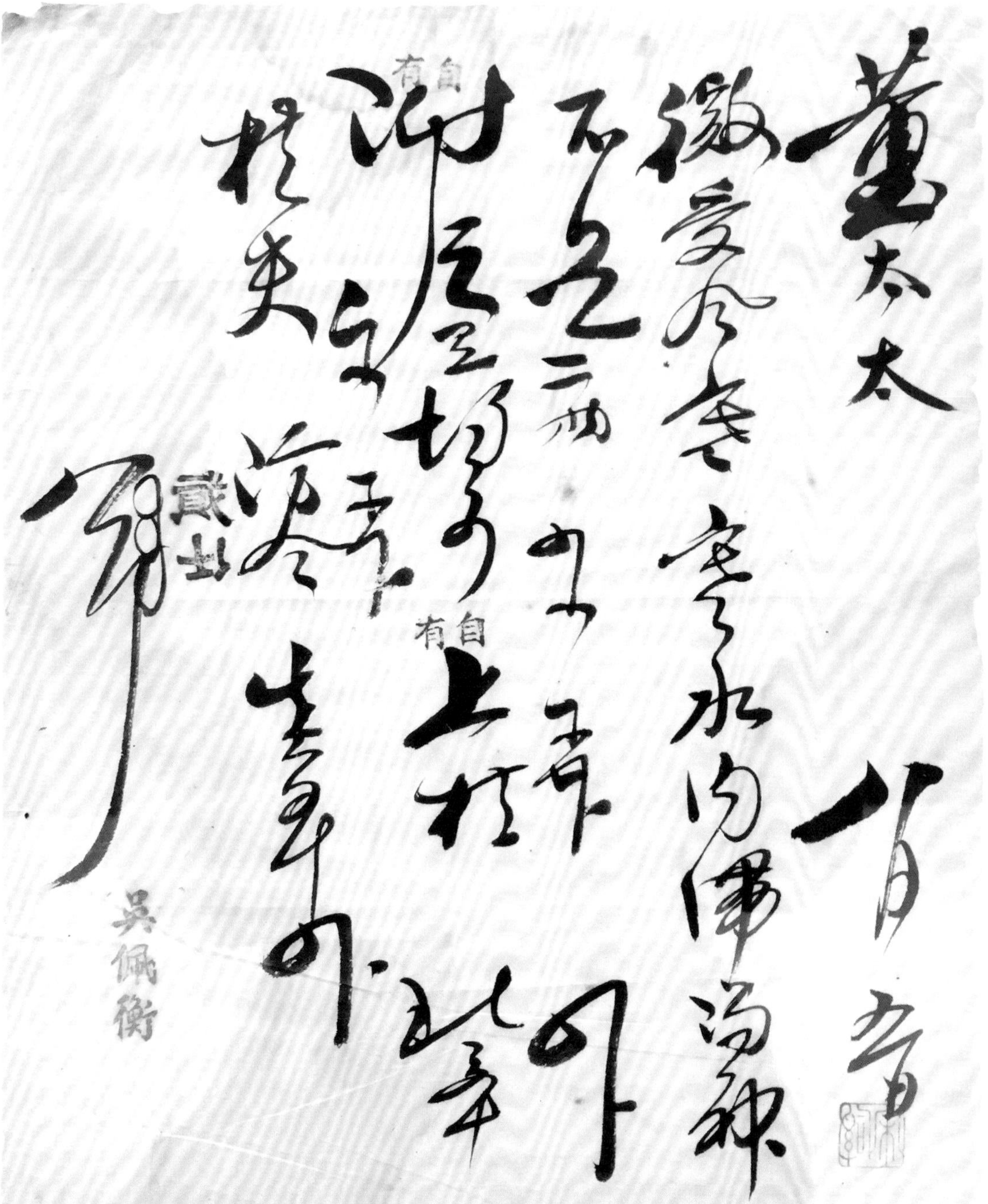

云南中医药大学博物馆提供

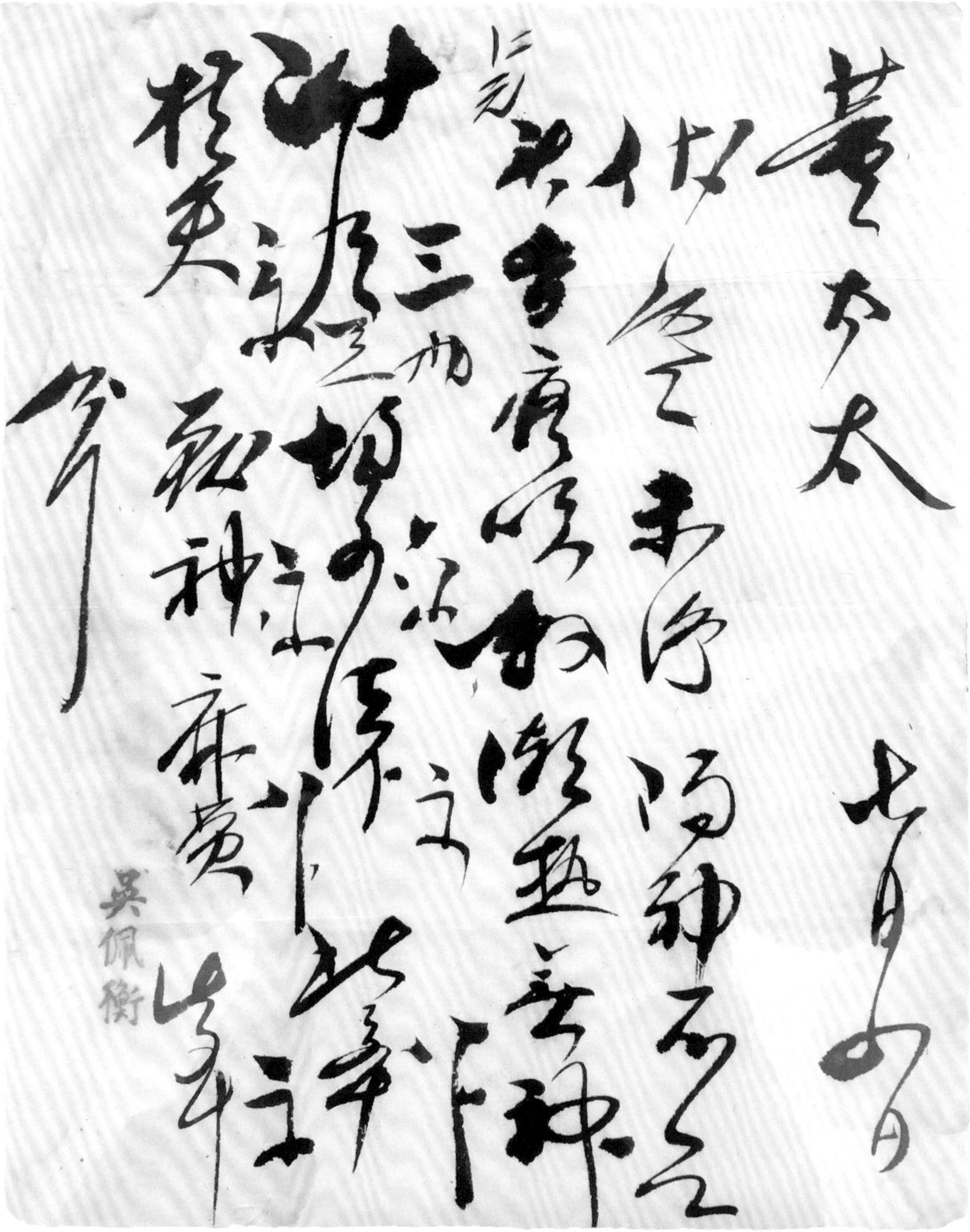

云南中医药大学博物馆提供

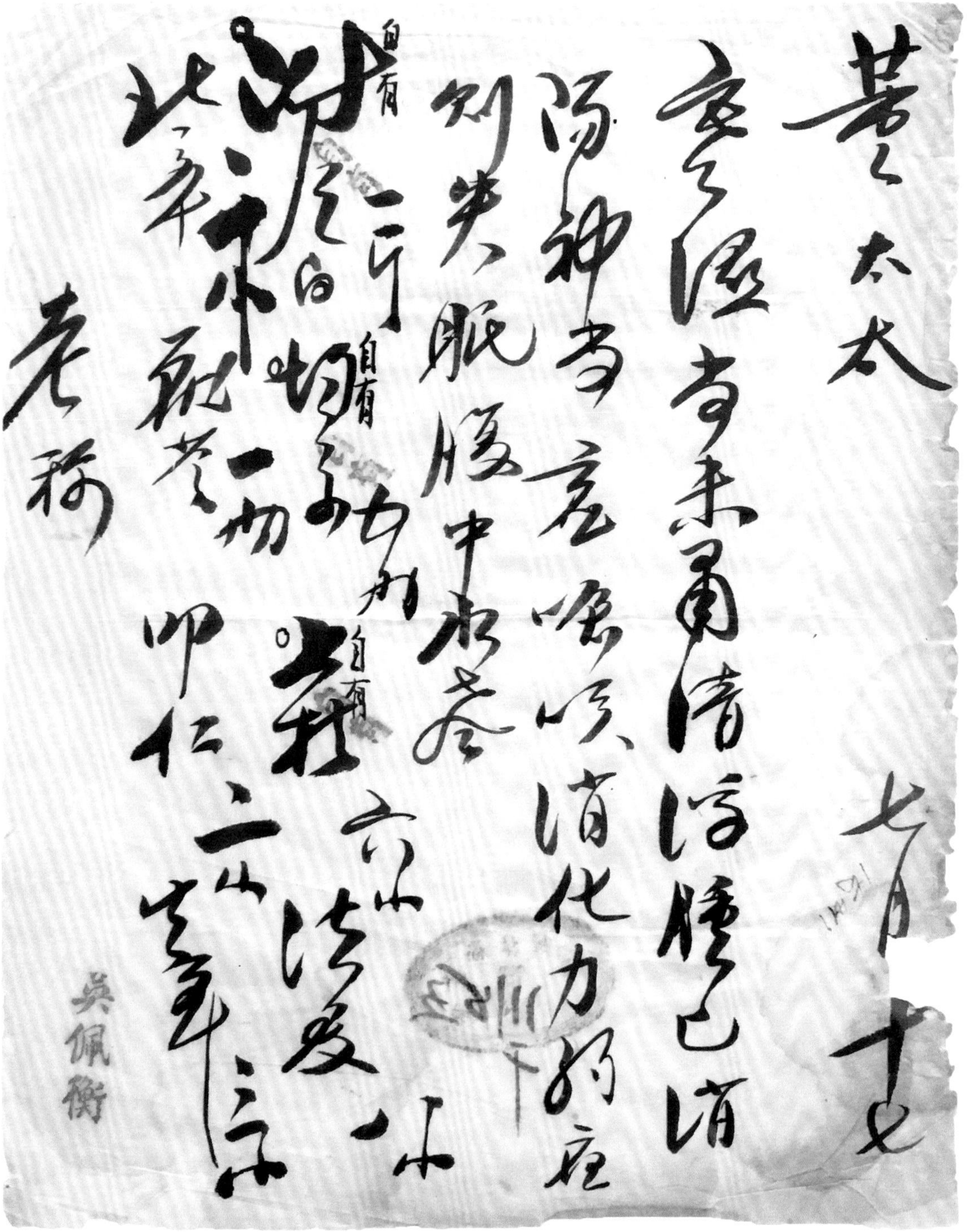

黄太太

七月十七

吴佩衡

云南中医药大学博物馆提供

蒲辅周

（1988—1975）

少名启宇，15 岁跟随祖父和父亲学习医学。后改名辅周。意在以医术辅助贫弱，周济病人。曾闭户停诊，花三年时间集中精力研读《内经》《难经》《伤寒》《金匮》等典籍，擅取各家所长，不仅努力于伤寒研究，也重视温病的研讨。内、妇、儿科俱精，尤善外感热病，诊断精细，辨证准确，用药审慎。对于治疗乙脑有独到见解，提出辛凉透邪、逐秽通里、清热解毒、开窍豁痰、镇肝熄风、通阳利湿、生津益胃、清燥养阴的治疗八法。解放初期，受聘于西南铁路医院，1956 年奉调入京，在北京中医研究院从事中医临床、教学、科研工作。他在担任周恩来总理等中央领导人和国际友人的保健工作中做出了突出贡献，为国家培养了一批医学骨干人才。先后任中国中医研究院党委委员、副院长，国家科委中医专题委员会委员，中华医学会常务理事，第三、四届全国政协常委和第四届全国人民代表大会代表等。其弟子整理出版有《蒲辅周医案》《蒲辅周医疗经验》等。

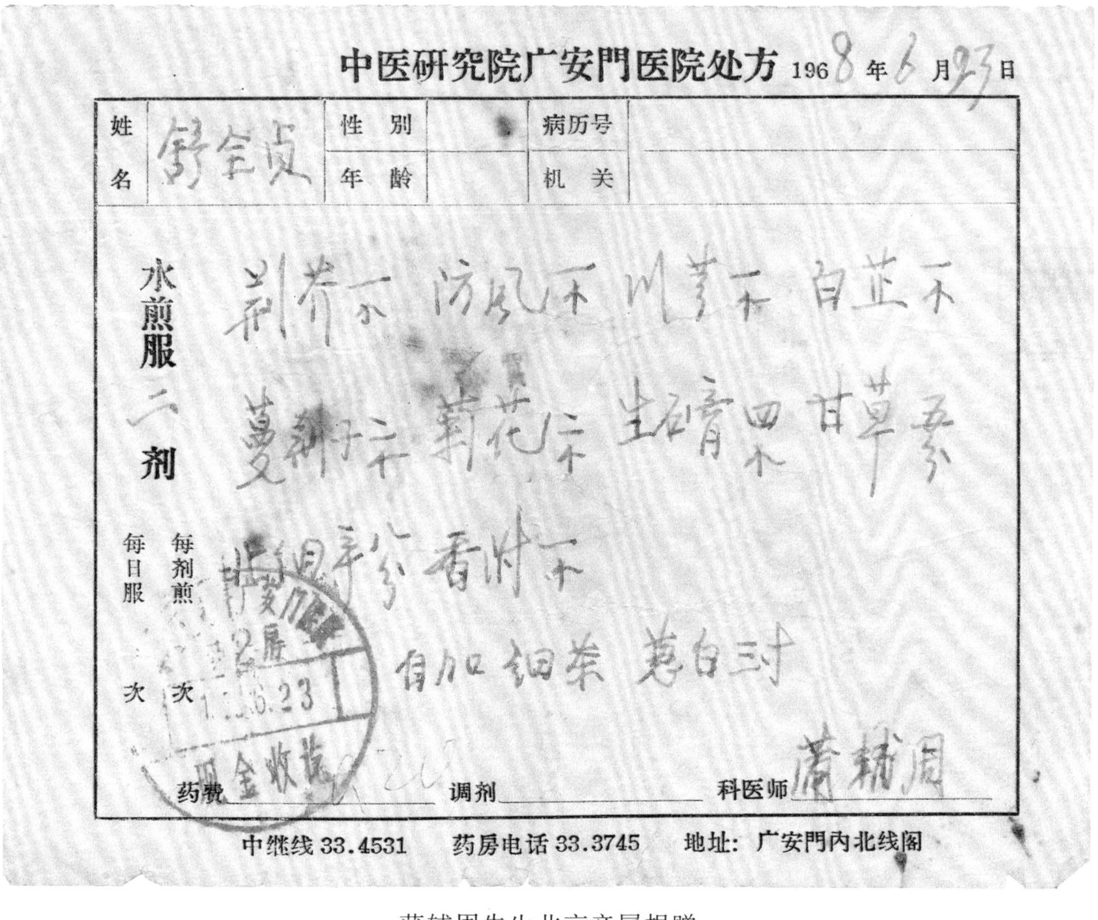

中医研究院广安門医院处方 1968年6月23日

姓名	舒全贞	性别		病历号	
		年龄		机关	

水煎服二剂

荆芥一钱 防风一钱 川芎一钱 白芷一钱
蔓荆子一钱 菊花一钱 生石膏四钱 甘草五分
北细辛五分 香附一钱
自加 细茶 葱白三寸

每日服 次　每剂煎 次

广安门医院 2号 1968.6.23 现金收讫

药费　调剂　科医师 蒲辅周

中继线 33.4531　药房电话 33.3745　地址：广安門内北线阁

蒲辅周先生北京亲属捐赠

龚志贤

（1907—1984）

重庆巴县人。1932年考入重庆针灸讲习所学习。曾获吴棹仙、唐阳春、周湘传、文仲宣等名家指点，逐渐成为名重一方、擅长经方治疗内科杂病的专家。曾任西南卫生部中医科副科长、中央卫生部中医司管理科科长，后又兼任北京医院中医科主任、重庆市第一中医院副院长，重庆中医研究所副所长、四川省政协常委，九三学社重庆分社顾问，四川省和重庆市中医学会副理事长等。发表《中草药治疗常见多发病》《出血症的中医治疗》《感冒的中医论治》等学术论文。著有《龚志贤临床经验集》。

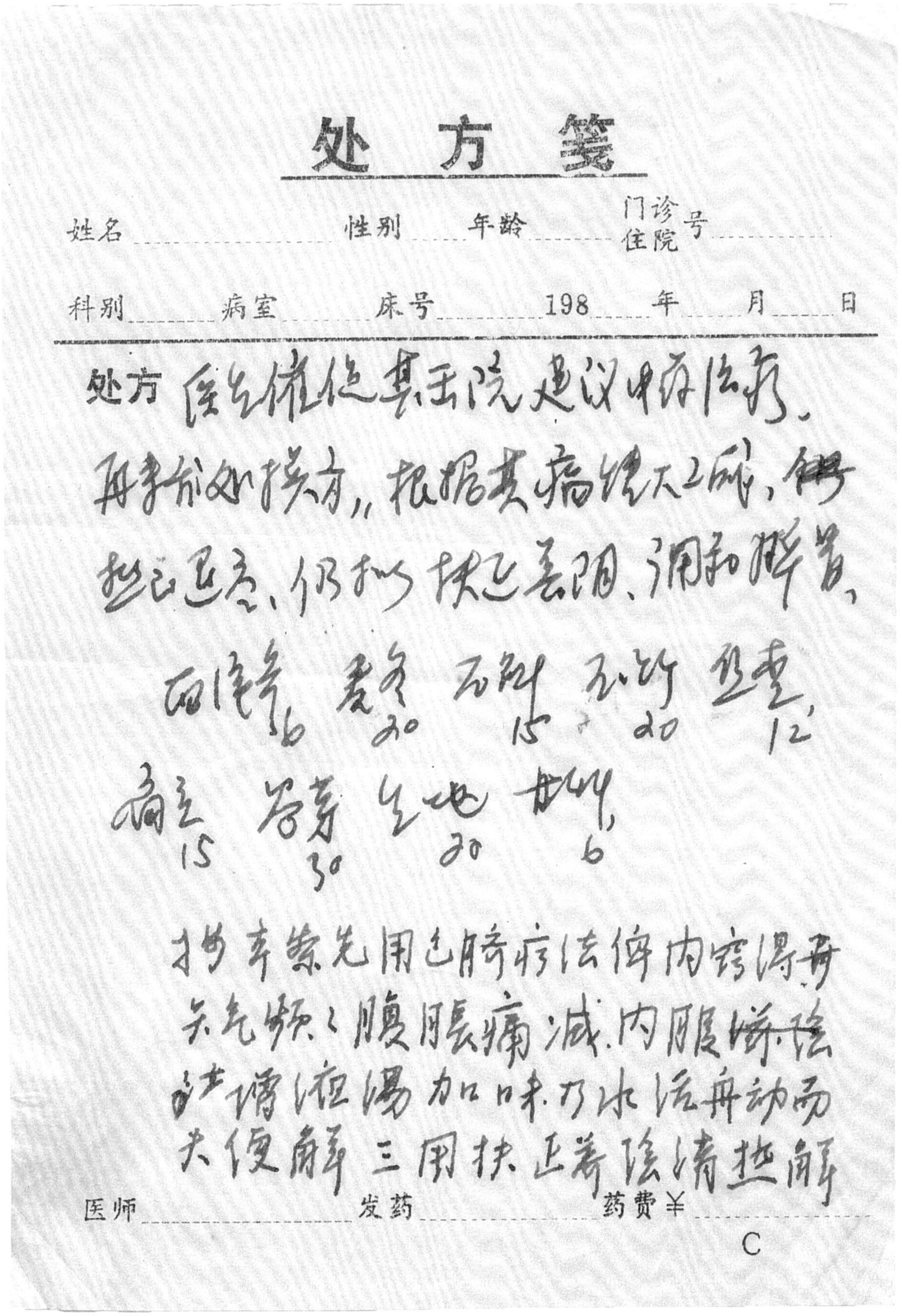

处方笺

姓名　　性别　　年龄　　门诊号 住院号

科别　　病室　　床号　　198　年　月　日

处方 医生催促其出院，建议中药治疗。再来我处换方，根据其病情之状，热已退尽，仍拟扶正养阴、调和脾胃，

西洋参 6　麦冬 20　石斛 15　玉竹 20　生麦芽 12

扁豆 15　谷芽 30　生地 20　甘草 6

按本案先用通腑疗法使内结得开矢气频频腹胀痛减内服增液汤加味乃冰法再动而大便解三用扶正养阴清热解

医师　　发药　　药费¥

C

龚志贤先生亲属捐赠

任应秋

（1914—1984）

字鸿宾，重庆江津人，著名中医学家。出身书香门第，问难于经学大师廖季平，于治经、训诂、考据之学，均打下坚实基础，又好古典文学和医史。1929年师从经方学家刘有余，尽得其传。1936年至上海中国医学院学习深造，得到沪上名医丁仲英、曹颖甫、陆渊雷等人教导。1937年因日寇侵华，转入湖南国医专科学校毕业，1939年返川。1952年在重庆市中医进修学校任教。1956年选调入京，先后担任北京中医学院各家学说教研室主任、第五、六届全国政协委员、国务院学位委员会学科评议组成员、中华全国中医学会副会长，主持了“全国首次仲景学术讨论会”。著有《中医各家学说》《任应秋论医集》《伤寒论语译》《金匮要略语译》《阴阳五行》《五运六气》等约1300万字，以著述与研究成果丰硕称誉当代。

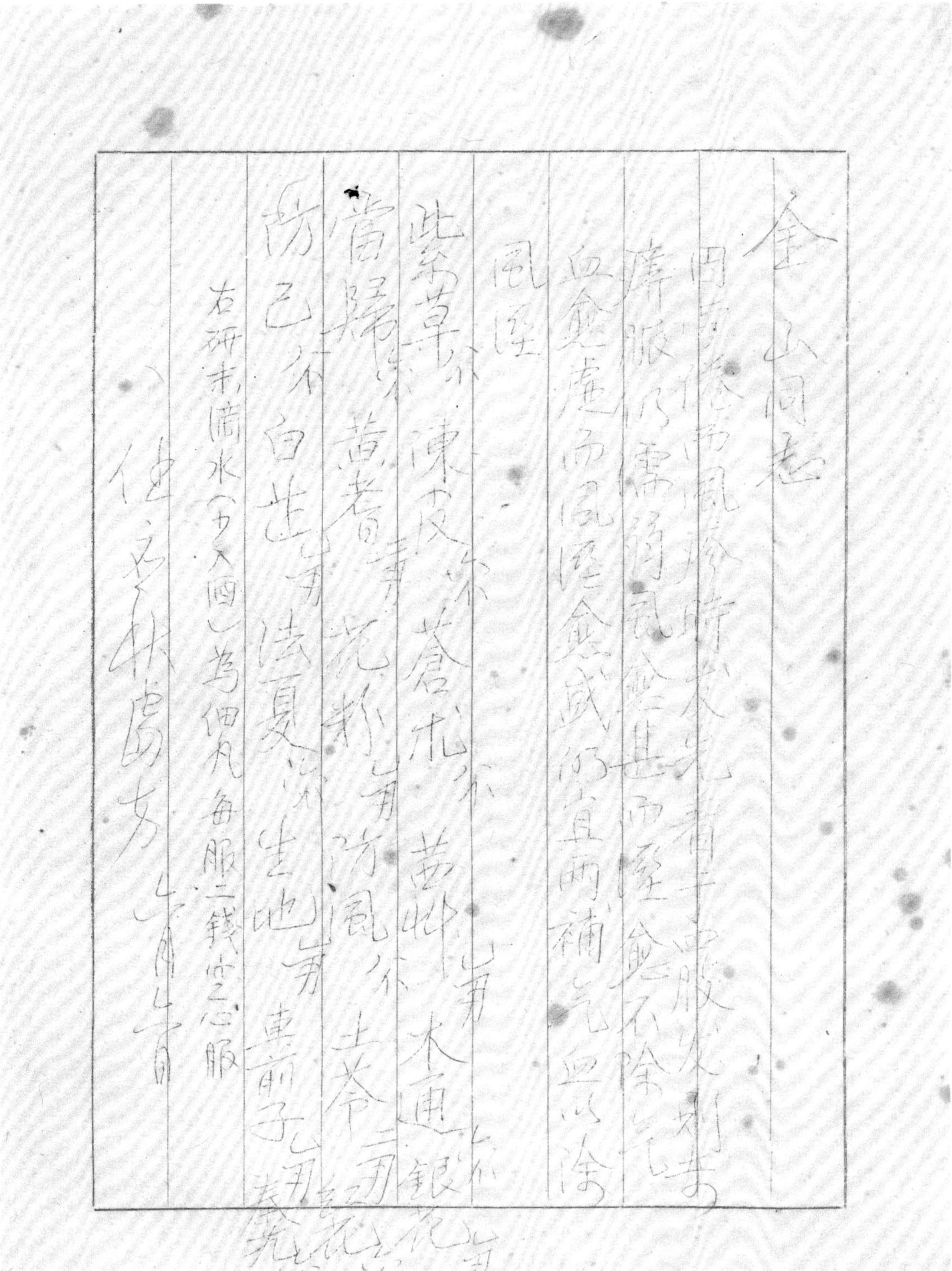
金山同志
四方卷內風疹片大丸有十二服，效則要方
痒服仍需消風，然甚而經絡不除，乃
血熱虛而風濕熱盛，仍宜兩補氣血以除
風濕
紫草六分 陳皮六分 蒼朮六分 黃柏二錢 木通七分 銀花二錢
當歸六分 黃耆二錢 花粉二錢 防風六分 土苓二錢 紅花六分
防己六分 白芷二錢 法夏六分 生地二錢 車前子二錢 茯苓六分
右研末，滴水（如大豆）為細丸，每服二錢，空心服
任應秋處方 七月七日

北京中医药大学任廷苏副研究员捐赠

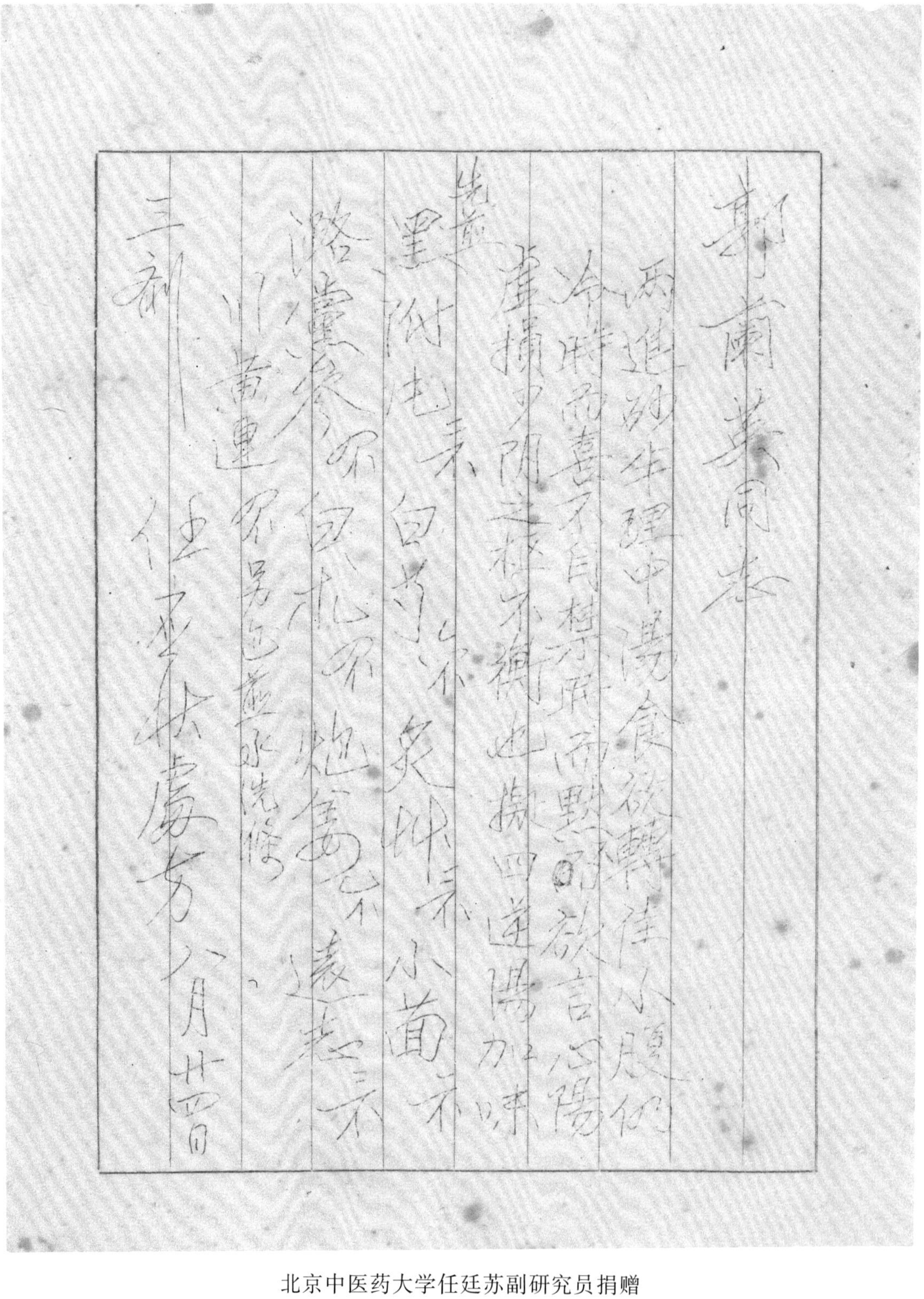

郭蘭英同志

病進附子理中湯，食欲轉佳，小腹仍冷，時而喜不自持，時而默默不欲言，心陽虛損，少陰之樞不轉也。擬四逆湯加味

黑附片（先煎）[illegible] 白芍[illegible] 炙甘草[illegible] 小茴[illegible]

潞黨參[illegible] 白朮[illegible] 炮姜[illegible] 大棗[illegible]

川黃連[illegible]另包，煎水洗滌。

三劑

任應秋處方 八月廿四日

北京中医药大学任廷苏副研究员捐赠

南海江同志　二诊

头疼鼻衄，汗出多，身少。腰脊有及关节

空虚感，觉脉沉，气本虚而肺燥

亦甚也。拟补气润燥法，用救肺

汤加减。

杏仁三钱　霜桑叶三钱　麻仁三钱　生甘草一钱

麦冬三钱　鲜石斛三钱　沙参四钱　石决明一两

阿胶四钱　枇杷叶三钱　豆豉三钱　薄荷一钱半

任应秋处方

三月十日

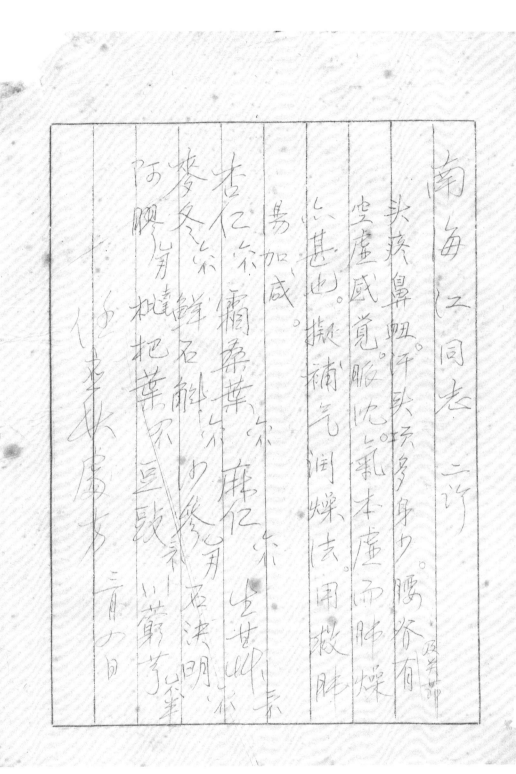

北京中医药大学任廷苏副研究员捐赠

王伯岳

（1912—1987）

原籍四川中江，生于成都，三代世医，以儿科著称。师从刘洙源、廖蓂阶，对中医、药物都颇有研究。1955 年中国中医研究院成立，随父王朴诚调至北京，任中国中医研究院西苑医院儿科医师，先后担任中华全国中医学会儿科专业委员会首届主任委员、卫生部药典委员会委员、农工民主党中央委员、第六届全国政协委员等职。国家改革招生制度后，作为首批研究生导师招收硕士，为国家培养了大量的中医儿科栋梁之材。“王氏儿科”一派在王伯岳手中得到了飞速发展，其学术思想日益成熟，临床经验日渐丰富，成为现代中医儿科学上最为重要的流派之一。

菊花三钱　杭芍三钱　青皮二钱　蒺藜三钱

桑叶二钱　枳壳二钱　连翘二钱　蔓荆二钱

花粉二钱　甘草五分　地骨皮二钱

竹茹[illegible]

罗老太太　诊赏脯

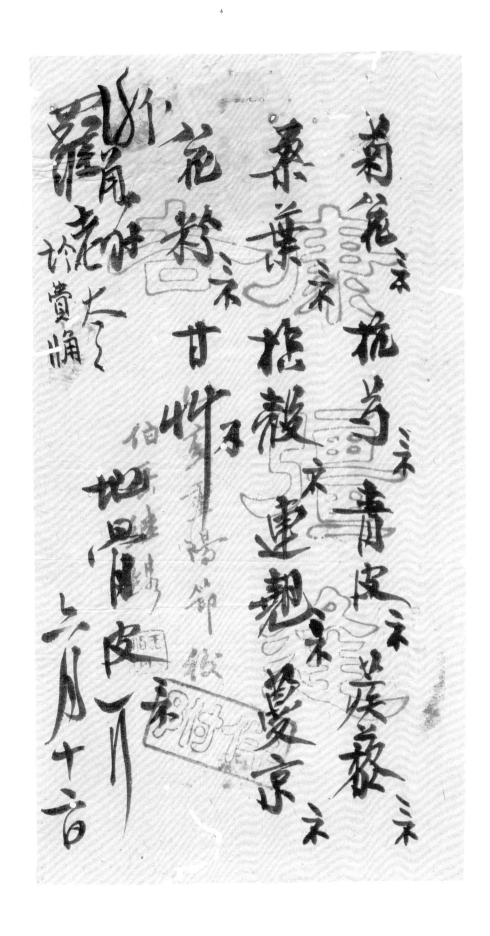

六月十一日

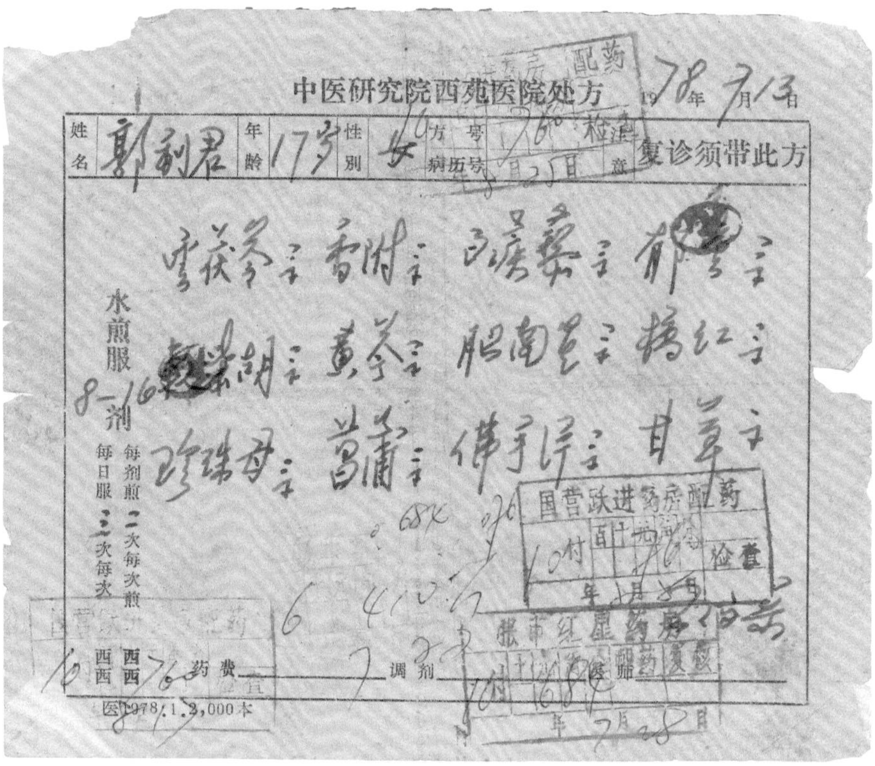
中医研究院西苑医院处方　1978年7月13日

姓名	郭莉君	年龄	17岁	性别	女	方号 病历号		注意	复诊须带此方

水煎服 8—16剂 每剂煎二次每次煎　每日服三次每次　西西

云茯苓三　香附三　白蒺藜三　前胡三
柴胡三　黄芩三　胆南星三　橘红三
珍珠母三　菖蒲三　佛手片三　甘草一

国营跃进药房配药　检查

王伯岳

药费　调剂　医师

医1978.1.2,000本

王伯岳先生北京亲属捐赠

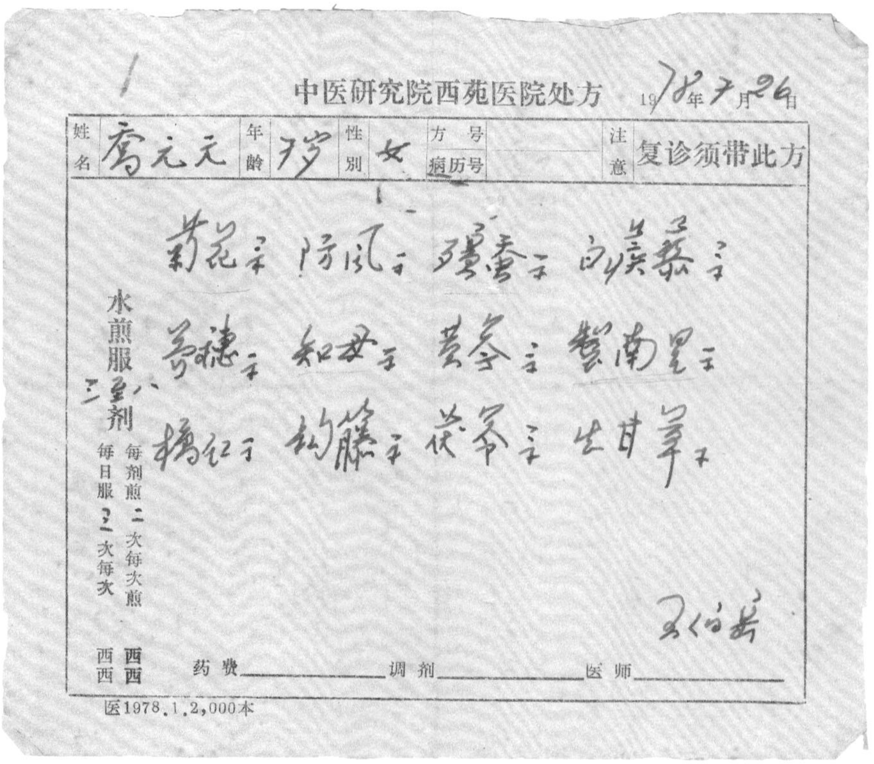
中医研究院西苑医院处方　1978年7月26日

姓名	齐元元	年龄	7岁	性别	女	方号 病历号		注意	复诊须带此方

水煎服 三至六剂 每剂煎二次每次煎　每日服三次每次　西西

菊花三　防风三　殭蚕三　白蒺藜三
荆穗三　知母三　黄芩三　胆南星三
橘红三　钩藤三　茯苓三　生甘草一

王伯岳

药费　调剂　医师

医1978.1.2,000本

王伯岳先生北京亲属捐赠

二、成都中医药大学及附院

成都中医药大学原名成都中医学院，始建于1956年，是经国务院批准在全国最早成立的四所中医高等学校之一。建校之初，从全省抽调了一批学验俱丰的老中医，如时任院长的中医教育家李斯炽，任副教务长的伤寒学家邓绍先，中药学家凌一揆，内经邱名杨，伤寒刘述机、戴佛延，温病宋鹭冰、内科邹仲彝、彭履祥、冉品珍、刘耀三，外科文琢之、罗禹田，妇科王渭川，针灸蒲湘澄、余仲权，儿科曾应台，眼科陈达夫，医史孔健民等。1957年针灸吴棹仙、关吉多、李仲愚，妇科曾敬光，儿科萧正安，医史李介明等陆续应聘加入。同年成立附属医院，内科张安钦，妇科卓雨农、王祚久，儿科胡伯安，中西医结合黄德彰等调入。学院1958年在全国率先开办中药专业。1959年以后，学院中医进修班毕业的陈潮祖、杨介宾、郭仲夫等陆续留校任教，1962年首届学生郭子光、邓明仲、刘敏如、赵立勋、李明富、陈治恒、邹学熹等10余人或提前毕业、或如期毕业留校任教，师资队伍逐渐雄厚。学院老师既长于教学，又有丰富的临床经验，以中医传统特色和功底突出、拥有独到的临床经验而享誉全国，成为成都中医学院的重要名片。

学院早期以中药、伤寒、妇科、眼科等学科拥有学术优势，故凌一揆连续主编中医院校五版《中药学》规划教材，伤寒、妇科的一、二版教材也由成都中医学院主编。历经60余年的发展，学校的实力不断增强，中药学、中医妇科学、针灸推拿学、中医五官科学先后成为全国重点学科，学校人才辈出，硕果累累。现已成为一所以中医药学科为主体，医药健康相关学科专业相互支撑、协调发展、特色鲜明的高水平中医药大学，是教育部、国家中医药管理局与四川省人民政府共建高校，以及国家“双一流”学科建设高校。

卓雨农

（1906—1963）

四川成都人，著名中医妇科学家。生于中医世家，精研内、妇、儿各科，尤以妇科见长，有“卓半城”之称。1949 年前，曾积极参与中医界活动，募捐资助四川国医学院。1957 年调成都中医学院，1961 年被评为全国文教卫生先进工作者。主编全国高等医药院校试用教材《中医妇科学》（一、二版），为我国高等中医药教育的教材建设做出了重要的贡献。临证经验丰富，临床上重视“妇女以血为主，并以血为用”的生理状况，对妇科疾病的论治，重在调气血、养肝肾、和脾胃。用方精而不杂，通过世代家传和个人长期实践的磨砺，形成组方药味少、用量轻、价低廉的特点。在其所著《中医妇科治疗学》一书中，载有常用自制方剂 155 种，其中多有匠心独运之处。

三七

金毛狗 壮元了

枳壳三钱 杏仁三钱 云苓三钱

六曲三钱 泽泻三钱 竹茹三钱

苏子三钱 苦杏 车前仁三钱

生瓜 蒌壳二钱

[illegible]兑服

处方 钱

医师

[illegible] [illegible]

十、一四、

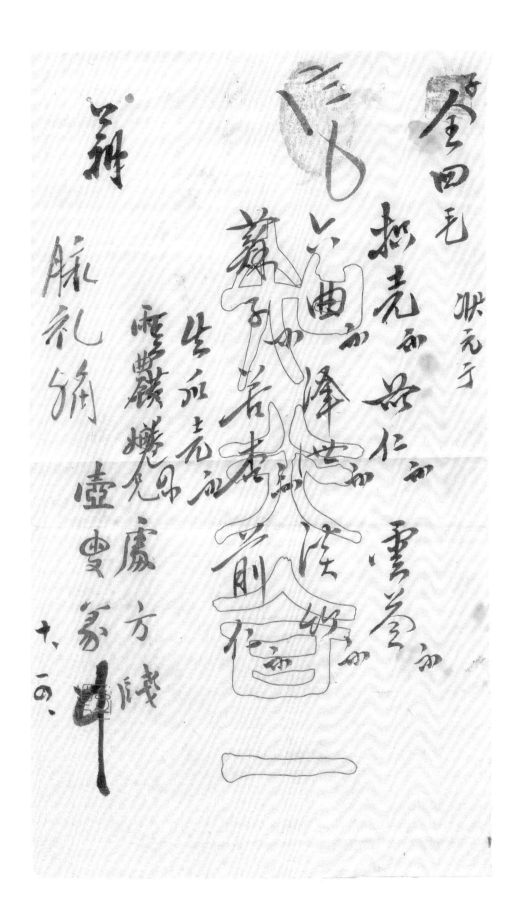

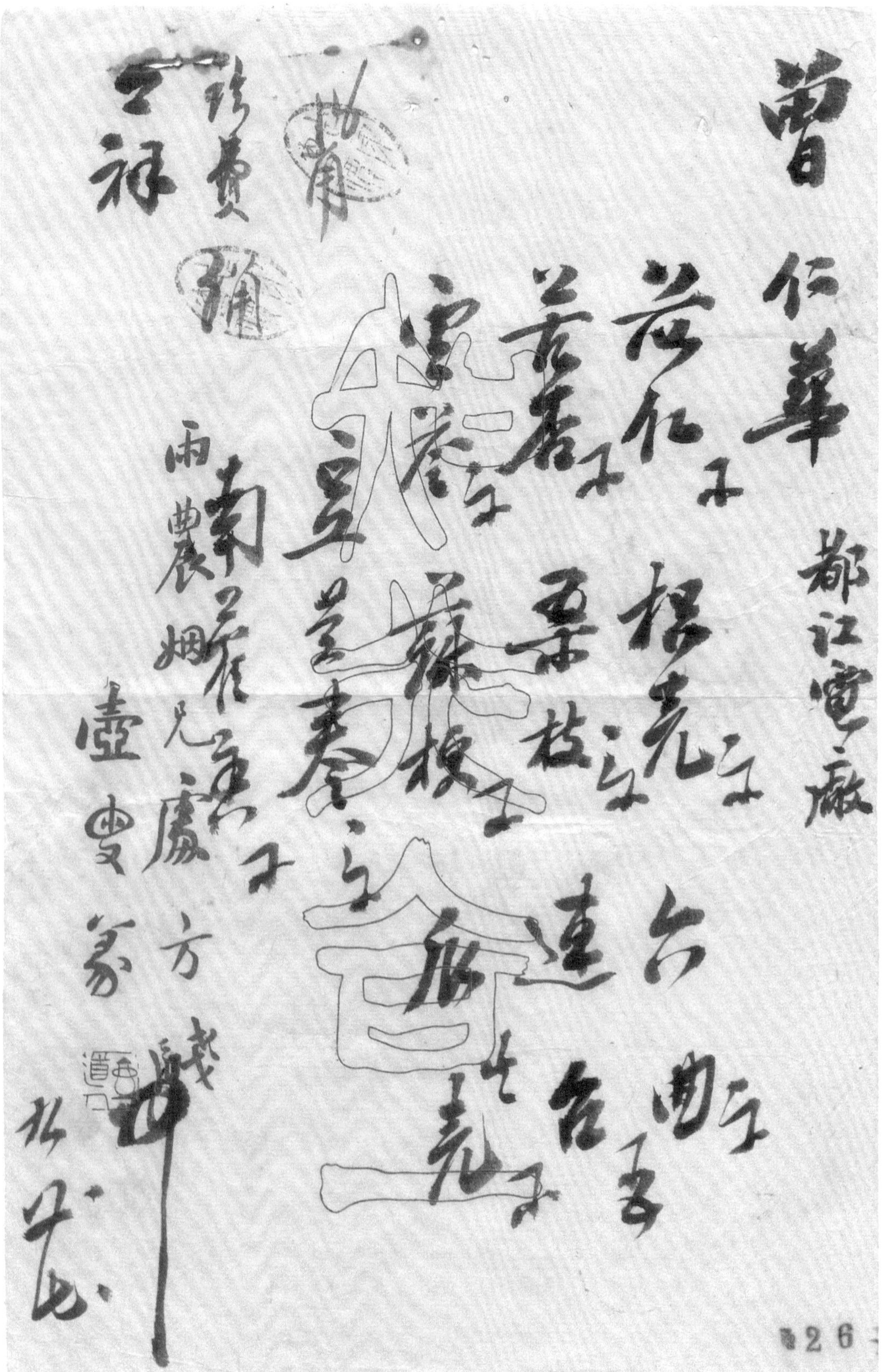
曾
仁華
都江電廠
26

吴先生 都江堰廠

云苓 砂仁 以蒼术

前 陳 豬苓 檳榔

枳 厚朴 木香 仁

枳 杏仁 西茵陳 蔻

雨農 檳 處方 隨 喜

壺叟箋

七十八

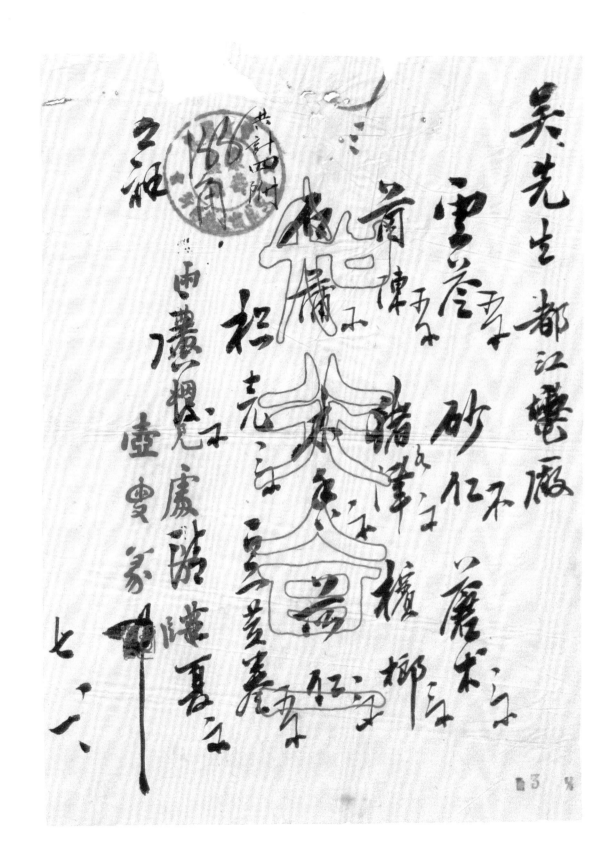

共計四附

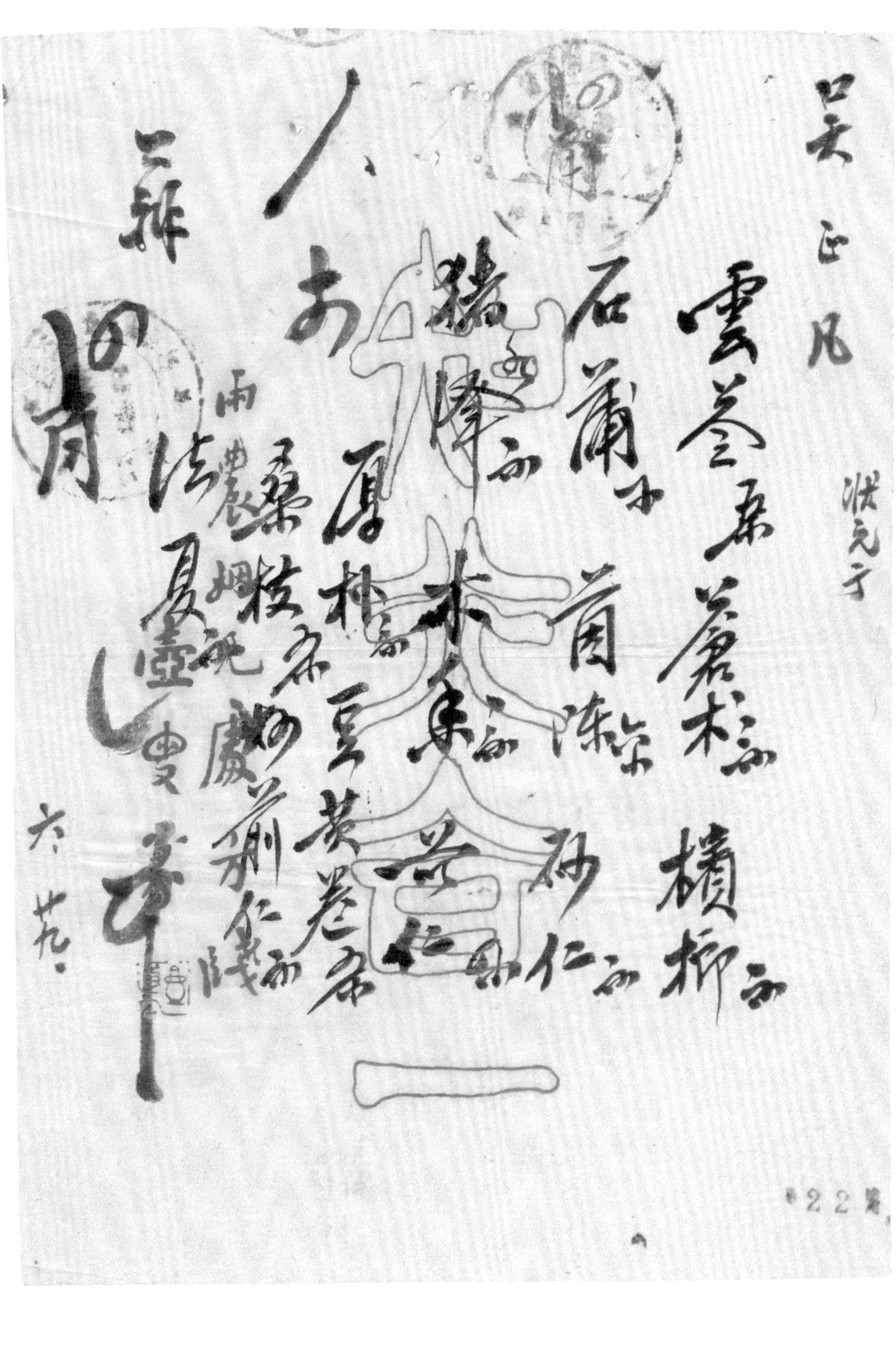

云苓
苍术
石菖蒲
砂仁
厚朴
豆黄卷
桑枝
法夏
22

戴云波

（1888—1968）

字廷蛟，四川邛崃人。24岁时悬壶乡里，后于县城善堂、济贫医馆行医。先后拜师多人，学习内科、外科、痘科、眼科、运气学说及经方理论等，尽得真传。1955年任邛崃县卫生科副科长。1956年调成都中医进修学校任教。1957年调入成都中医学院附属医院，从事中医内科临床、教学工作。临床上重视阳气对人体的重要性，在治疗痹证方面尤有独到之处。治痹用药，师法仲景，倡用甘温、辛热一类药物，擅用乌头、附子、麻黄、干姜等辛温燥烈之品，附子曾用至数百克之多，有“戴乌头”“治痹火神”之称。“乌附麻辛桂姜草汤”是其在数年临床实践中创制的治痹名方，被收入全国中医院校统编教材。

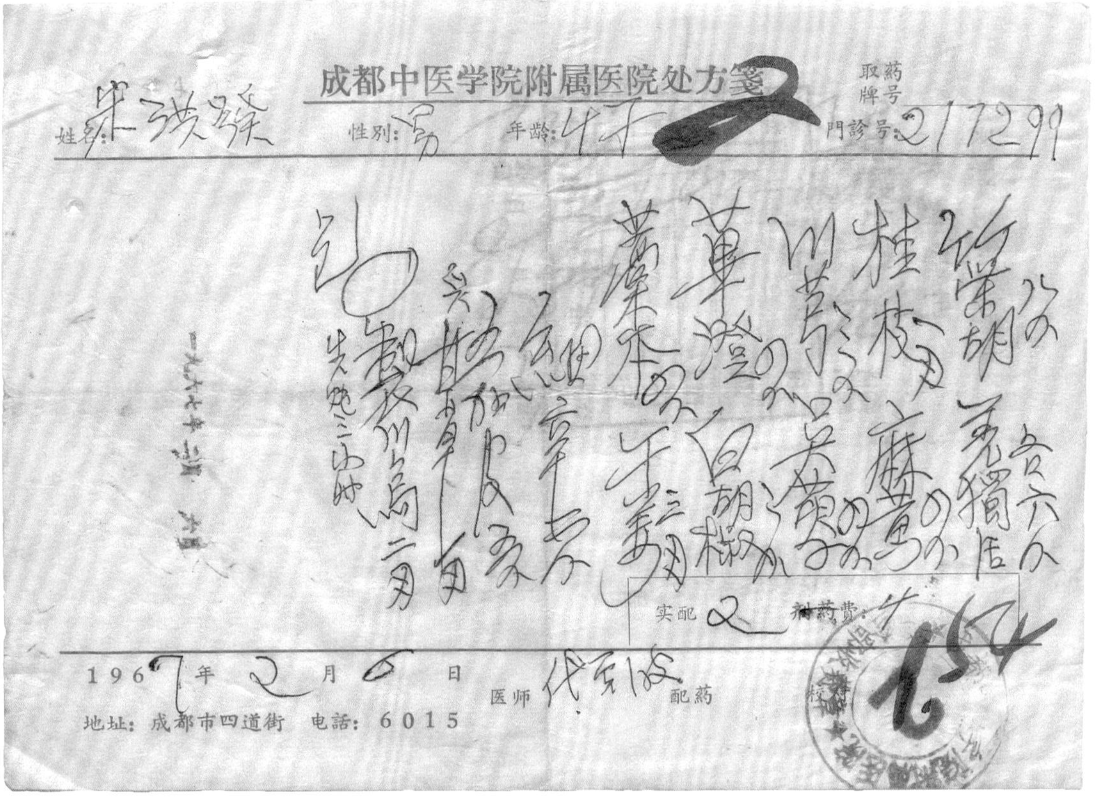

成都中医学院附属医院处方箋

取藥牌号

姓名：宋洪璣　性别：男　年龄：47　門診号：217299

实配 2 剂藥費：

1967 年 2 月 6 日

医师 代云波　配藥

地址：成都市四道街　电話：6015

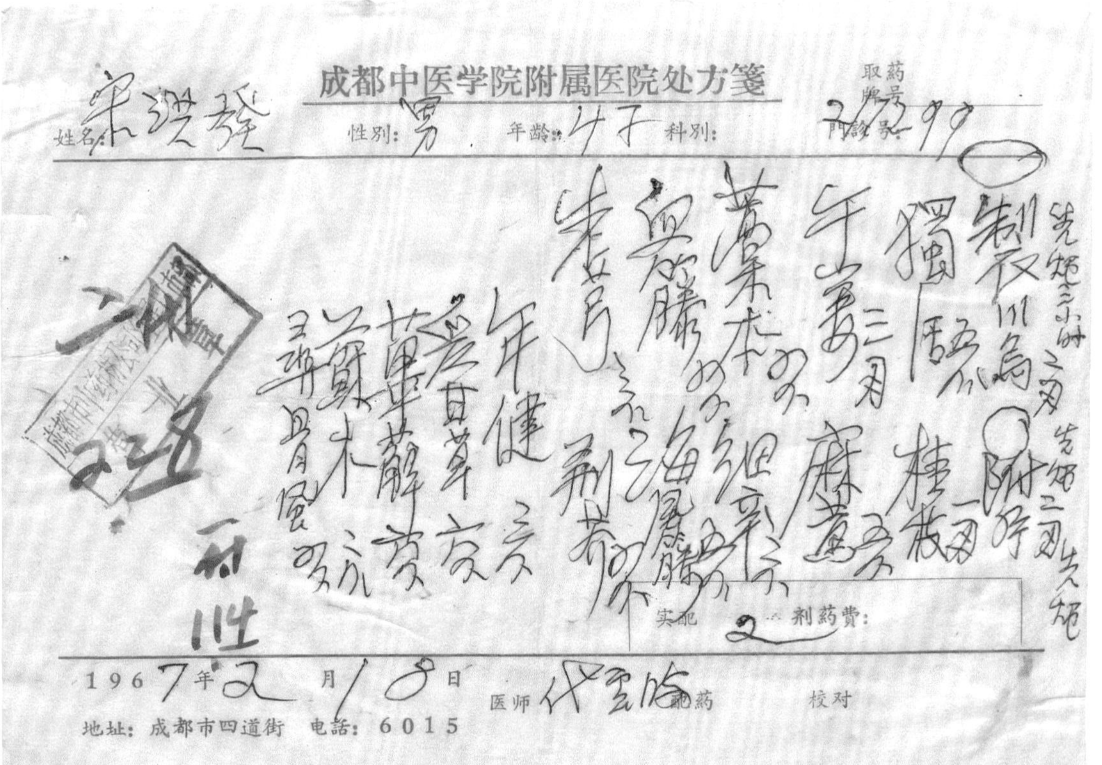

成都中医学院附属医院处方箋

取藥牌号

姓名：宋洪璣　性别：男　年龄：47　科别：　門診号：217299

实配 2 剂藥費：

1967 年 2 月 18 日

医师 代云波　配藥　校对

地址：成都市四道街　电話：6015

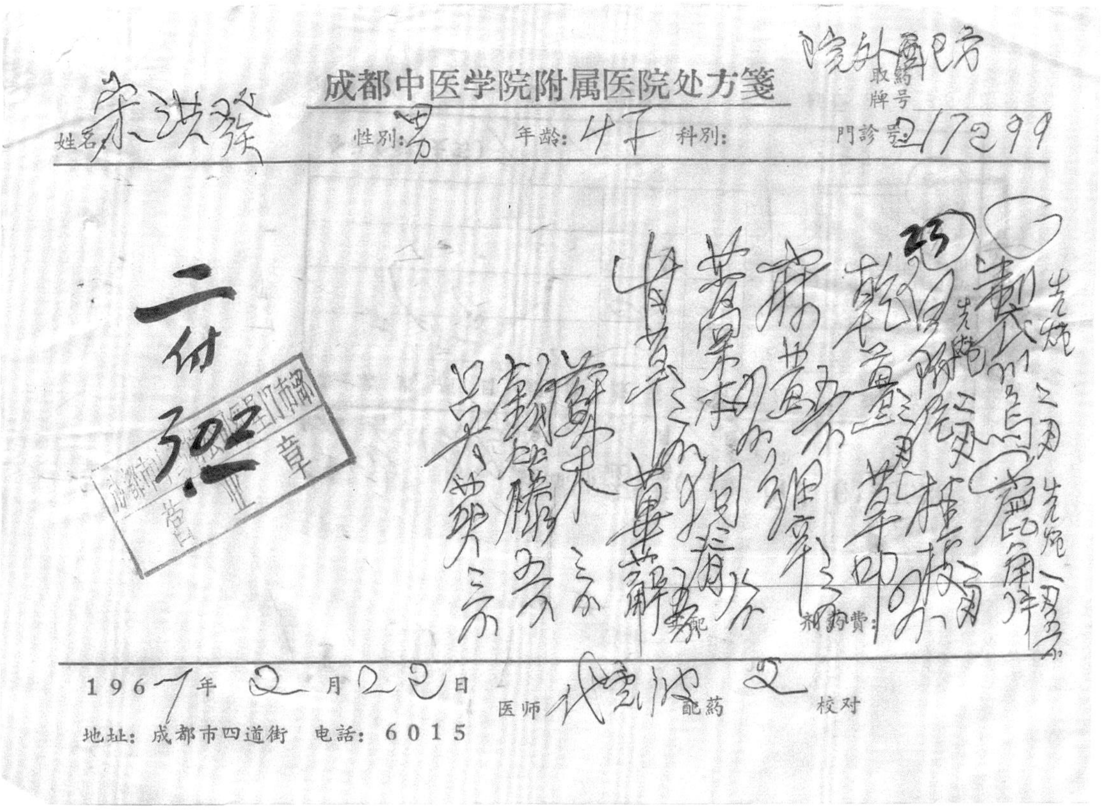

成都中医学院附属医院处方箋

取葯牌号

姓名：宋洪发　性别：男　年龄：47　科别：　門診号：217299

实配　剂葯费：

1967年2月22日　医师　配葯　校对

地址：成都市四道街　电話：6015

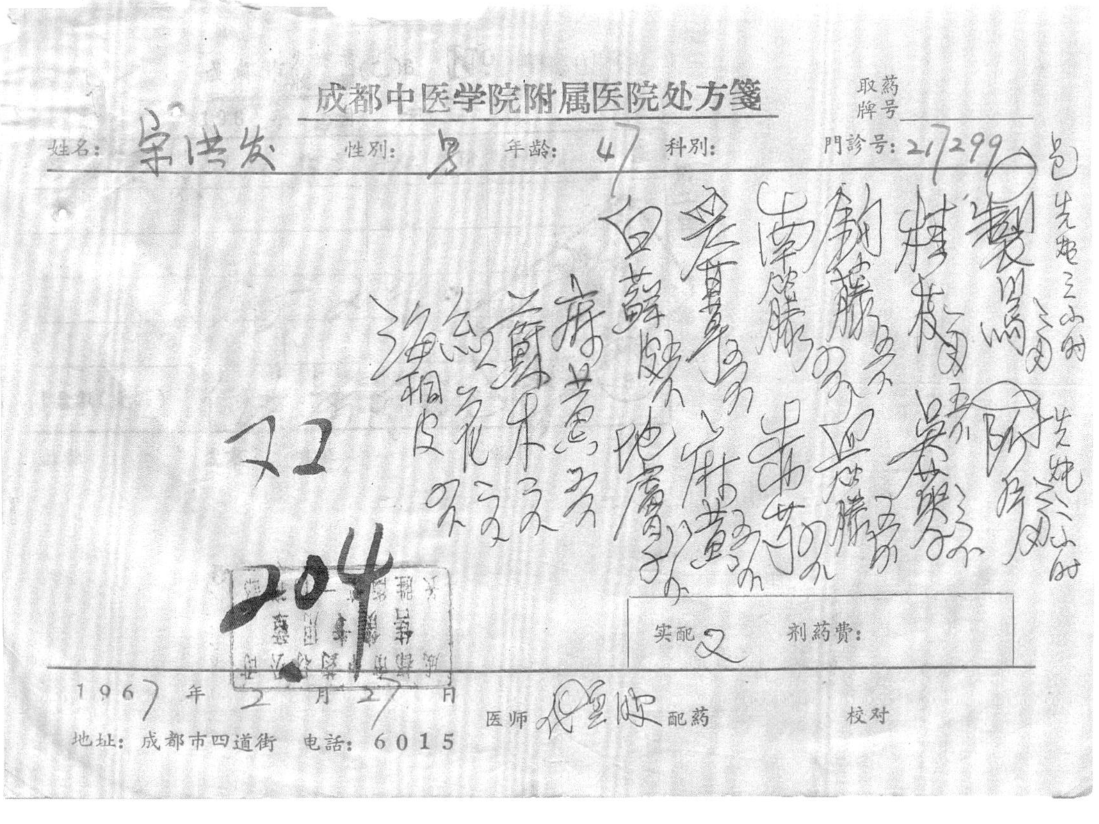

成都中医学院附属医院处方箋

取葯牌号

姓名：宋洪发　性别：男　年龄：47　科别：　門診号：217299

实配　剂葯费：

1967年2月27日　医师　配葯　校对

地址：成都市四道街　电話：6015

胡伯安

（1901—1973）

四川眉山人，著名中医儿科专家。秉性聪慧，12岁时即随先祖学医。擅长内、儿科，以医名于眉山。1956年聘调成都中医学院后，专攻儿科，先后任附属医院儿科副主任和主任。其诊治内儿科疾病的主要经验是：审病诊疾，尤重望舌；喜用疏解，善调脾胃；熟谙阴阳，补泻有度；辨证求准，治病求本；成方化裁，曲尽其妙。创制的润肺饮、新制六安煎、消风解毒汤等方，至今仍为该校附属医院儿科常用方。

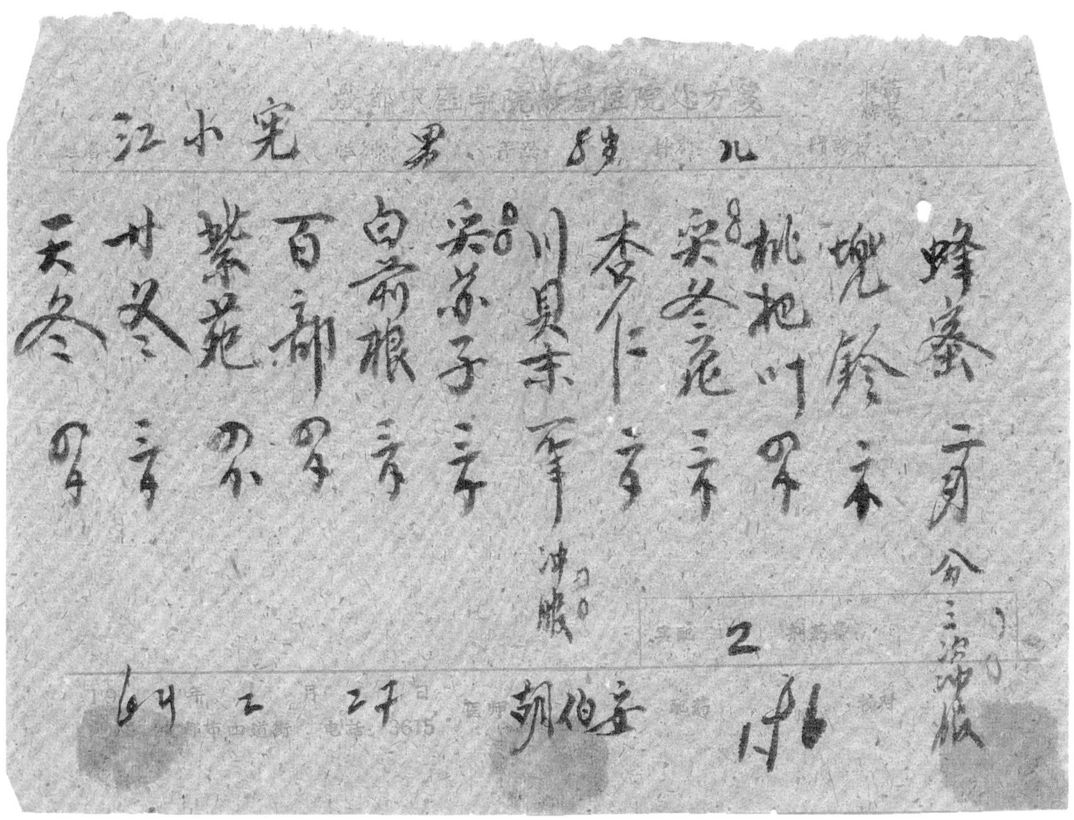
成都市中医学院附属医院处方笺
姓名 江小宪 性别 男 年龄 8岁 科别 儿 门诊号
蜂蜜 二两 分三次冲服
兜铃 一钱
桃杷叶 四钱
冬花 三钱
杏仁 三钱
川贝末 一钱 冲服
苏子 三钱
白前根 三钱
百部 四钱
紫菀 四钱
廿冬 三钱
天冬 四钱
剂数 2
1964年2月24日 医师 胡伯安
地址：成都市四道街 电话：3615

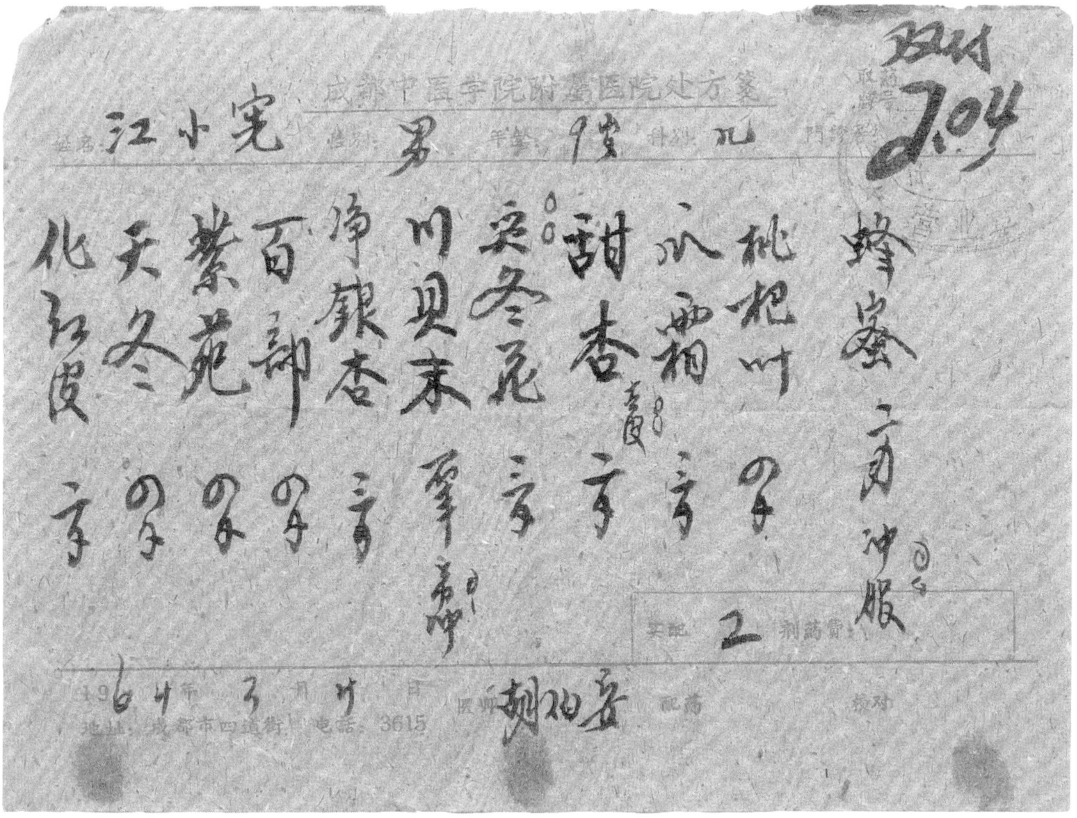
成都市中医学院附属医院处方笺
姓名 江小宪 性别 男 年龄 9岁 科别 儿 门诊号
2.04
蜂蜜 二两 冲服
桃杷叶 四钱
瓜霜 三钱
甜杏 三钱
冬花 三钱
川贝末 一钱 分冲
净银杏 三钱
百部 四钱
紫菀 四钱
天冬 四钱
化红皮 三钱
剂数 2
1964年3月廿日 医师 胡伯安
地址：成都市四道街 电话：3615

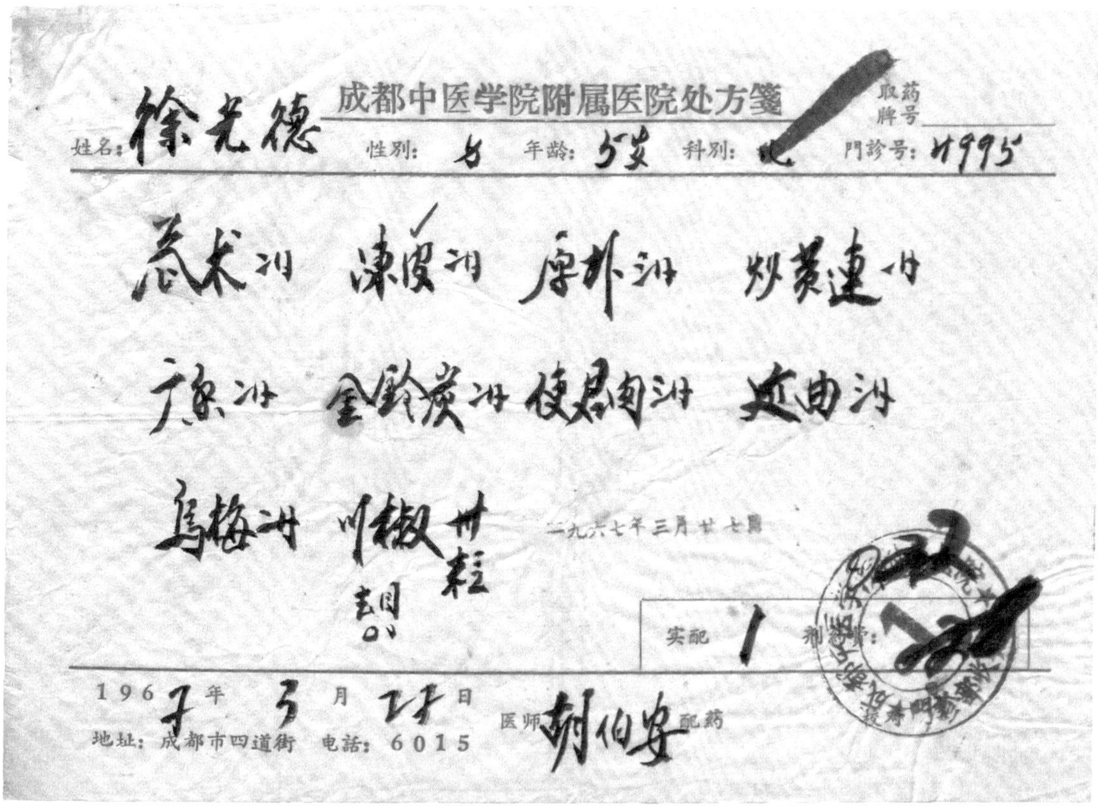
成都中医学院附属医院处方箋 取药牌号

姓名：徐光德 性别：女 年龄：5岁 科别：儿 門診号：4995

苍术二钱 陈皮二钱 厚朴二钱 炒黄连一钱

广香二钱 金铃炭二钱 使君肉二钱 建曲二钱

乌梅二钱 川椒廿粒 去目

一九六七年三月廿七日

实配 1 剂药费：

1967年3月27日

医师 胡伯安 配药

地址：成都市四道街 电話：6015

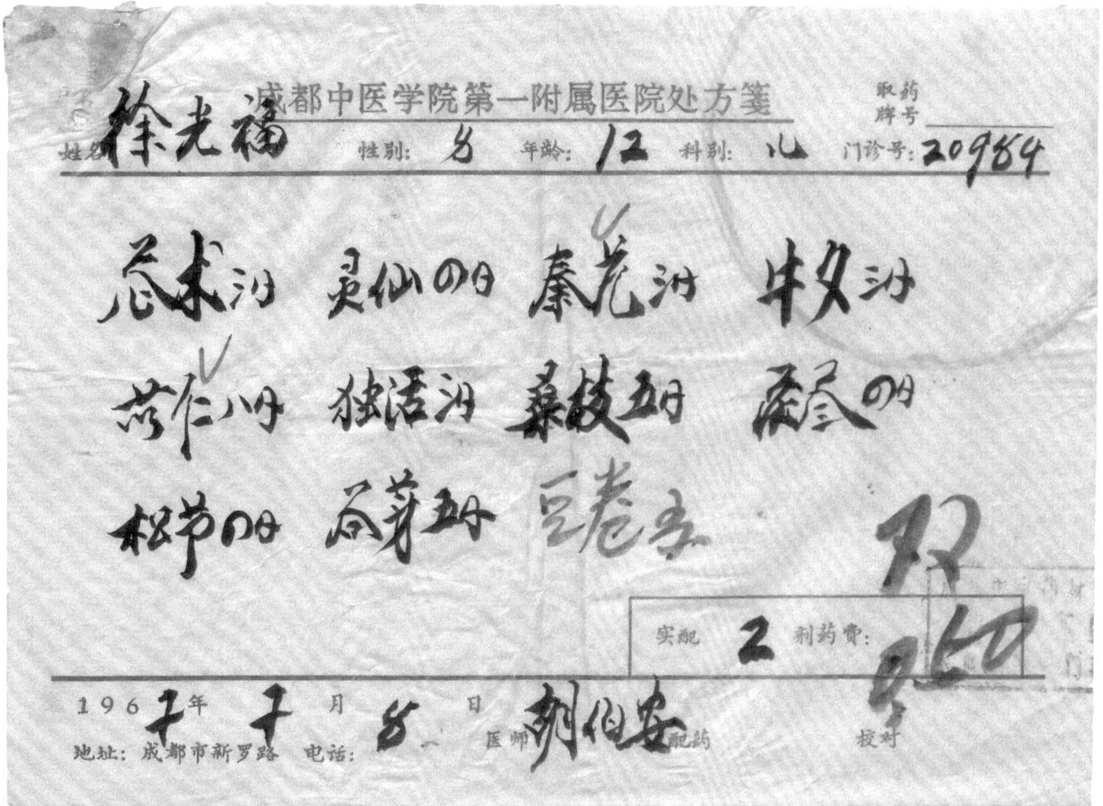
成都中医学院第一附属医院处方笺 取药牌号

姓名：徐光福 性别：女 年龄：12 科别：儿 门诊号：20984

苍术二钱 灵仙四钱 秦艽二钱 牛夕二钱

苡仁八钱 独活二钱 桑枝五钱 沙参四钱

松节四钱 谷芽五钱 豆卷二钱

实配 2 剂药费：

1967年7月8日

医师 胡伯安 配药 校对

地址：成都市新罗路 电话：

吴棹仙

（1892—1976）

名浦，字显宗，重庆巴县人。著名中医医经学家、针灸学家。幼承庭训，攻读四书五经，兼习医学。青少年时代，就读于巴县医学堂和存仁医学校。深得唐德府、王恭甫诸位名师教诲，对四部医经正文及《伤寒论》注释，皆能背诵如流。后师从许直初，得“子午”“灵龟”针法秘传。先后创办国医药馆、国医传习所、重庆中医院、巴县国医学校、苏生国医院、中华医药科学讲习所。1949年后，曾任教于重庆中医进修学校，先后任重庆市第一、二中医院院长，重庆市政协第一、二届委员，四川省政协第二届委员，四川省人大第三届代表等。1955年底，以特邀代表身份参加全国政协会议，向毛泽东主席敬献“子午流注环周图”。1957年调成都中医学院，曾任医经、针灸教研室主任。著有《子午流注说难》《医经生理学》《医经病理学》《灵枢浅注》等。

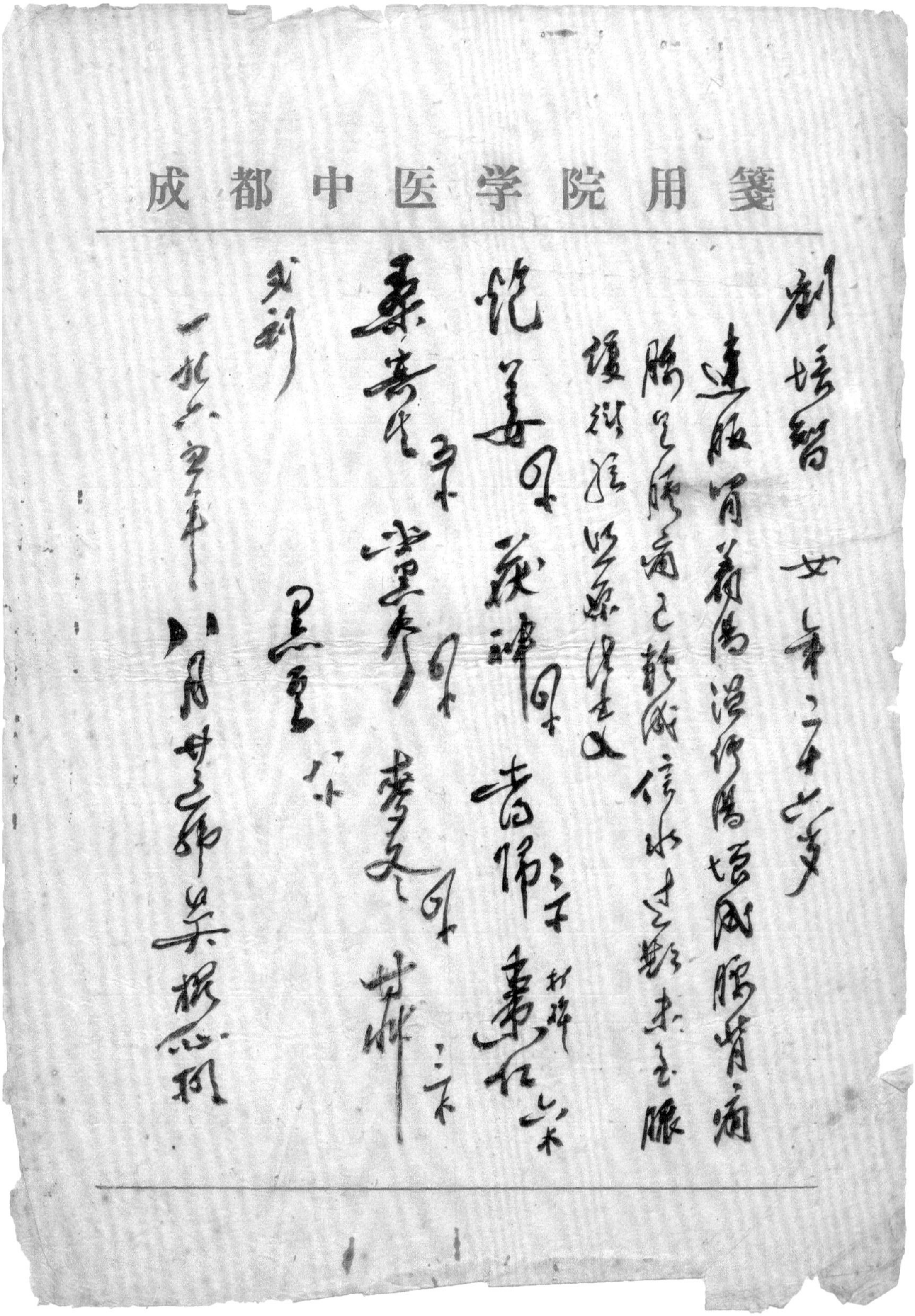
成都中医学院用箋

吴棹仙先生亲属捐赠

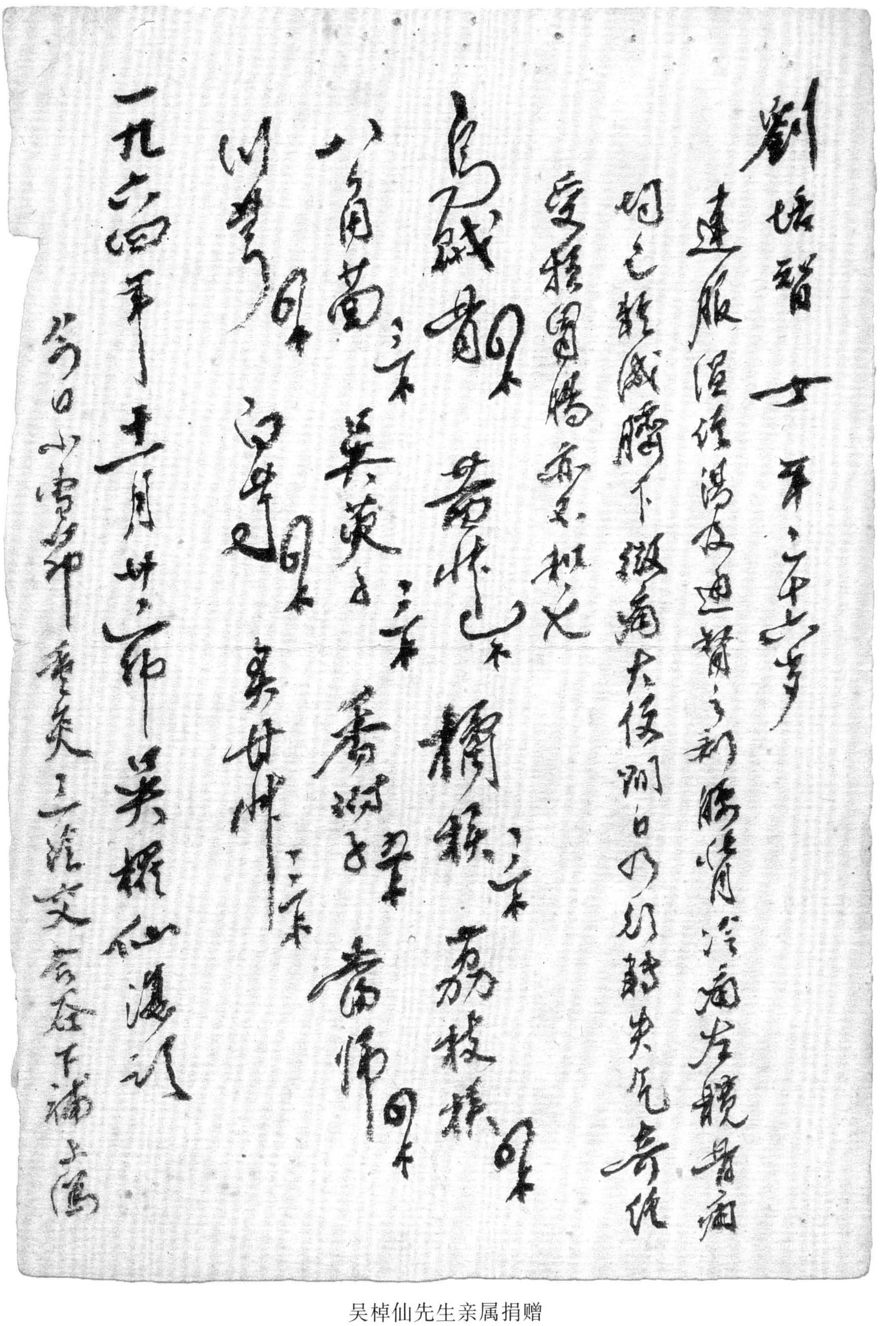
劉姑諧 女 年六十七岁

連服溫經湯後通體之新腹脹消痛在臍漏

現已轉為臍下微痛大便閉白日仍難失氣奇臭

宜積用腸方久服之

烏賊骨 四錢　荔枝 三錢

八角茴 三錢　吴萸 二錢　香附 三錢

川芎 四錢　白芍 四錢　炙甘草 二錢

一九六四年十二月廿六日 吴棹仙 處方

吴棹仙先生亲属捐赠

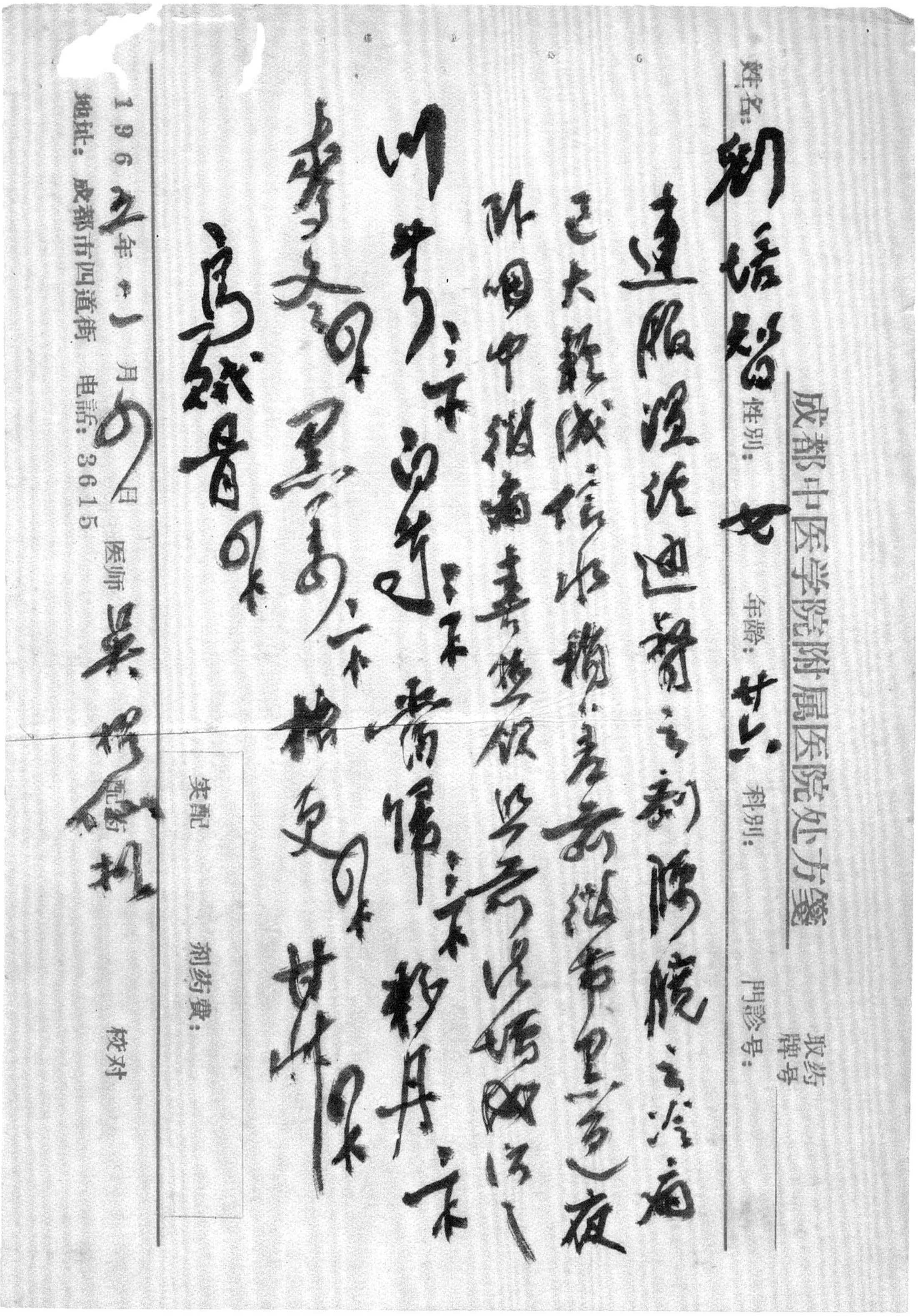
成都中医学院附属医院处方笺

姓名：　性别：女　年龄：廿六　科别：　門診号：　取药牌号

196　年　月　日　医师　配药　校对

实配　剂药费：

地址：成都市四道街　电話：3615

吴棹仙先生亲属捐赠

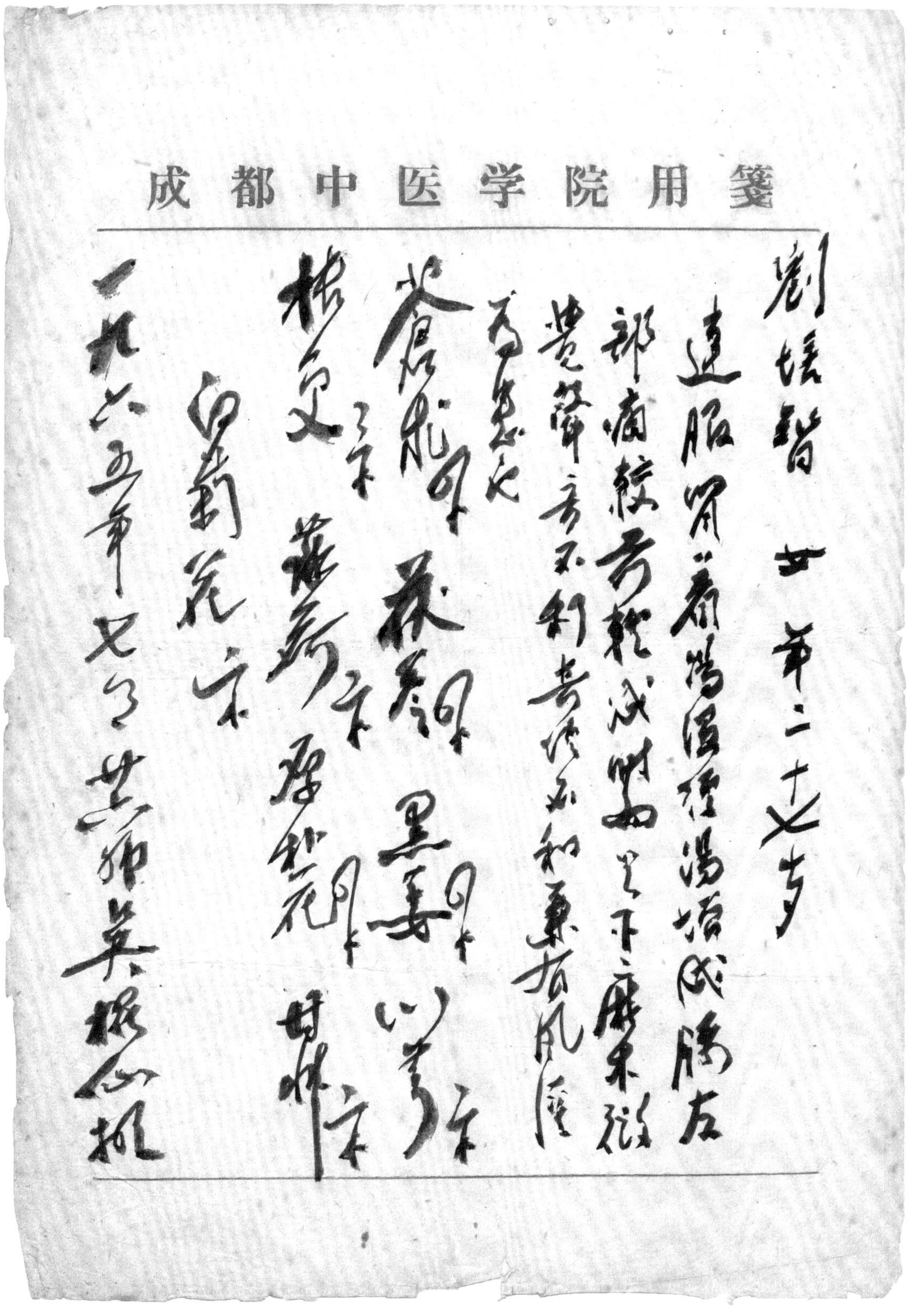
成都中医学院用箋

劉媛婧 女 年二十七歲

一九六五年七月廿六日 吳棹仙

吴棹仙先生亲属捐赠

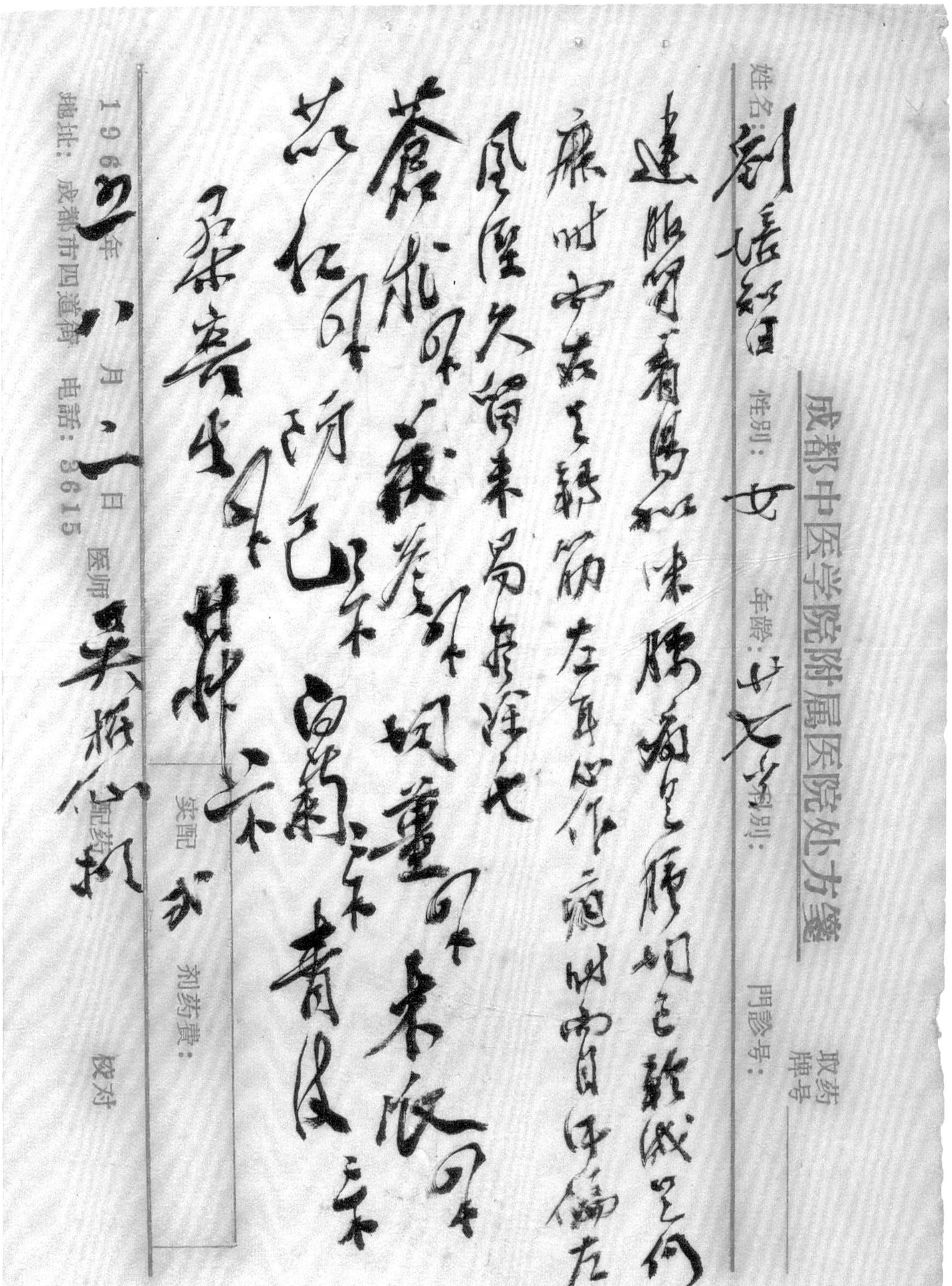
成都中医学院附属医院处方笺

姓名：　性别：女　年龄：　科别：　门诊号：　取药牌号

1961年八月二日　医师 吴棹仙

地址：成都市四道街　电話：3615

实配　剂药费：　校对

吴棹仙先生亲属捐赠

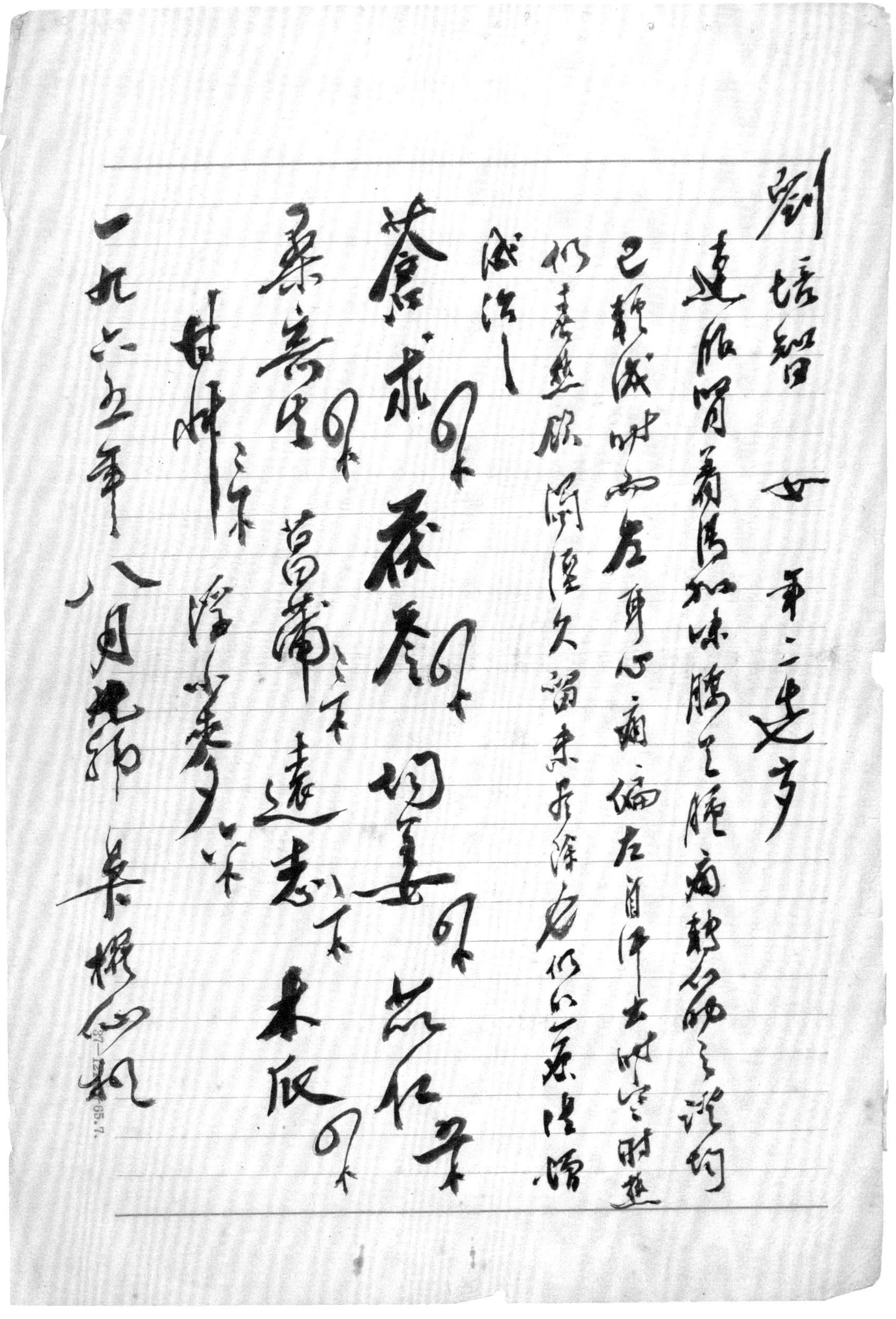

刘媛智 女 第二次方

连服肾著汤加味，腰腿痛较前减轻，前证均已轻减，唯两足背心痛，偏左肩作，其时常时甚，仍春热，脉滑濡，久留未去，治仍以原法增减治之。

苍术四钱 茯苓四钱 炮姜四钱 苡仁八钱

桑寄生四钱 菖蒲三钱 远志三钱 木瓜四钱

甘草三钱 泽泻三钱

一九六五年八月九日 吴棹仙拟

吴棹仙先生亲属捐赠

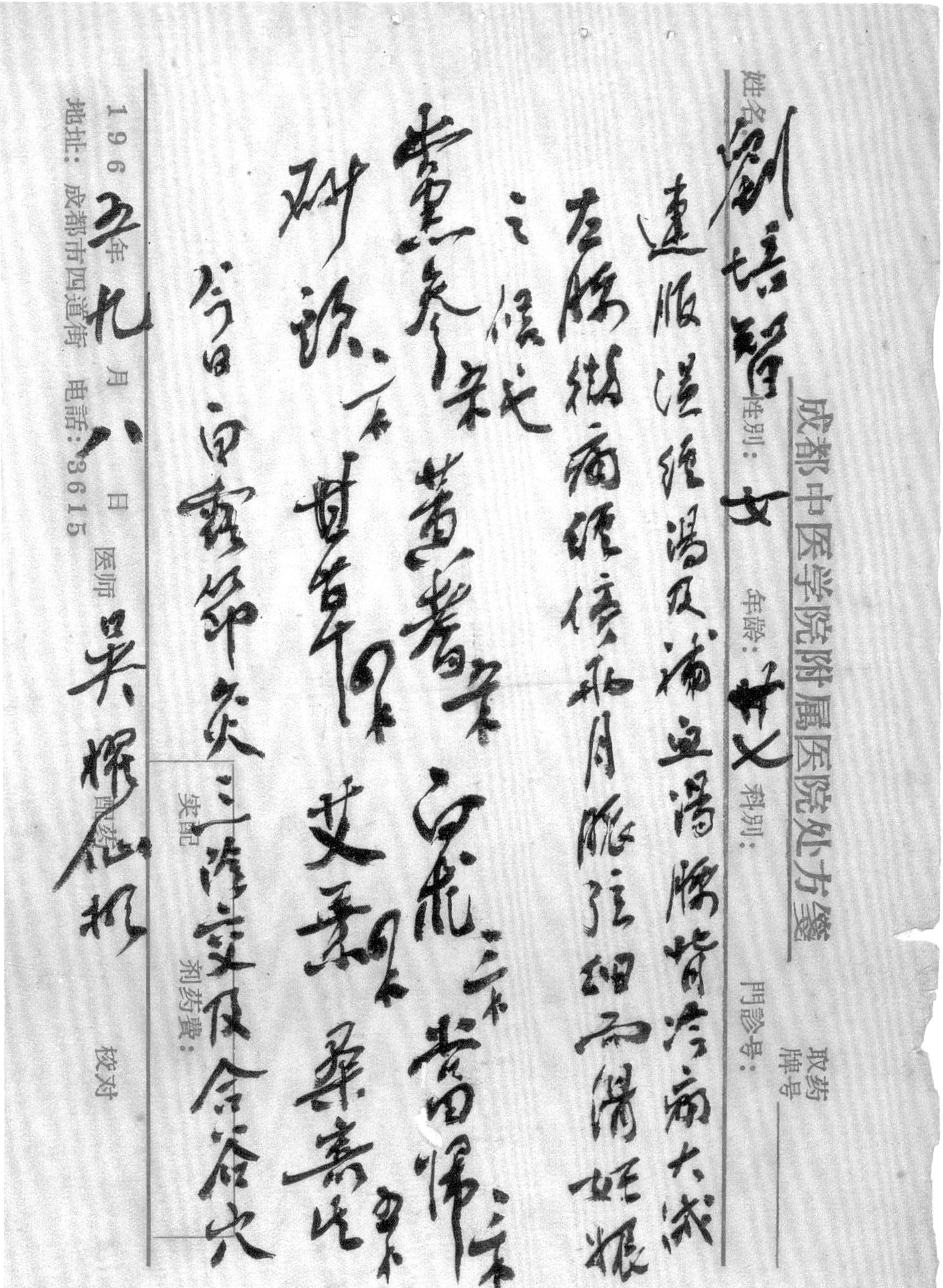
成都中医学院附属医院处方笺

姓名： 性别：女 年龄：廿七 科别： 门诊号： 取药牌号

实配 剂药费：

196五年九月八日 医师 吴棹仙 校对

地址：成都市四道街 电話：3615

吴棹仙先生亲属捐赠

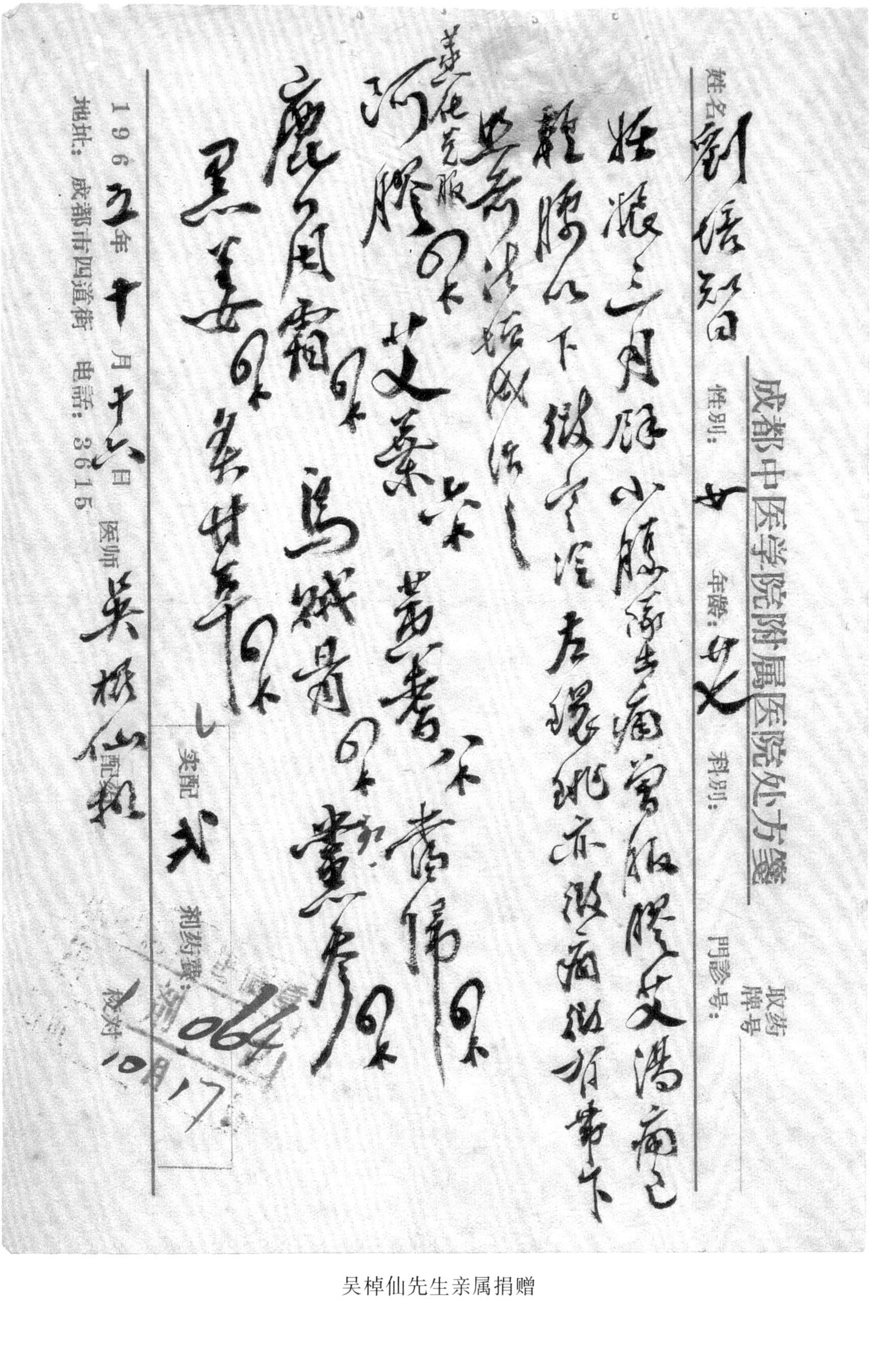
成都中医学院附属医院处方笺

姓名：　性别：　年龄：　科别：　门诊号：　取药牌号

实配　剂　药费：　校对

196　年　月　日　医师

地址：成都市四道街　电話：3615

吴棹仙先生亲属捐赠

廖孟谐

（1911—1976）

四川新津人。在四川高等医学校学习中医，1936 年在成都东门磨坊街开业行医。1956 年，聘调到成都中医学院任中医内科诊断教研组教师，在中医诊断学的教学和内科杂病的治疗方面造诣较深。著有《四言脉诀新编》。

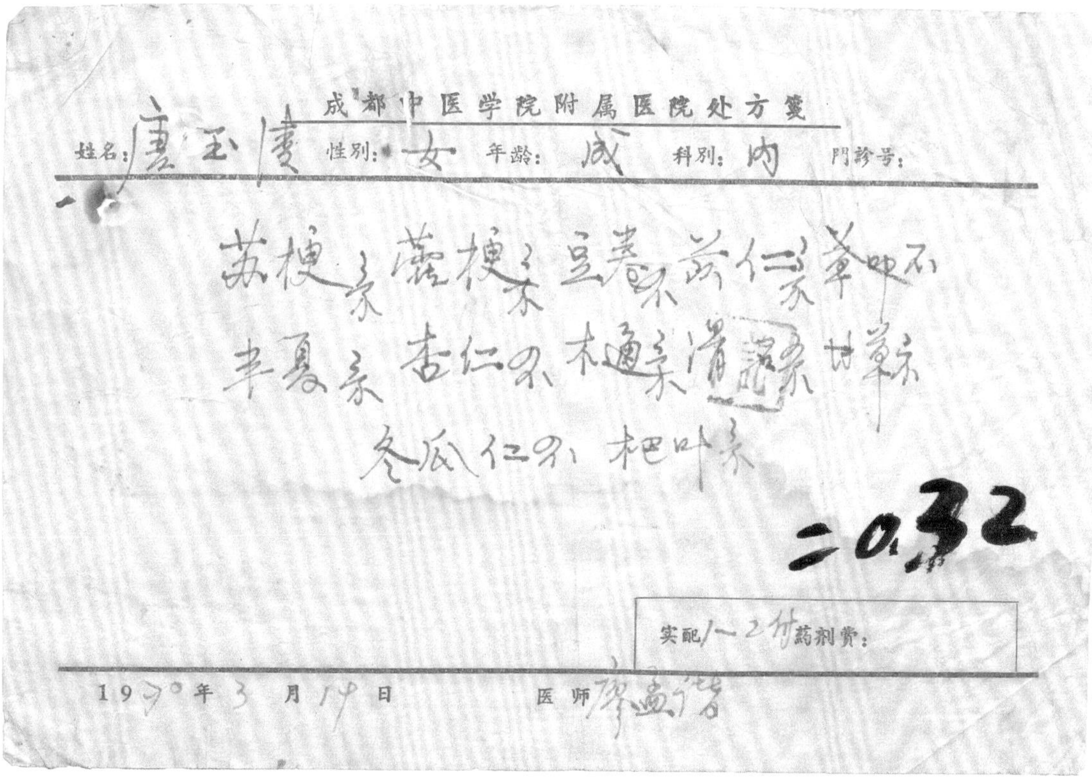
成都中医学院附属医院处方笺

姓名：唐玉清 性别：女 年龄：成 科别：内 門診号：

苏梗 藿梗 豆卷 苡仁 苇茎
半夏 杏仁 木通 滑石 甘草
冬瓜仁 杷叶

=0.32

实配 一二付 药剂费：

1970 年 3 月 14 日 医师

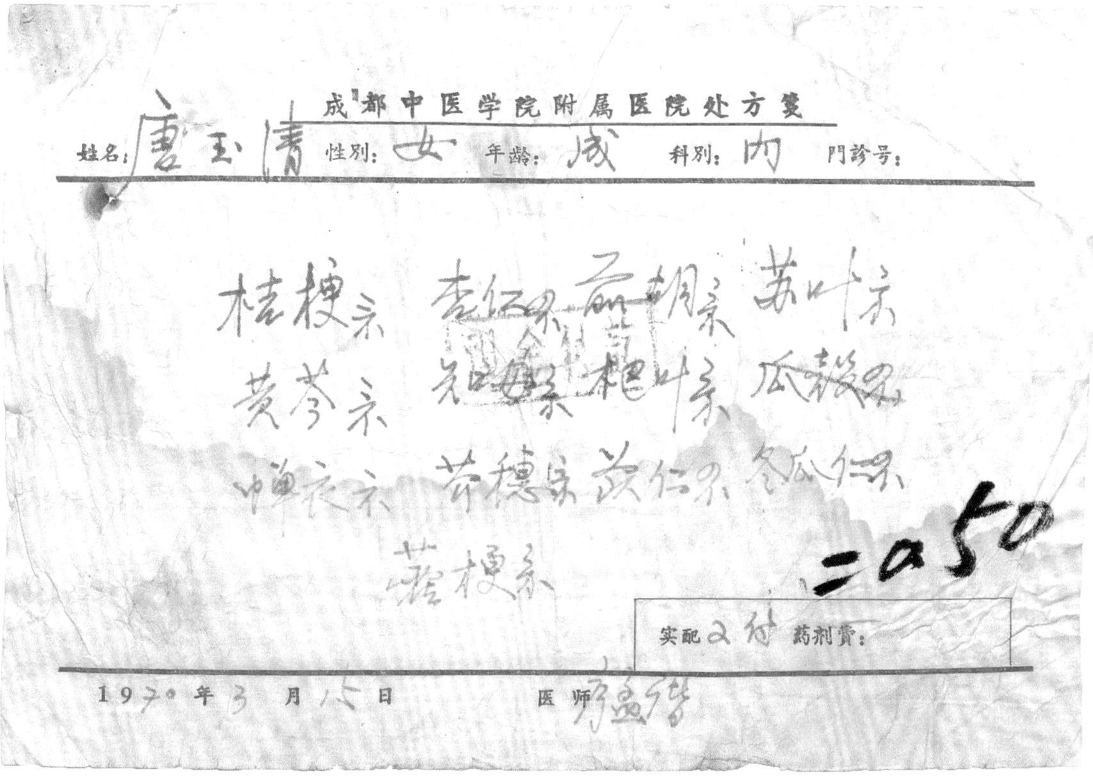
成都中医学院附属医院处方笺

姓名：唐玉清 性别：女 年龄：成 科别：内 門診号：

桔梗 杏仁 前胡 苏叶
黄芩 知母 杷叶 瓜蒌
蝉衣 芥穗 苡仁 冬瓜仁
藿梗

=0.50

实配 2付 药剂费：

1970 年 3 月 18 日 医师

张安钦

（1885—1978）

四川璧山人。1907 年毕业于重庆府中学堂师范班，任教之余自习中医。辛亥革命后，潜心教育，刻苦钻研，欲凭医术造福于人类。深研中医四大经典、金元四大家学说、湿病、本草、方剂，并学习西医基础知识。1920 年考入上海大同医学校，1923 年受张澜之聘，执教于南充中学医学班。1945 年任国医院院长。1956 年奉调至成都中医进修学校任教。1957 年，任成都中医学院附属医院副院长。著有《编订伤寒卒病论集读本》《国药主攻录》等。

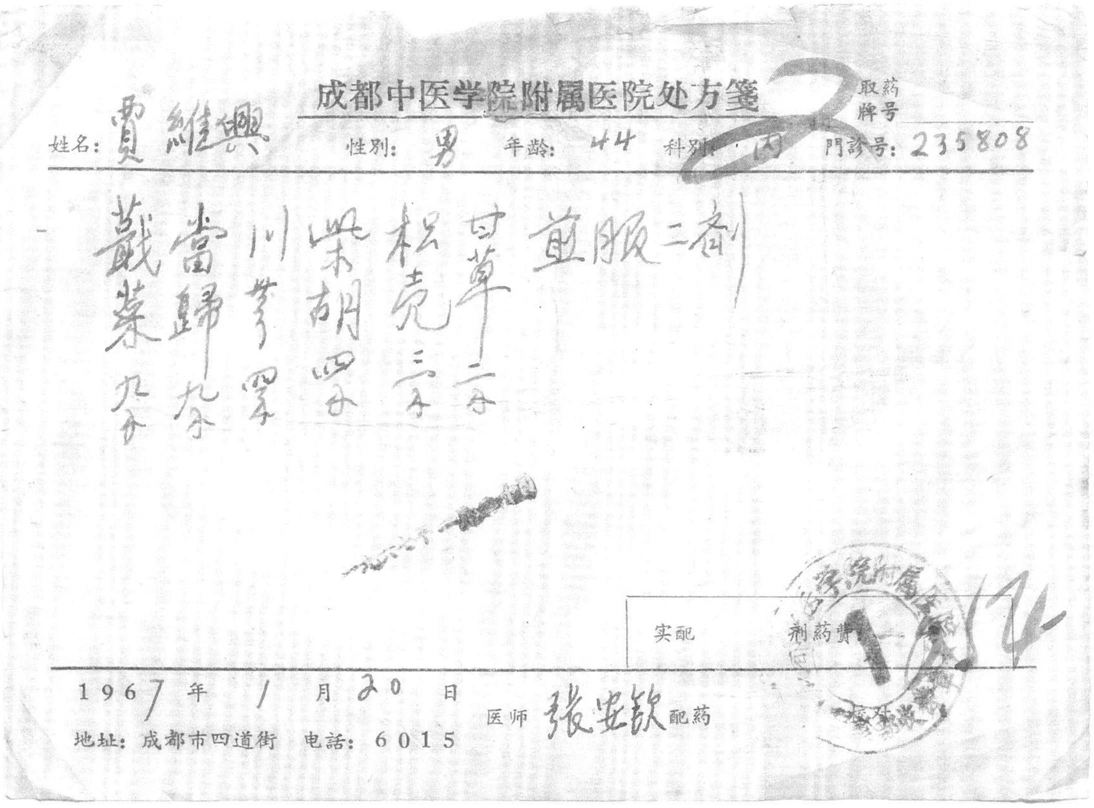

成都中医学院附属医院处方箋 取药牌号

姓名：賈維興 性别：男 年龄：44 科别：内 門診号：235808

葳蕤九分 當歸九分 川芎四分 柴胡四分 枳壳三分 甘草二分 煎服二劑

实配 剂药费 1.12

1967年1月20日 医师 張安欽 配药

地址：成都市四道街 电話：6015

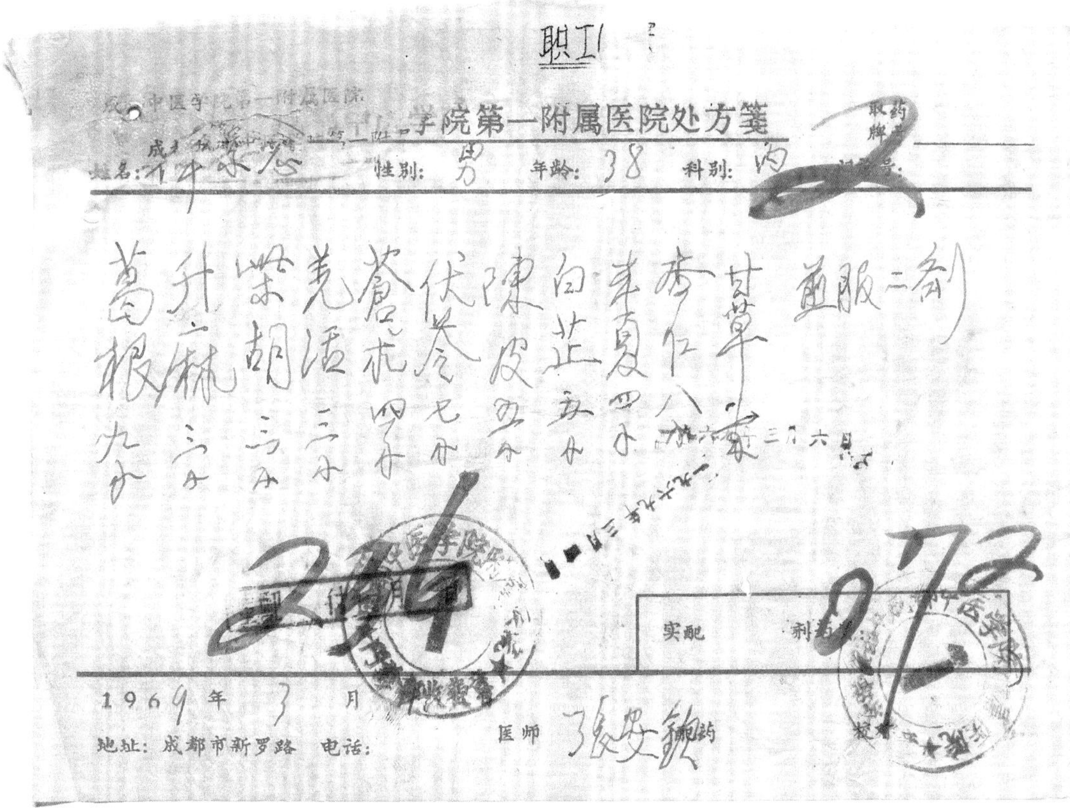

職工

成都中医学院第一附属医院处方箋 取药牌号

姓名：[illegible] 性别：男 年龄：38 科别：内

葛根九分 升麻三分 柴胡三分 羌活三分 蒼朮四分 茯苓七分 陳皮五分 白芷五分 半夏四分 杏仁八分 甘草 煎服二劑

一九六九年三月六日

实配 剂药费

1969年3月 医师 張安欽 配药

地址：成都市新罗路 电话：

李斯炽

（1892—1979）

名煐，四川成都人。著名中医学家、中医教育家。1915 年毕业于成都高等师范学校（现四川大学）理化系。30 年代初，有感于医道衰微，立志以振兴祖国医学为己任，乃辞去所有教职，一心以医为业。积极参加反对“废止中医提案”的斗争，倡导并组建医药学术团体，创办国医学院。曾担任四川医学会主席、四川国医学院教务主任、院长等职。1958 年被国务院任命为成都中医学院首任院长。历任成都市卫生工作者协会宣教部长，成都中医进修学校班主任，四川医学院中医教研组主任，农工民主党成都市委员会副主任委员，担任中华医学会顾问、中华医学会四川分会副会长、四川省科学技术委员会委员等。1959 年，因发扬祖国医学工作积极，成绩卓著，获卫生部颁发金质奖章。1978 年被授予我国第一批中医教授职称。著有《医学三字经简释》《实用内经选释义》等。

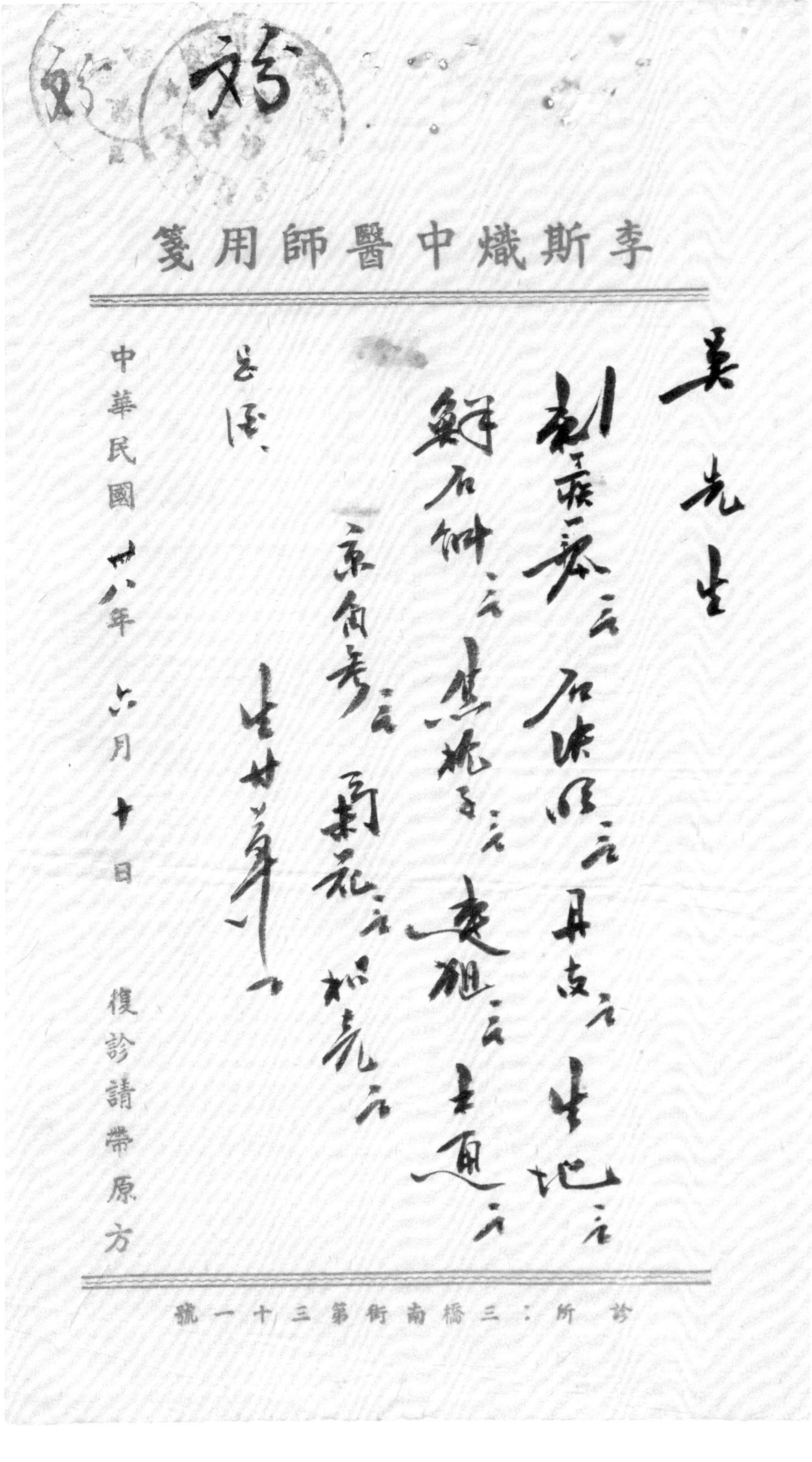

李斯熾中醫師用箋

吴先生

制豨薟二錢 石決明二錢 丹皮二錢 生地二錢

鮮石斛二錢 焦梔子二錢 連翹二錢 木通二錢

京元參二錢 菊花二錢 枳殼二錢

生甘草一錢

二服

中華民國卅八年六月十日

複診請帶原方

診所：三橋南街第三十一號

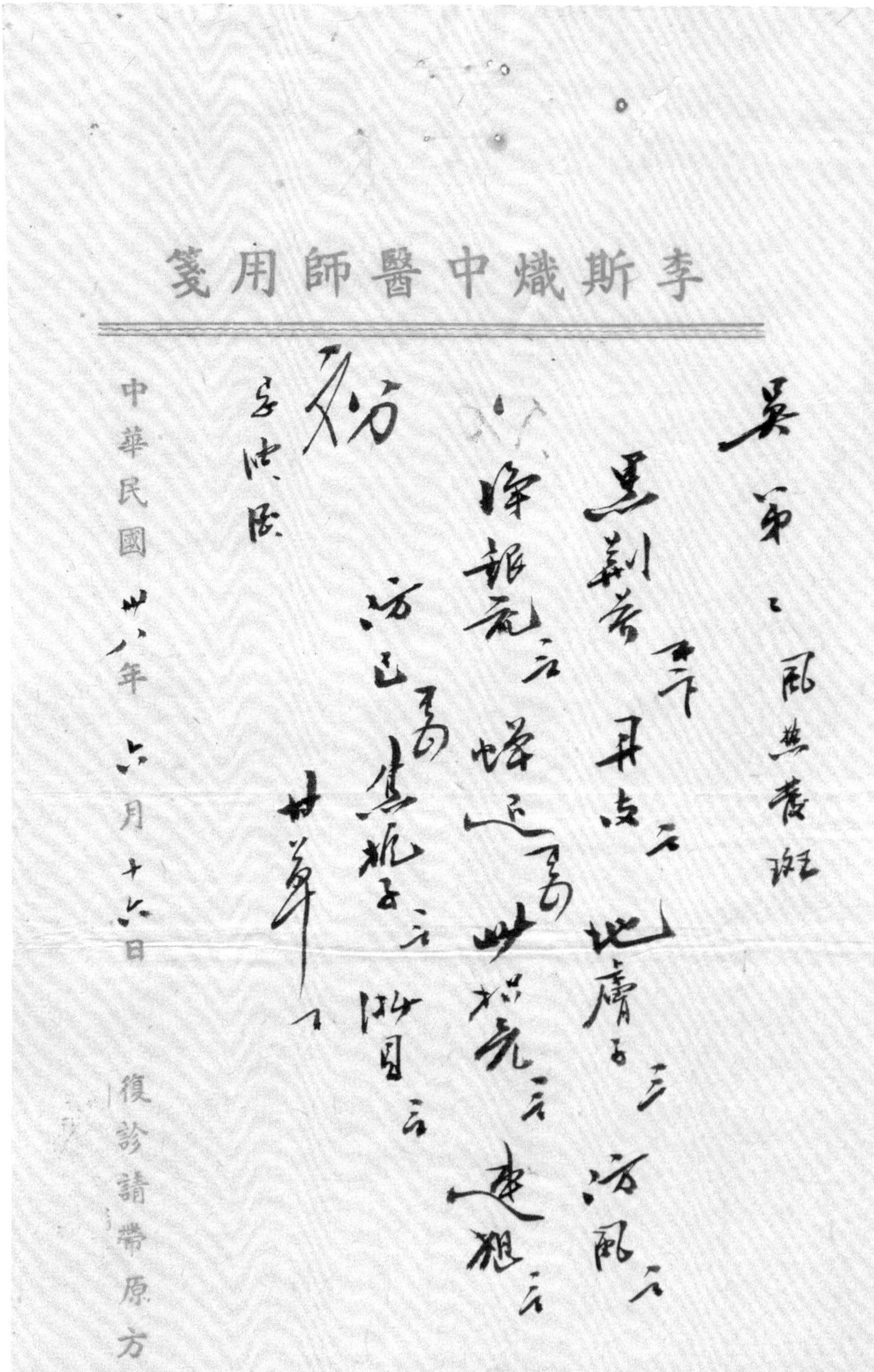

李斯熾中醫師用箋

吴弟弟 風熱發斑

黑荆芥 三下 丹皮 二 地膚子 三 防風 二

淨銀花 二 蝉退 钱 炒枳殼 二 建曲 二

防己 钱 焦梔子 二 沙贝 二

甘草 一

×方

李斯熾

中華民國 卅八年 六月 十六日

復診請帶原方

診所：三橋南街第三十一號

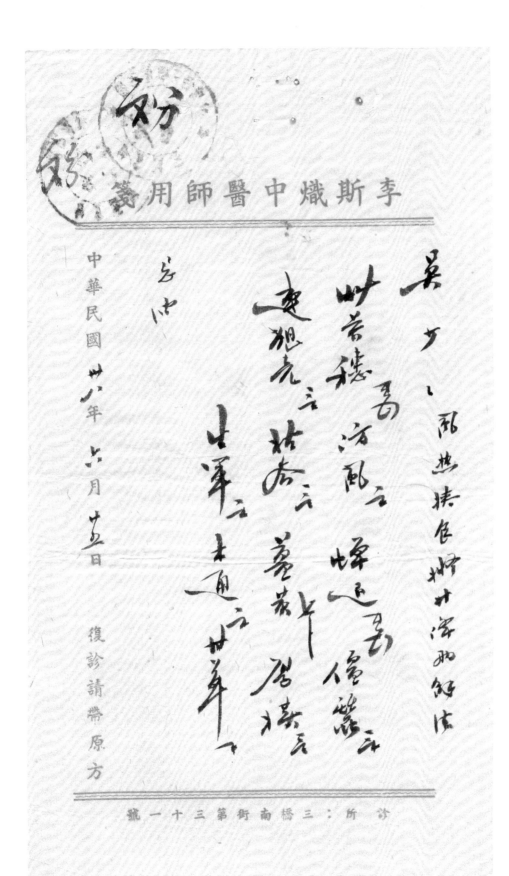

李斯熾中醫師用箋

吳少少 風熱挾食滯宜和解法

荊芥穗一錢 防風二錢 蟬退一錢 僵蠶二錢

連翹殼二錢 桔梗二錢 薄荷葉一錢 厚樸二錢

生草二錢 木通二錢 甘草一錢

中華民國卅八年六月廿五日

復診請帶原方

診所：三橋南街第三十一號

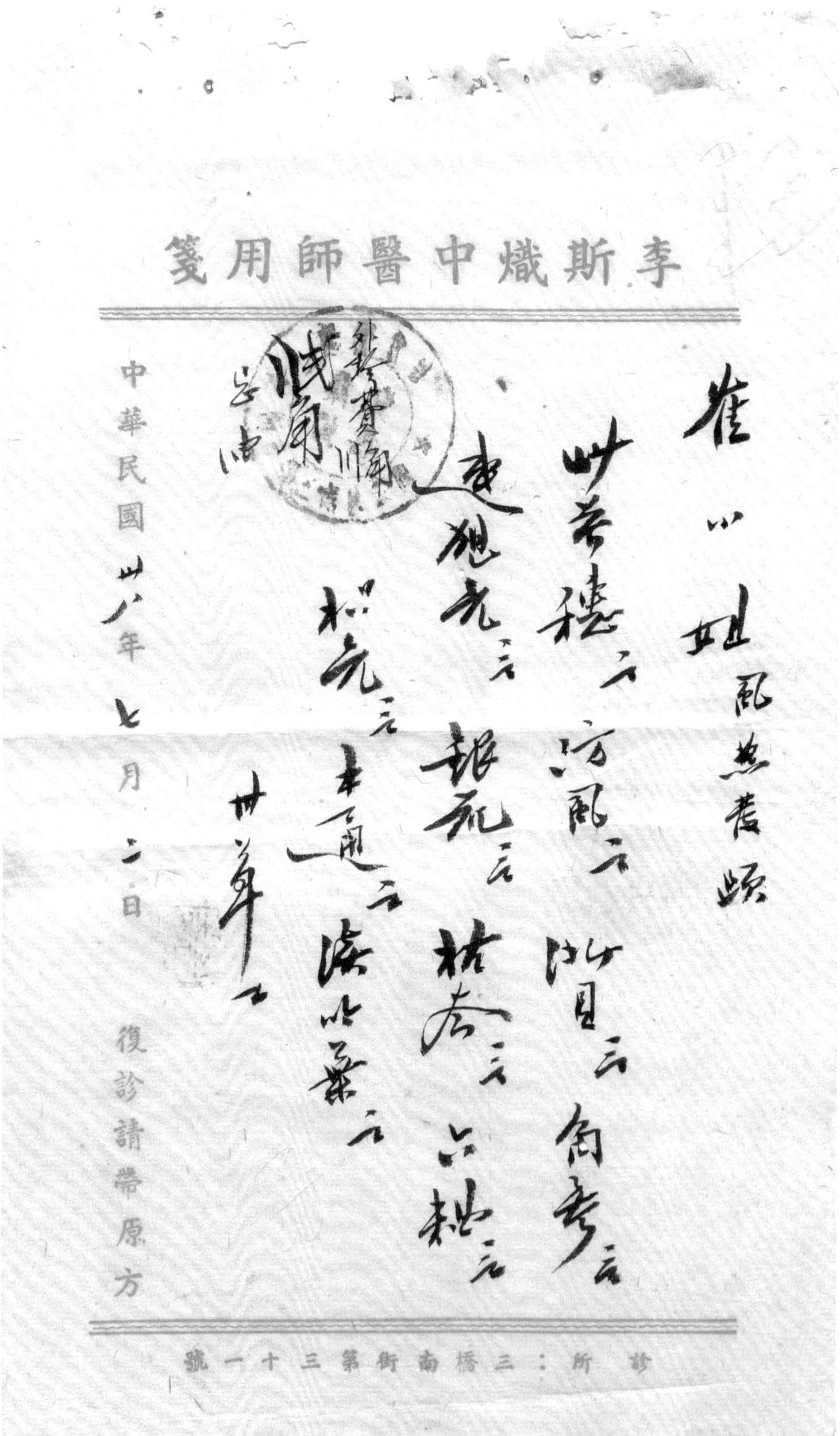

李斯熾中醫師用箋

崔小姐 風熱發頤

荊芥穗二 防風二 淅貝二 角參二

連翹殼二 銀花二 桔梗二 六秘二

枳殼二 木通二 淡竹葉二

甘草五

外診費川幣

中華民國卅八年七月二日

復診請帶原方

診所：三橋南街第三十一號

李斯熾中醫師用箋

王先生　脾为湿困，正氣不旺。

南沙參六　云苓六　蒼术六　厚樸六

法半夏六　廣皮六　木香二　叩仁六

豆卷六　甘草一

中華民國卅八年十月廿七日

復診請帶原方

診所：三橋南街第三十一號

陈达夫

（1905—1979）

四川西昌人。著名中医眼科专家。出身中医世家，自幼攻读《脉经》《伤寒》《金匮》等古籍。28岁承父业，专攻眼科。1956年调入成都中医学院，从事眼科教学与临床工作。1978年被授予我国第一批中医教授职称，担任眼科硕士导师，为四川和全国各地培养了一大批眼科人才。其教学、医疗实践和学术思想，在全国产生了很大的影响。擅长运用经方，亦重时方，又精研专方，创立新方。还同他人合作，完成了四川第一例针拨白内障术，为针拨术的发展作出了贡献。曾兼任中华医学会四川分会常务理事、中华全国中医学会四川分会理事、四川省科学技术协会副主席、四川省政协委员、四川省人大代表等职。著有《中医眼科六经法要》等。

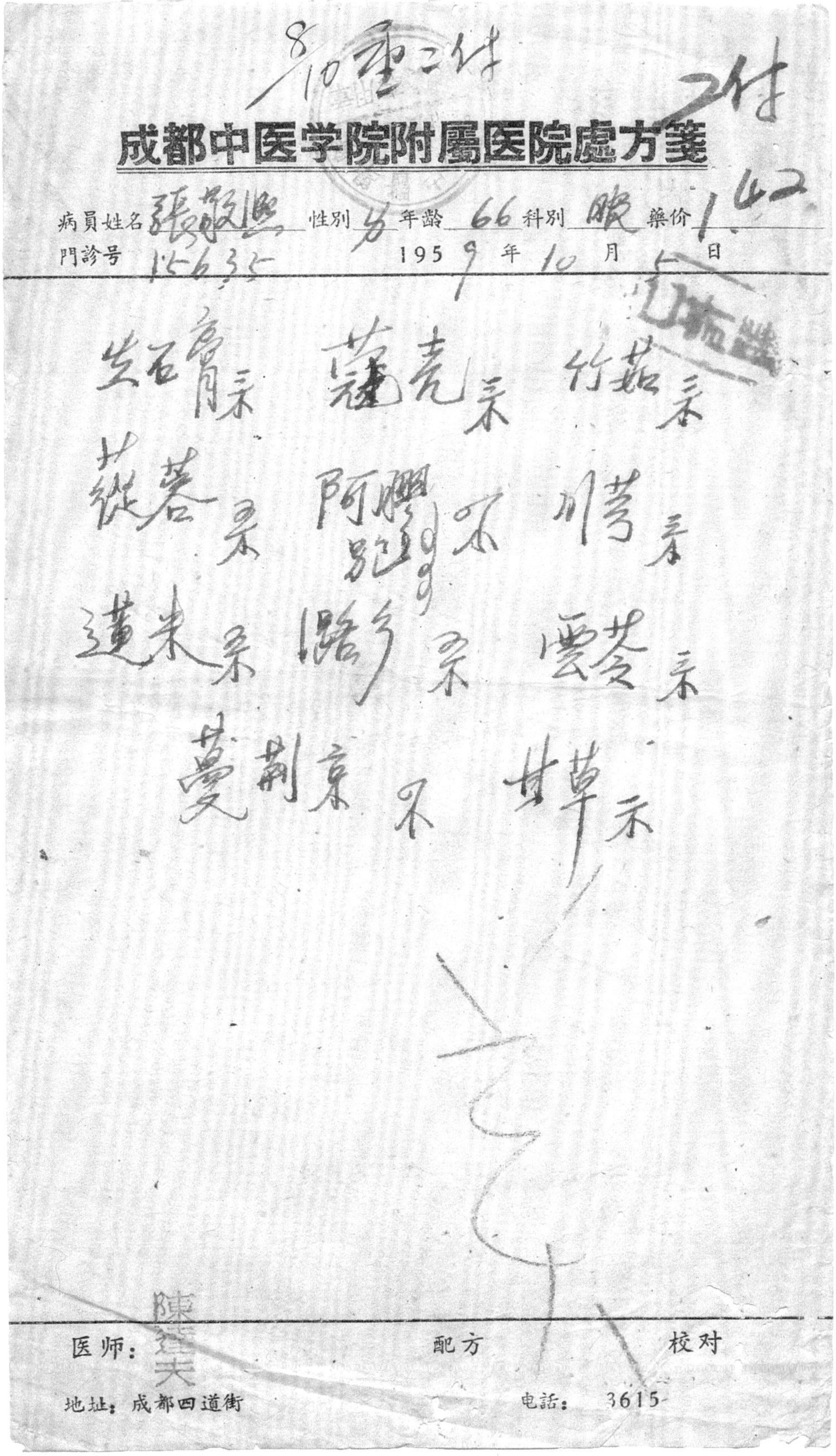

8/10 重二付

2付

成都中医学院附屬医院處方箋

病員姓名 張毅憮 性别 女 年龄 66 科别 眼 藥价 1.62

門診号 15635 1959年10月5日

生石膏 钱　蔻壳 钱　竹茹 钱

茯苓 钱　阿胶 钱　川芎 钱

蓮米 钱　豬苓 钱　雲苓 钱

蔓荊京 钱　甘草 钱

医师：陳達夫　配方　校对

地址：成都四道街　电話：3615

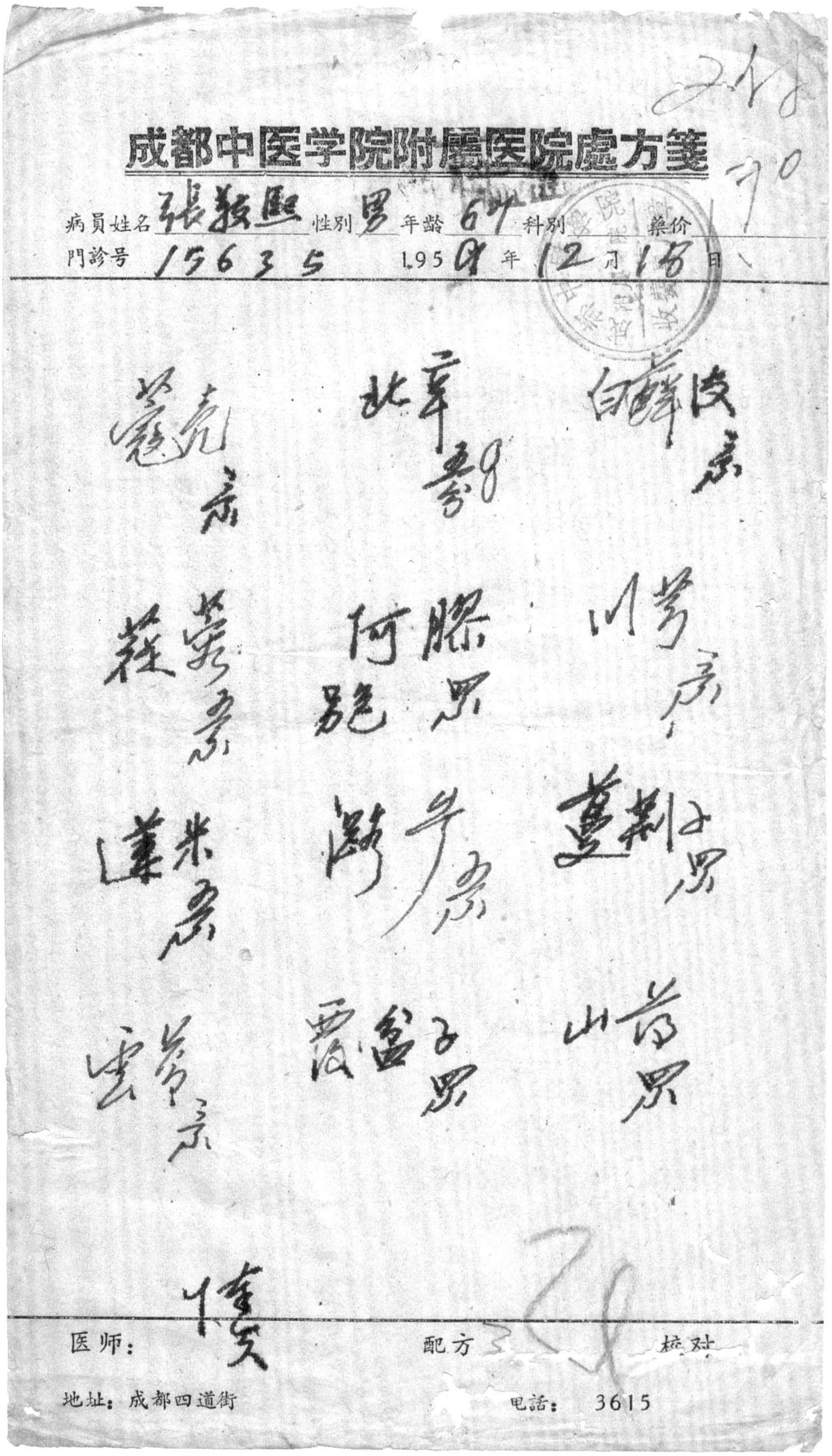

成都中医学院附属医院處方箋

病員姓名 張毅熙 性别 男 年龄 64 科别 藥价

門診号 15635 1959年12月18日

蔻壳 三钱　北辛 八分　白藓皮 三钱

菝葜 三钱　何首乌 四钱　川芎 三钱

薏米 三钱　蚕沙 三钱　蔓荆子 四钱

云苓 三钱　覆盆子 四钱　山药 四钱

医师：傅　配方　校对

地址：成都四道街　電話：3615

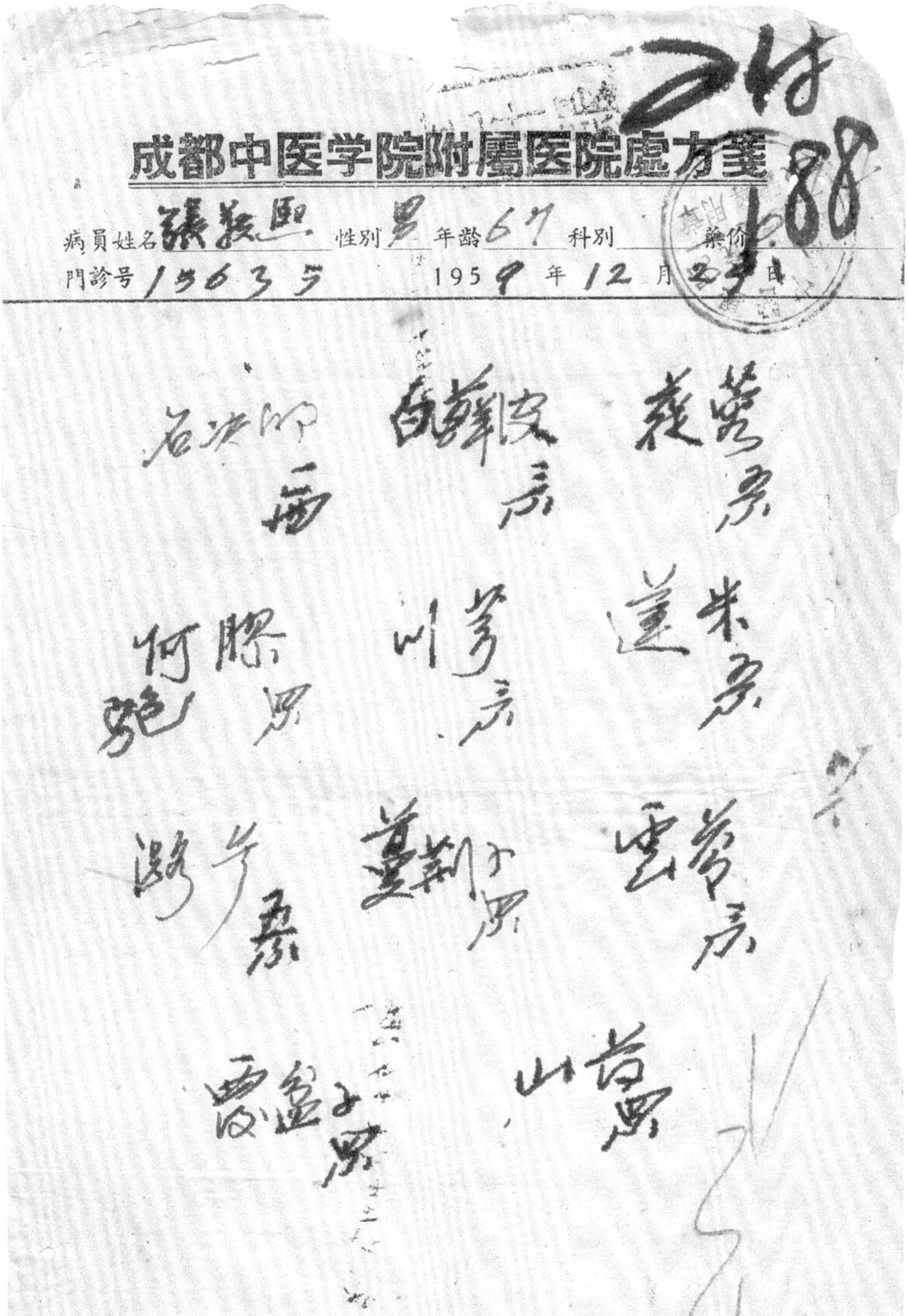

成都中医学院附屬医院處方箋

病員姓名 張鼓熙 性别 男 年龄 67 科别 藥价

門診号 15635 1959 年 12 月 23 日

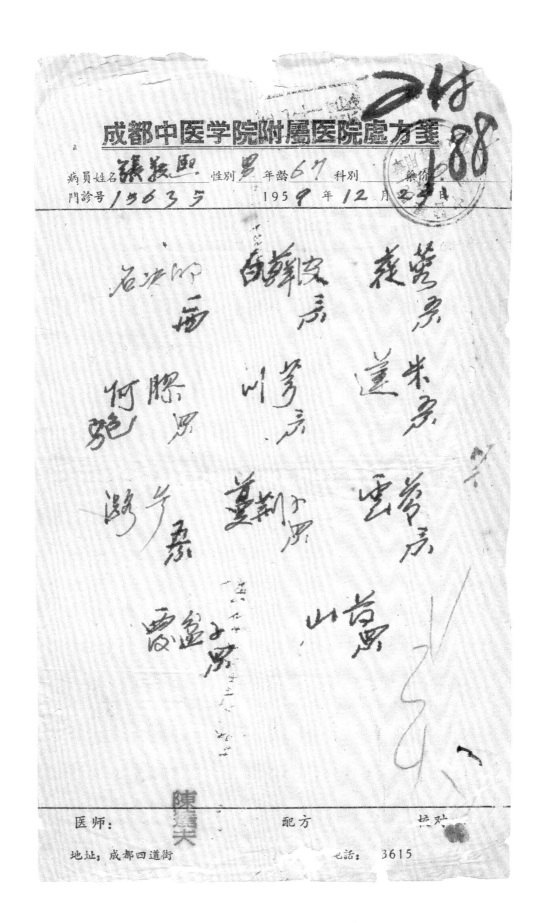

医师： 陳達夫 配方 核对

地址：成都四道街 电話： 3615

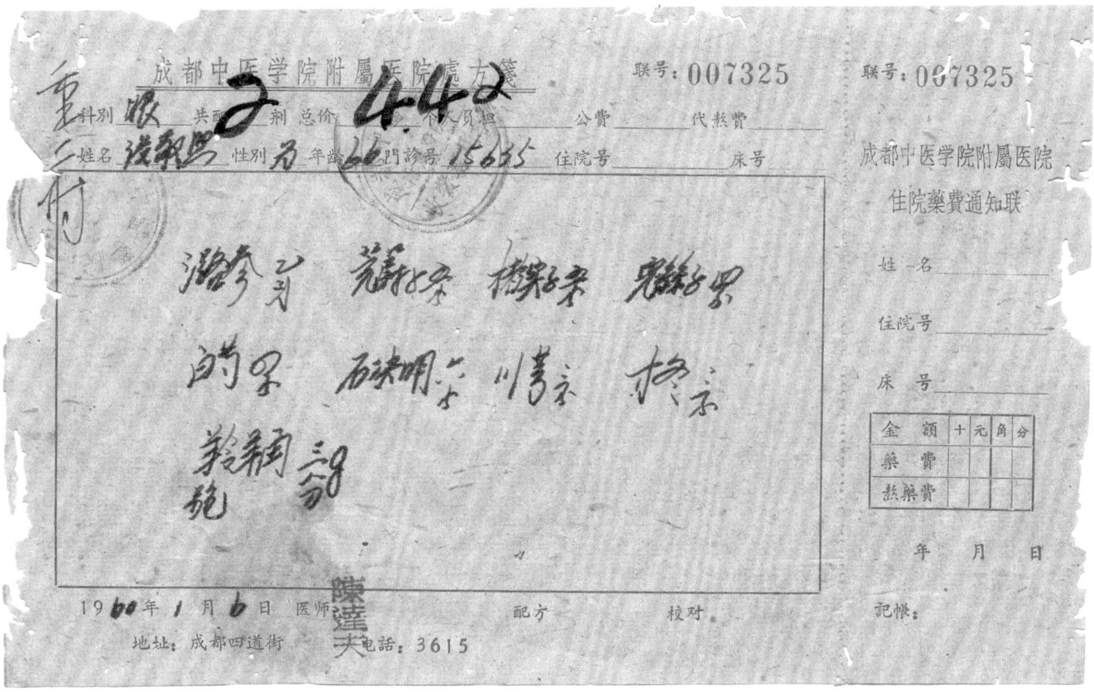

成都中医学院附属医院处方笺　联号：007325

科别　共　剂　总价　个人负担　公费　代熬费

姓名　性别　年龄 66　門診号 15655　住院号　床号

1960年1月6日　医师　陳達夫　配方　校对

地址：成都四道街　电話：3615

联号：007325

成都中医学院附属医院
住院藥費通知联

姓　名

住院号

床　号

金　額	十	元	角	分
藥　費				
熬藥費				

年　月　日

記帳：

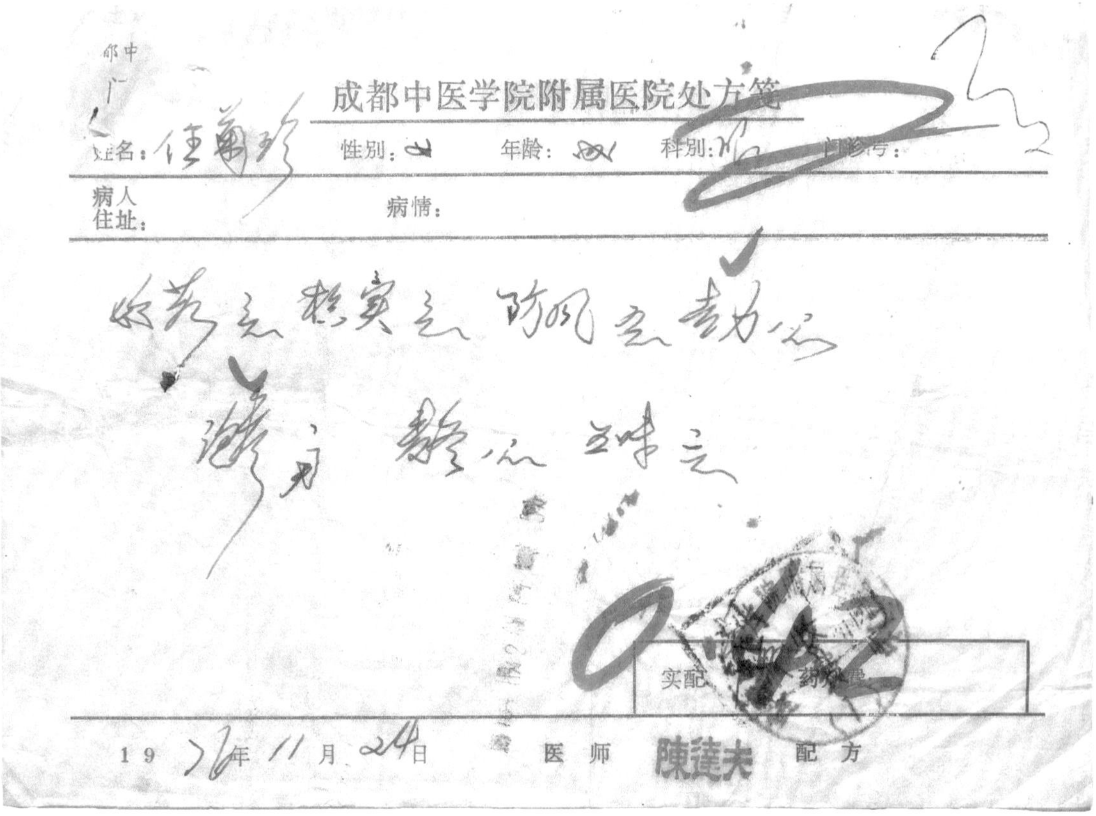

成都中医学院附属医院处方笺

姓名：佳萬珍　性别：　年龄：　科别：　门诊号：

病人住址：　病情：

实配　药费

1976年11月24日　医师　陳達夫　配方

唐伯渊

（1900—1981）

原名祖渊，四川双流人。著名中医妇科专家。拜师沈绍九门下，1930 年在成都开业行医。1935 年加入成都两仪慈善会，并开办两仪医馆。1940 至 1949 年，先后任四川邮政管理局医师、成都中国银行特约医师、成都聚兴诚银行特约医师。1949 年后，曾任川西行署卫生厅医政科科长、四川省卫生厅中医科科长等职。1964 年调成都中医学院任妇科教研室主任。通晓历代医家论著，认为脾胃为本，戊己分治，通之之法在通阴与通阳。名重一时，有“唐半城”之誉。与杨莹洁合著《沈绍九医话》。

六月廿二号

菟祺旁 二钱　核桃肉 五钱　菟丝子 八分

破故纸 四钱　云茯神 四钱　炒枣仁 四钱

甘枸杞 四钱　黑炮姜 二钱　厚附片 二钱

淮牛膝 二钱　砂仁末 一钱

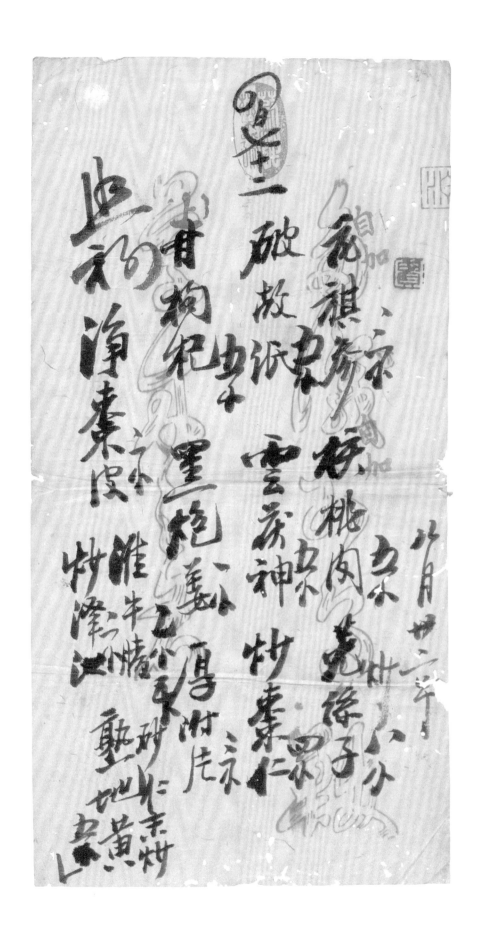

山祠 净枣皮 二钱　炒泽泻　熟地炭

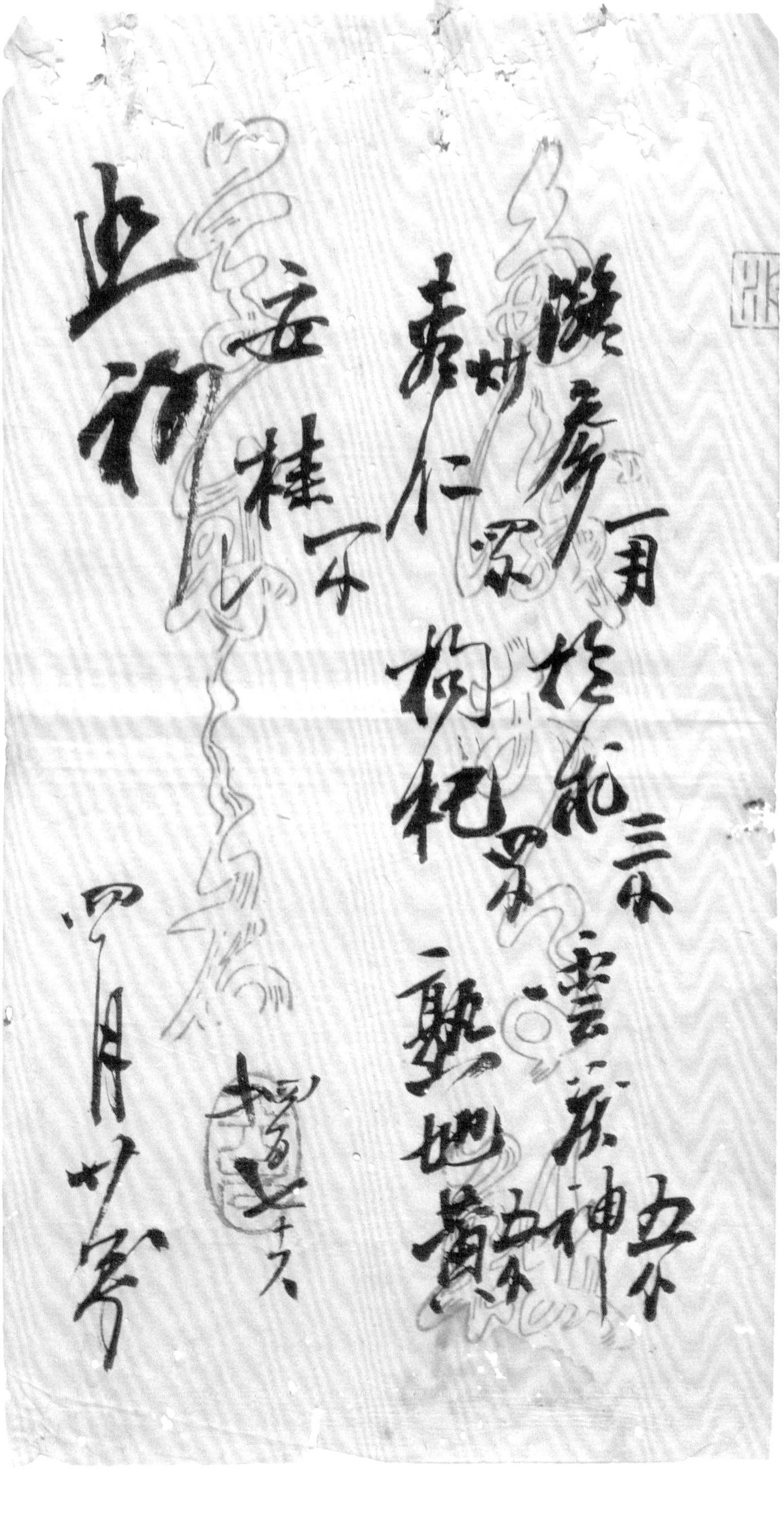
潞參一两 炒於朮三錢 雲茯神五錢
炒棗仁四錢 枸杞四錢 熟地黃五錢
安桂一錢
[illegible]
止初
四月廿八

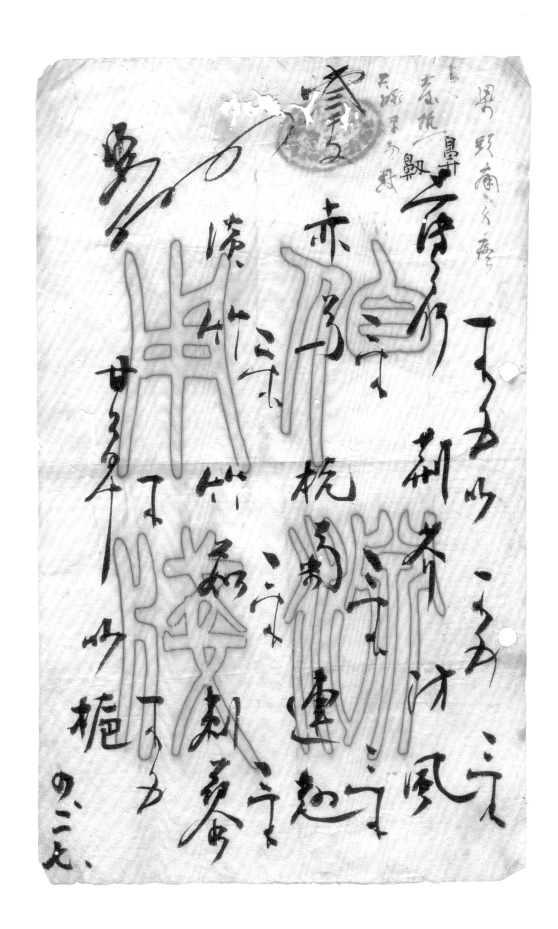

太乙 一钱五 二钱 三钱

己丑 萆薢 荆穗 山大力

瘧 三钱 三钱

連翹 淡竹 黄芩 枇杷葉

杏仁 二钱 尖贝 中 一钱五 杭菊花 三钱

赤芍 二钱 甘草 一钱

男

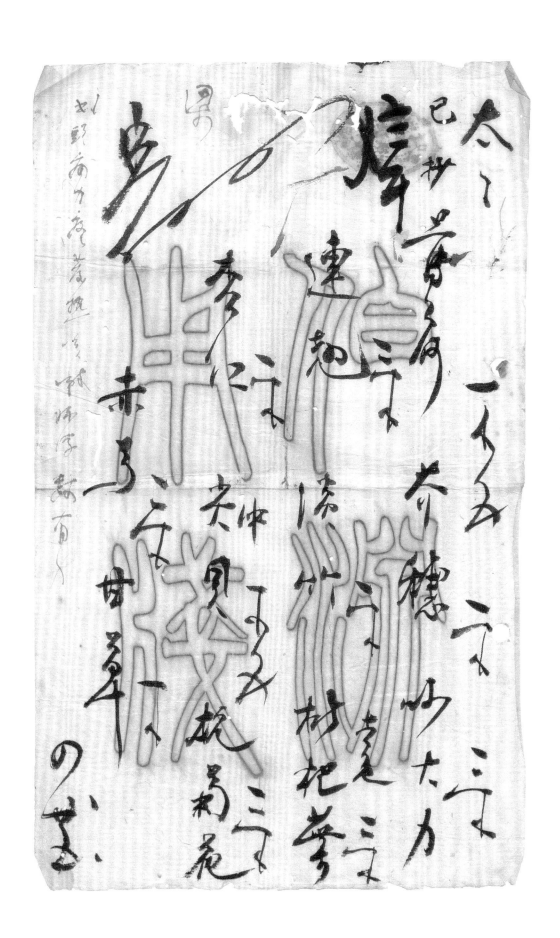

方

彭履祥

（1909—1982）

名年庆，四川遂宁人。著名中医内科学家。少年时随父攻读儒籍，后因时疫流行，家亲连丧，遂立志习医。1933 年，师从于川北名医徐立三先生。1956 年调成都中医学院任教。历任全国中医学会理事、中华医学会四川分会副会长、四川省中医学会副会长、四川省政协委员等。1978 年晋升中医内科学教授。先后主讲《内经》《金匮要略》《中医内科学》《中医各家学说》等课程。在临床方面，重视百合病、奔豚气、狐蜮、胞闭等疾病，创立了独具特色的郁证学说，总结了一整套系统的开郁治法。

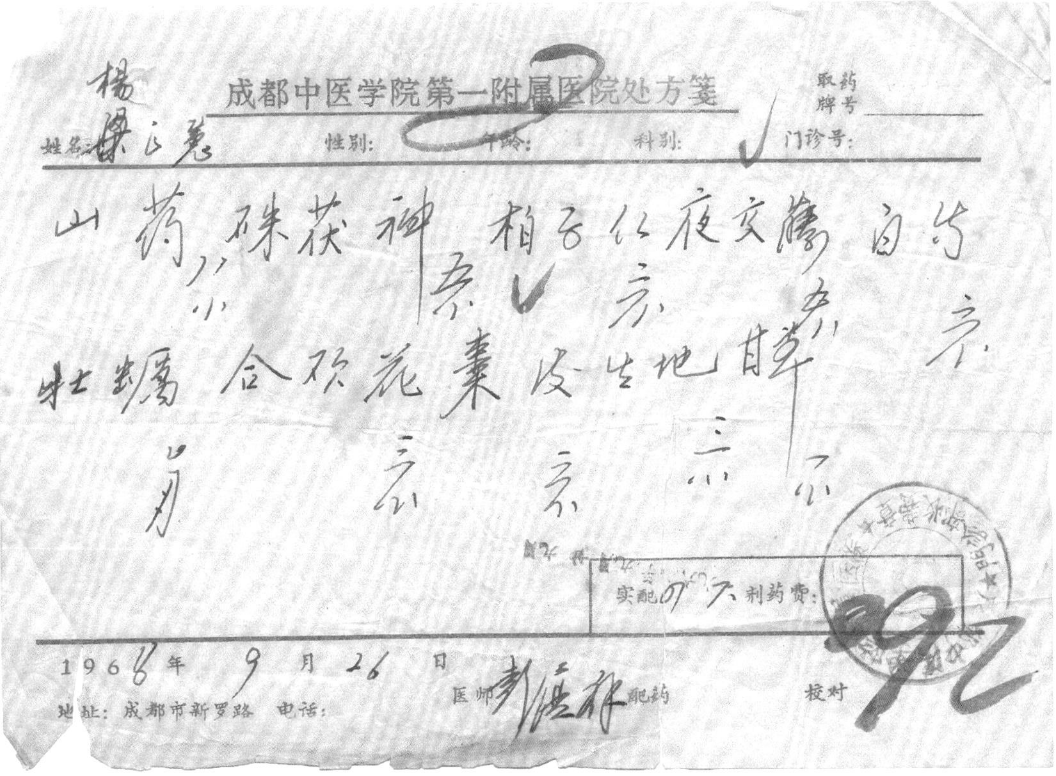
成都中医学院第一附属医院处方笺　取药牌号

姓名：楊 梁正蕙　性别：　年龄：　科别：　门诊号：

山药　珠茯神　柏子仁　夜交藤　白芍

牡蛎　合欢花　枣皮　生地　甘草

实配　剂药费：

1968年9月26日　医师 彭履祥　配药　校对

地址：成都市新罗路　电话：

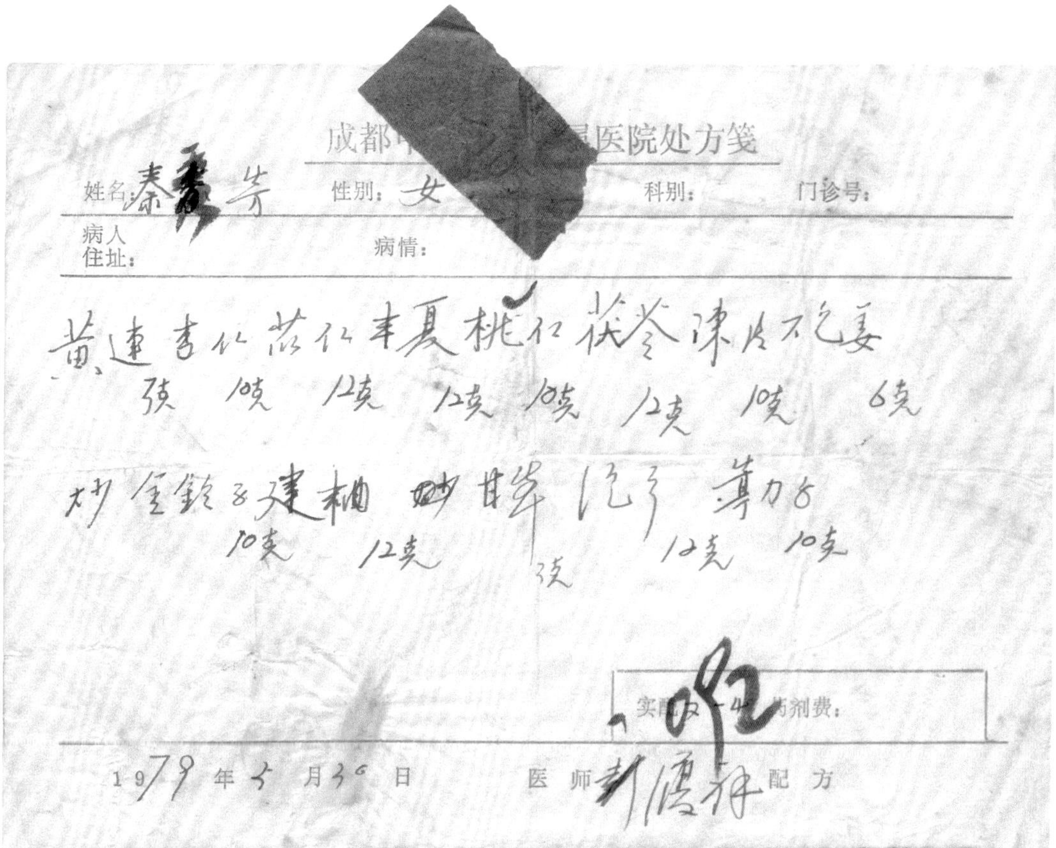
成都[redacted]属医院处方笺

姓名：秦秀芳　性别：女　科别：　门诊号：

病人住址：　病情：

黄连3克　杏仁10克　苡仁12克　半夏12克　桃仁10克　茯苓12克　陈皮10克　干姜6克

炒金铃子10克　建曲12克　炒甘草3克　泡参12克　葶力子10克

实配二剂　药剂费：

1979年5月30日　医师 彭履祥　配方

曾应台

（1910—1984）

重庆永川人。儿科专家。1932 年毕业于华西大学文学院，后到永川中学任教。教学之余博览中医药书籍，自学中医，逐步对中医辨证施治有所体会。1954 年应聘于成都中医进修学校任教，并自编讲义《中医儿科学》。1956 年调成都中医学院内儿科学教研组任教，讲授《中医儿科学》，后担任儿科教研组组长。学宗刘河间、朱丹溪、万密斋，擅长温病，认为小儿热病居多，伤阴更为突出，提倡临床治法以养阴清热除湿为主。处方药味少而剂量大，疗效斐然。除儿科常见病外，对肝病治疗也较有经验。

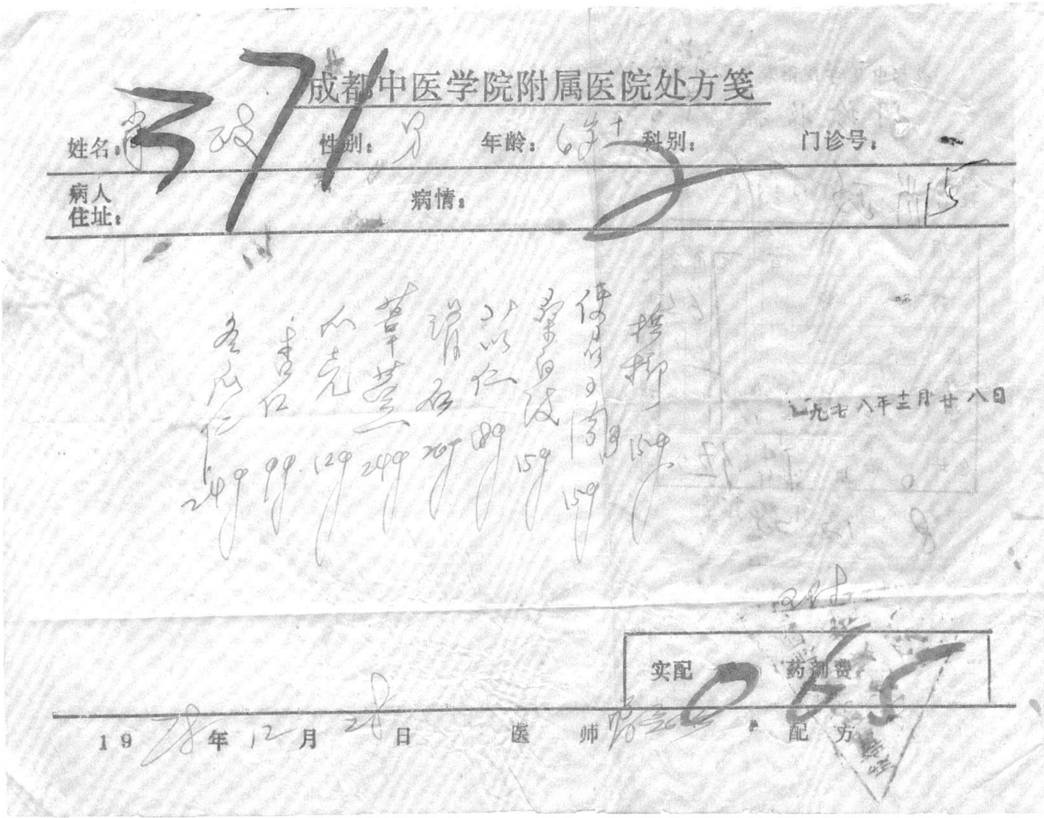

成都中医学院附属医院处方笺

姓名： 性别：男 年龄： 科别： 门诊号：

病人住址： 病情：

一九七八年十二月廿八日

实配 药剂费：

19 78 年 12 月 28 日 医师 配方

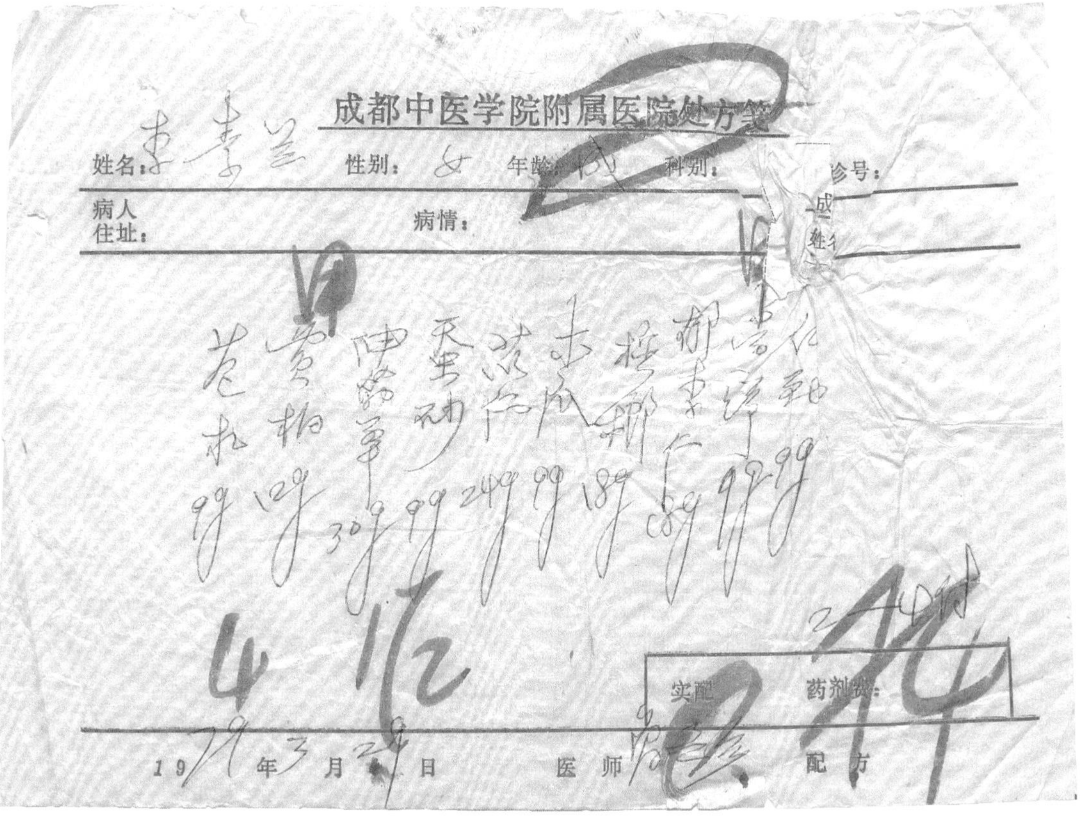

成都中医学院附属医院处方笺

姓名： 性别：女 年龄： 科别： 门诊号：

病人住址： 病情：

实配 药剂费：

19 79 年 3 月 日 医师 配方

宋鹭冰

（1905—1985）

四川三台人。肄业于四川省外国语专门学校，后自学中医而谙通岐黄。自 1933 年起，在三台、重庆等地开业行医。1956 年调成都中医进修学校，后转入成都中医学院任教，主讲《中医温病学》。1978 年聘为教授，并担任中医内科学硕士研究生导师。曾担任中华全国中医学会四川省分会常务理事、顾问。编写有《中医温病学讲义》《中医各家学说讲义》。对温病学说，上自《内经》《难经》《伤寒》，下迄叶天士、薛立斋、吴又可、王清任各家，俱有全面系统和深入地研究，并多有独到见解和专论。著有《中医病因病机学》。

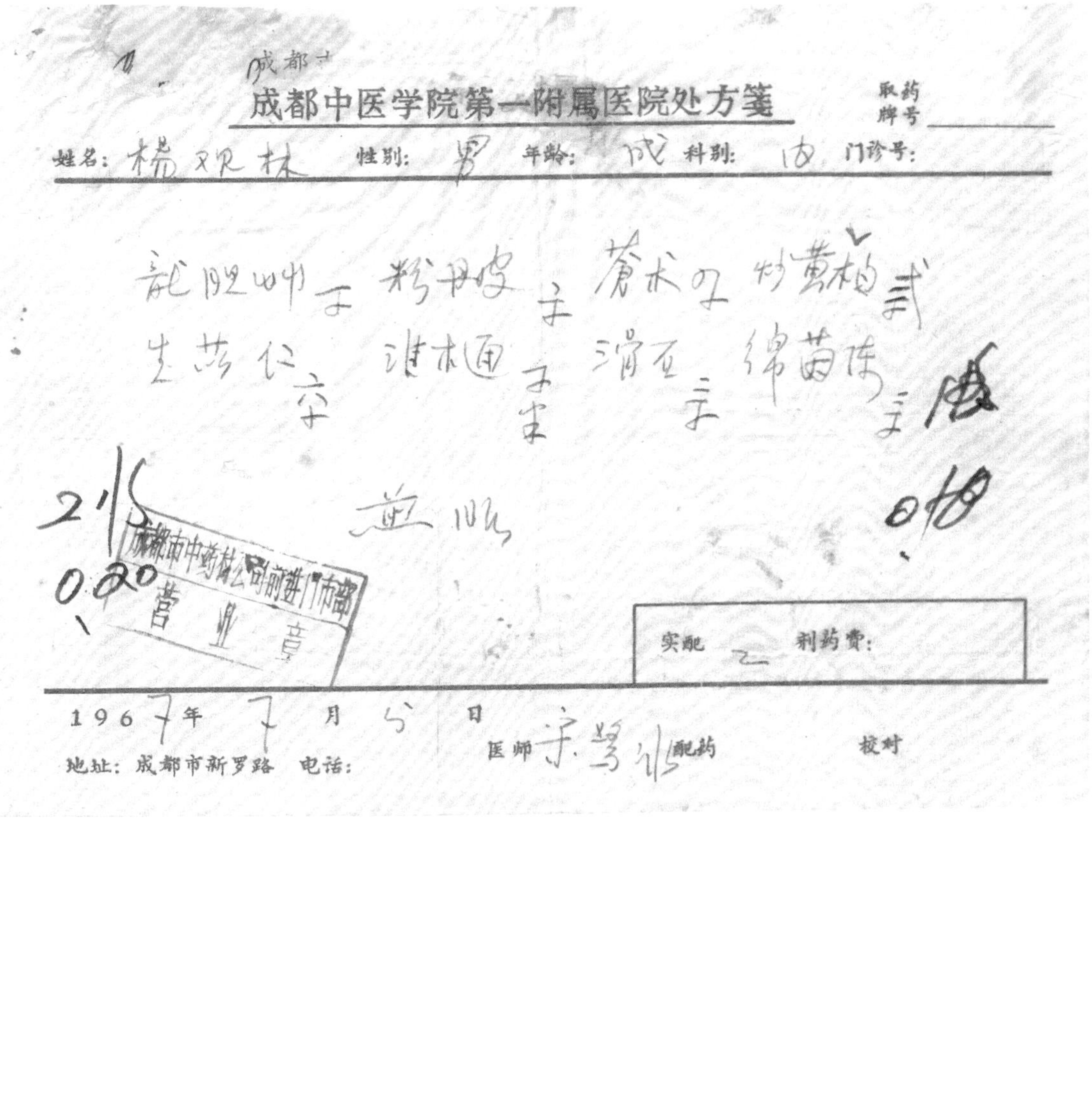
成都中医学院第一附属医院处方笺

取药牌号

姓名：杨观林 性别：男 年龄：成 科别：内 门诊号：

龙胆草 三 粉丹皮 三 苍术 四 炒黄柏 贰

生苡仁 六 川木通 二半 滑石 六 绵茵陈 三

煎服

成都市中药材公司前进门市部 营业章

实配 二 剂药费：

1967年7月5日 医师 配药 校对

地址：成都市新罗路 电话：

黄德彰

（1908—1987）

字兆民，四川新都人。中西医结合专家。1942 年毕业于华西协合大学医学院。1956 年调成都中医进修学校任教。1957 年调成都中医学院附属医院任内科主任及副院长。曾任中国中西医结合学会精神病学分会顾问，四川省中医学会、成都市中医学会内科分会常务理事。1987 年获卫生部“全国卫生文明先进工作者”称号。编有《中医学基础》《诊断学基础》等教材。

成都中医学院附属医院处方笺

姓名：黄佩兰　性别：女　年龄：18　科别：内　門診号：

菊花三钱　银花四钱　薤白三钱　谷芽六钱　青葙子三钱　前仁四钱　竹茹三钱
知母三钱　佩兰四钱　薏仁三钱　茵陈四钱　冬瓜仁四钱（或郁李仁四钱）　六一散三钱　龙胆三钱

实配 2—4　药剂费：0.72

1969年12月20日　23　医师 [illegible]

成都中医学院附属医院处方笺

姓名：黄佩兰　性别：女　年龄：18　科别：内　門診号：

青葙子三钱　菊花三钱　法夏三钱　钩藤四钱　郁李仁四钱　五加皮四钱　六一散三钱
茺蔚子四钱　石斛四钱　薤白三钱　薏仁四钱　茵陈四钱　青龙齿三钱　竹茹三钱

[illegible]

实配 2—6　药剂费：

1969年12月29日　医师 [illegible]

冉品珍

（1913—1987）

四川遂宁人。中医内科专家。师从遂宁名医徐立三先生，八年学成，悬壶遂州。1956年调成都中医学院任教，1982年晋升为教授。主要从事脾胃疾病证治的研究，造诣颇深，善于将《内经》《伤寒》《金匮》及温病学的理论与证治融为一体。著有《内科临证辨治录》《中医内科手册》等。

成都中医学院附属医院处方笺

姓名：甘华庆　性别：女　年龄：　科别：　門診号：

黄菊 五钱　茵陈 三钱　通草 一钱　薏米 三钱　陈皮 三钱　厚朴 三钱　建曲 四钱　茯苓 四钱　查肉 三钱　谷芽子 四钱　[illegible] 三钱

实配　药剂费：

1970年2月25日　医师 冉品珍

成都中医学院附属医院处方笺

姓名：甘华庆　性别：女　年龄：　科别：　門診号：

乌梅 三钱　台乌 三钱　甘草 五分　金铃子 三钱　[illegible] 三钱　法夏 五钱　泽泻 五钱　白芍 三钱　柴胡 三钱

实配 2　药剂费：

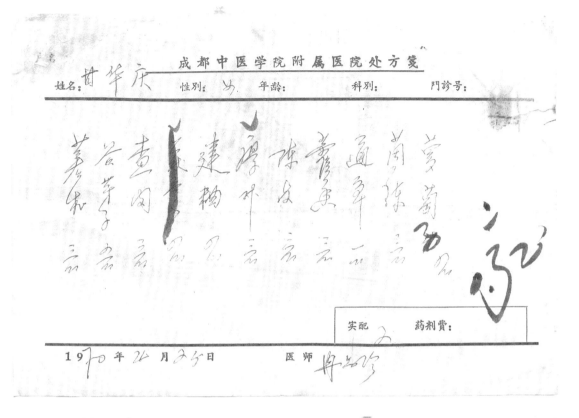

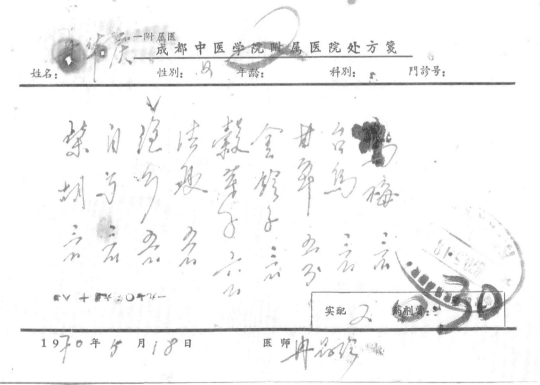

1970年5月18日　医师 冉品珍

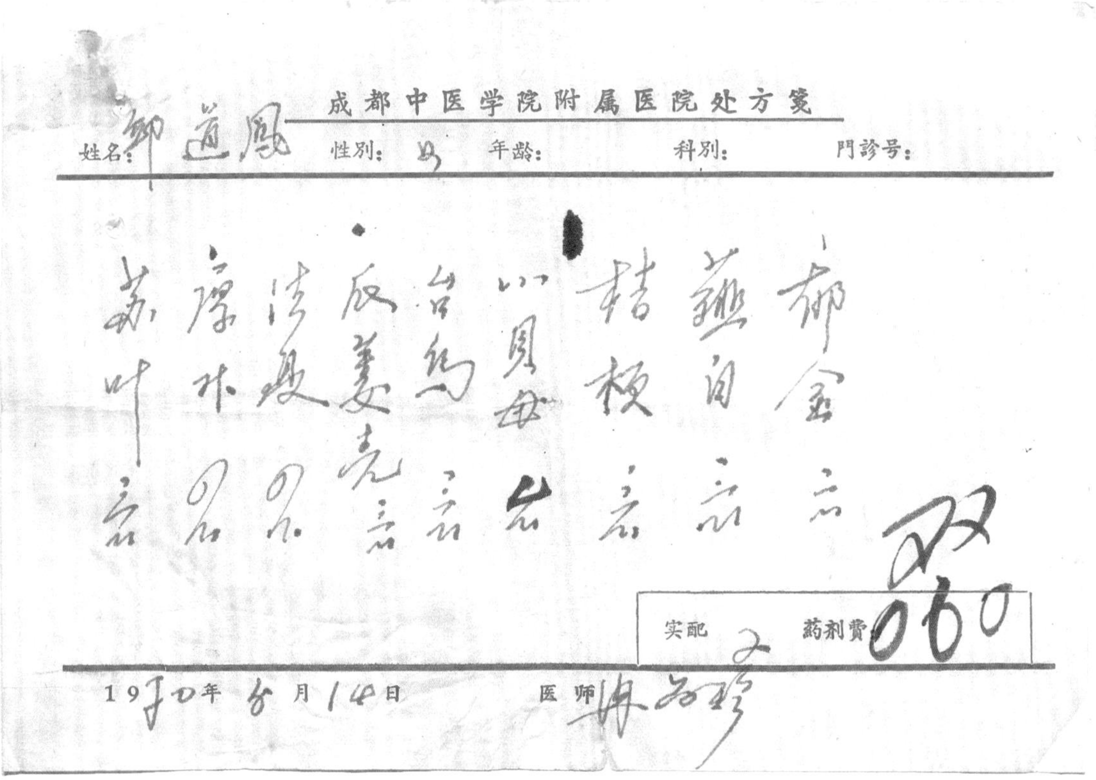

成都中医学院附属医院处方笺

姓名：郑道凤　性别：女　年龄：　科别：　門診号：

苏叶三钱　厚朴四钱　法夏四钱　干姜三钱　台乌三钱　川贝母三钱　桔梗三钱　薤白三钱　郁金三钱

实配 2　药剂費 0.60

1970年6月14日　医师 冉品珍

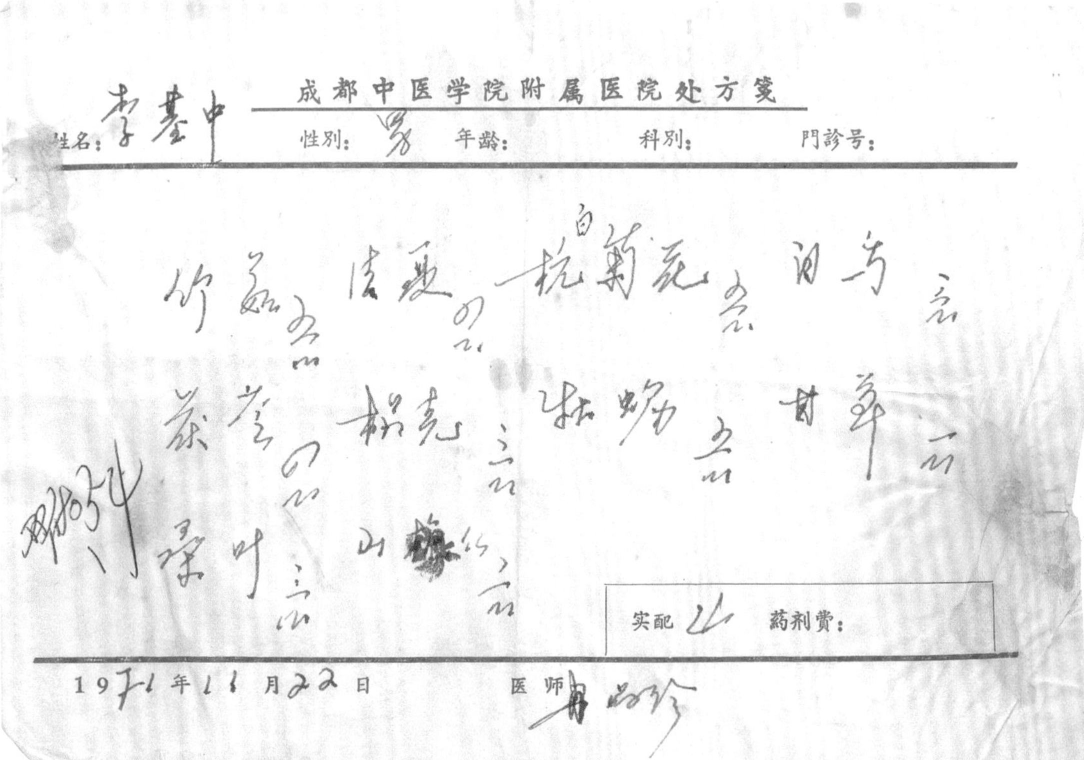

成都中医学院附属医院处方笺

姓名：李基中　性别：男　年龄：　科别：　門診号：

竹茹三钱　法夏四钱　白杭菊花三钱　白芍三钱　茯苓四钱　枳壳三钱　牡蛎三钱　甘草一钱　桑叶三钱　山栀仁三钱

实配 2　药剂費：

1971年11月22日　医师 冉品珍

王渭川

（1898—1988）

号鲁同，江苏丹徒人。著名中医妇科学家。师承名医袁桂生，悬壶乡里，后担任芜湖蚕桑学校国文、历史教授。1924年参加恽铁樵等主办的“中医函授”和“诗词函授”班修习深造，后在湖北麻城、汉口、万州等地行医。1949年后，历任万县第一联合诊所所长、万县卫校教师、万县市政协常委等职。1956年调成都中医进修学校任教，同年转调成都中医学院。先后任《金匮要略》《中国医学史》等课程教师。1962年后，调本院附属医院。先后任成都市中医学会妇科分会副主任委员，四川省中医学会常务理事，成都市政协第七、八届委员等。著有《王渭川临床经验选》《王渭川妇科治疗经验》《王渭川疑难病症治验选》等。

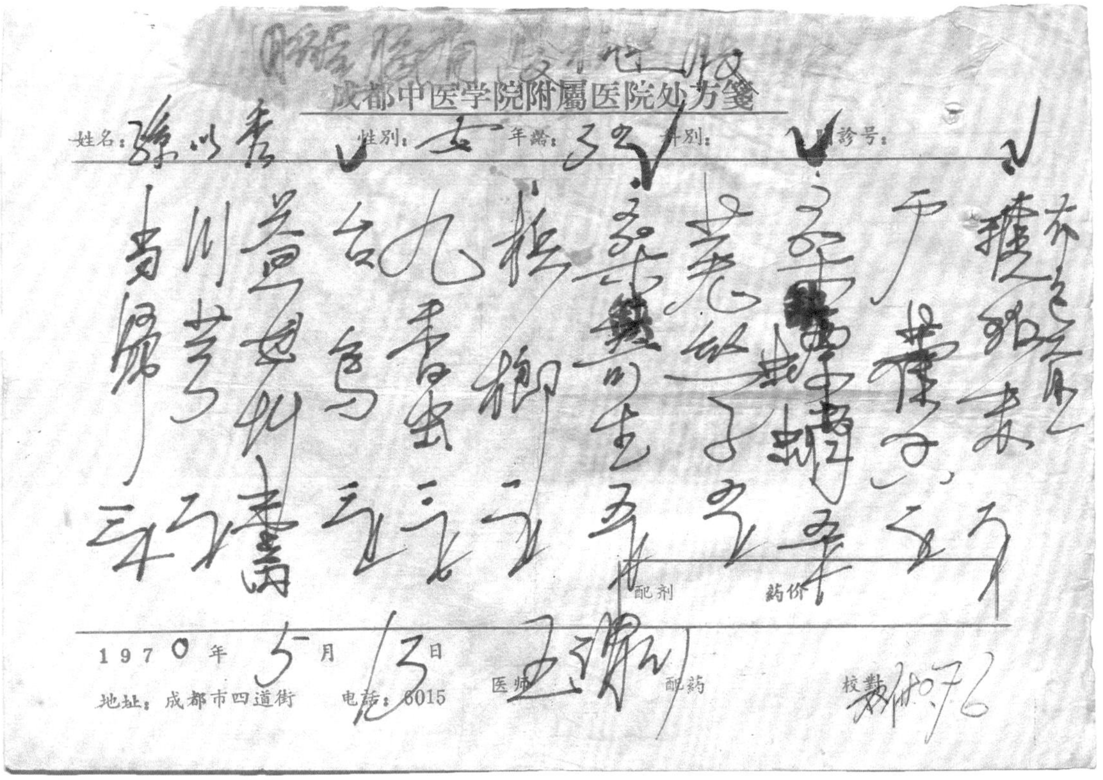
成都中医学院附属医院处方箋

姓名：孫以秀 性别：女 年龄：32 科别： 門診号：

配剂 药价

1970年5月13日

地址：成都市四道街 电话：6015 医师 配药 校对

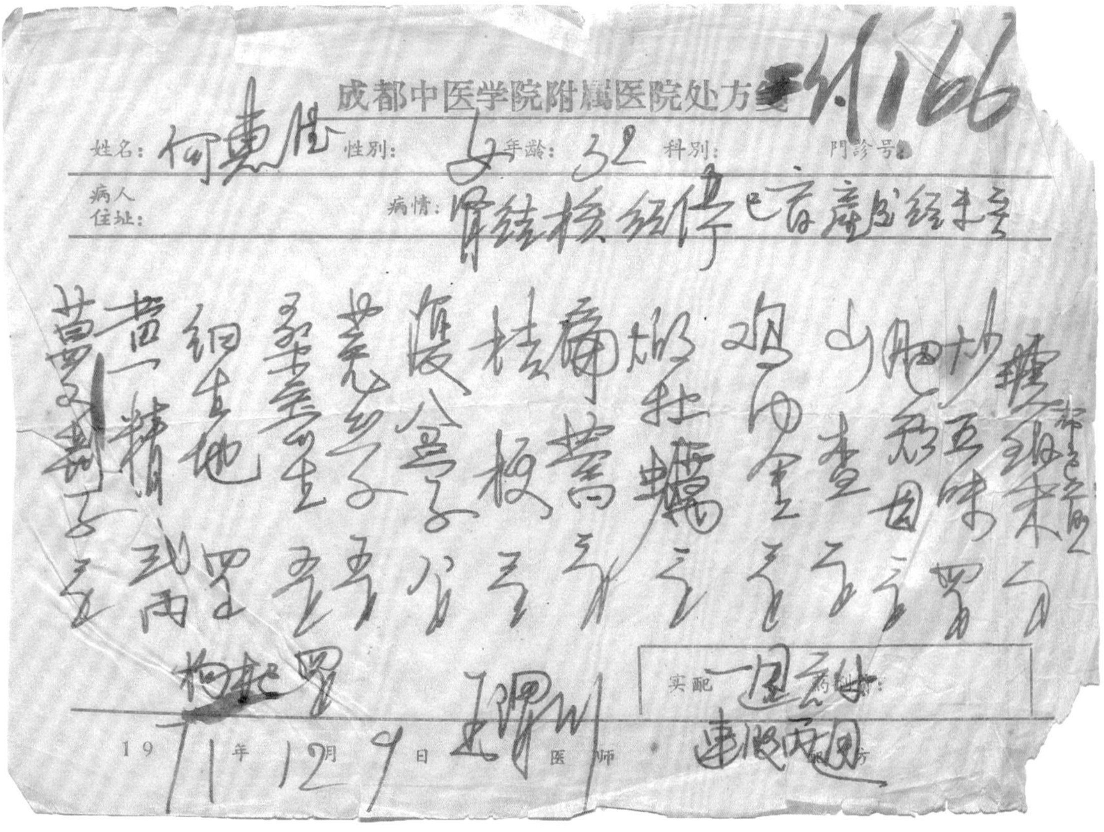
成都中医学院附属医院处方箋

姓名：何惠 性别：女 年龄：32 科别： 門診号：

病人住址： 病情：

实配 药价

1971年12月9日 医师 配方

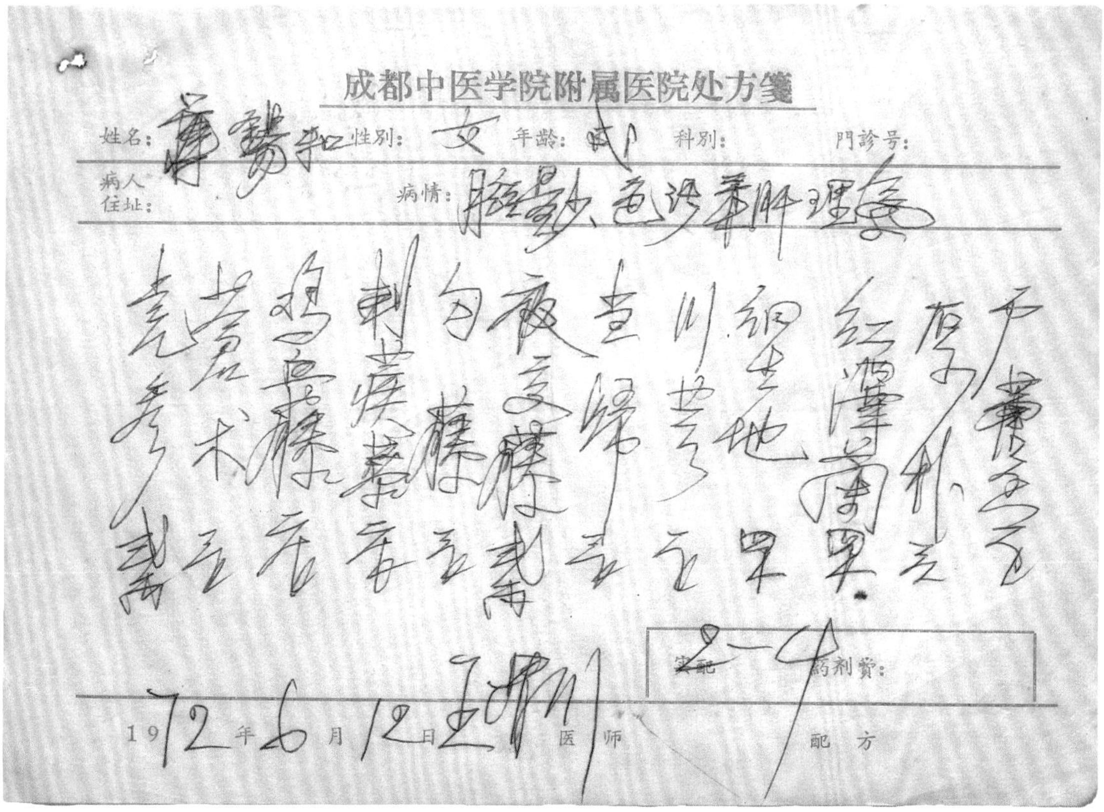
成都中医学院附属医院处方箋
姓名：
性别：女
年龄：
科别：
門診号：
病人住址：
病情：
实配
药剂费：
1972年6月12日
王渭川
医师
配方

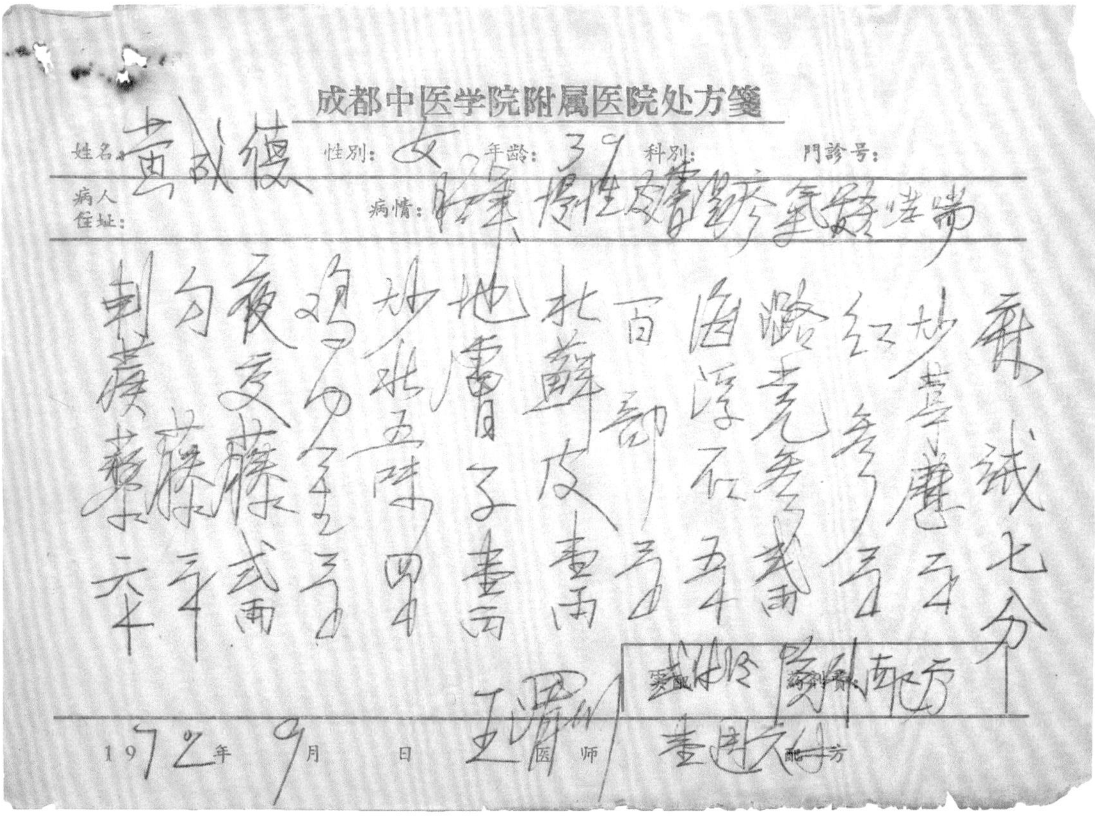
成都中医学院附属医院处方箋
姓名：
性别：女
年龄：39
科别：
門診号：
病人住址：
病情：
实配
药剂费：
1972年9月 日
王渭川
医师
配方

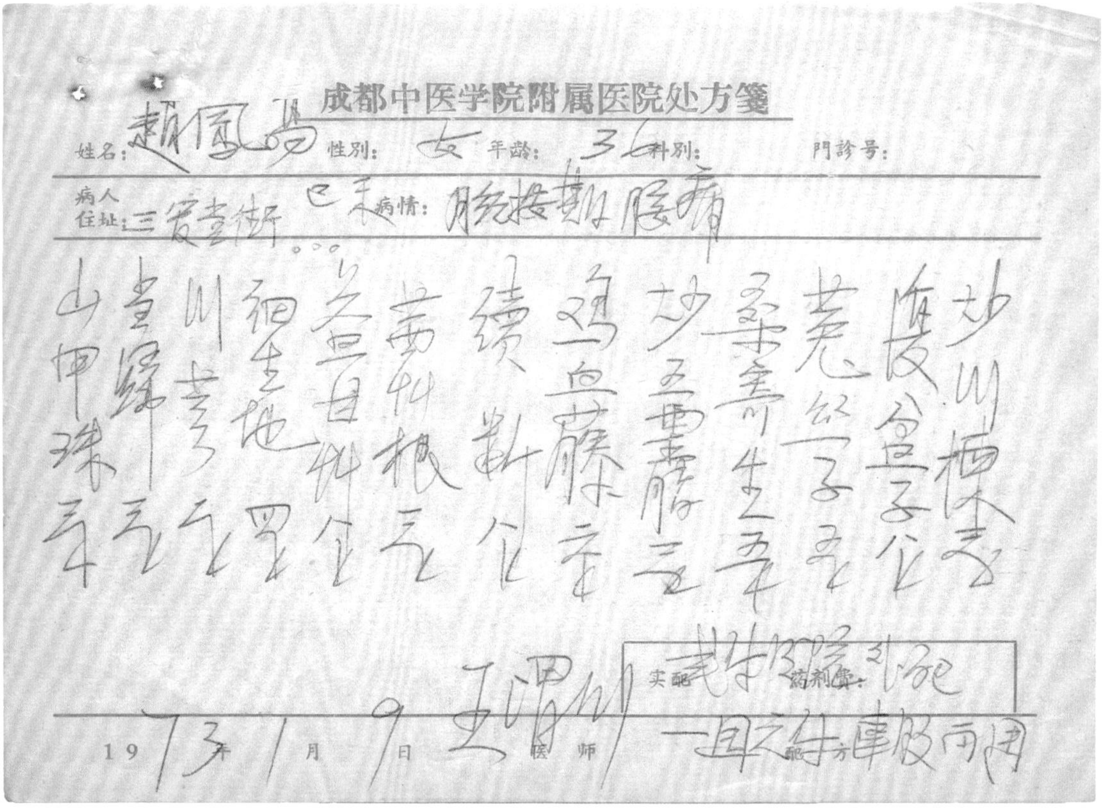
成都中医学院附属医院处方笺

姓名：　性别：女　年龄：36　科别：　門診号：

病人住址：　病情：

实配：　药剂师：

1973年1月9日　王渭川　医师　配方

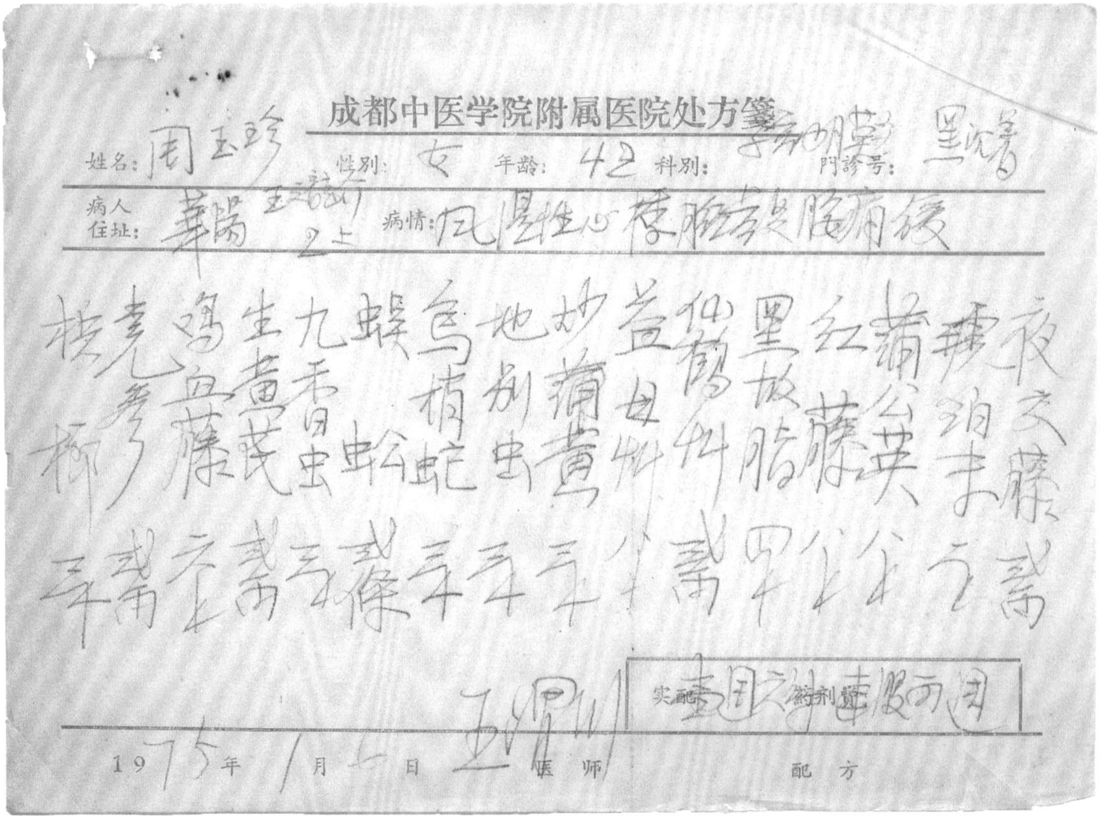
成都中医学院附属医院处方笺

姓名：周玉珍　性别：女　年龄：42　科别：　門診号：

病人住址：　病情：

实配：　药剂师：

1975年1月　日　王渭川　医师　配方

刘耀三

（1911—1989）

又名翟光，号恬斋，四川温江人。继承家学，深研五脏病机，结合五十年临床心悟，独创瓜蒌郁枳汤、保胃散、消痞散、参七通脉散、三黄益母汤等。1956 年就职于成都中医学院，从事中医内科教学、科研工作。后担任函授部顾问。为全国首批名老中医。著有《脏腑证治新编》。

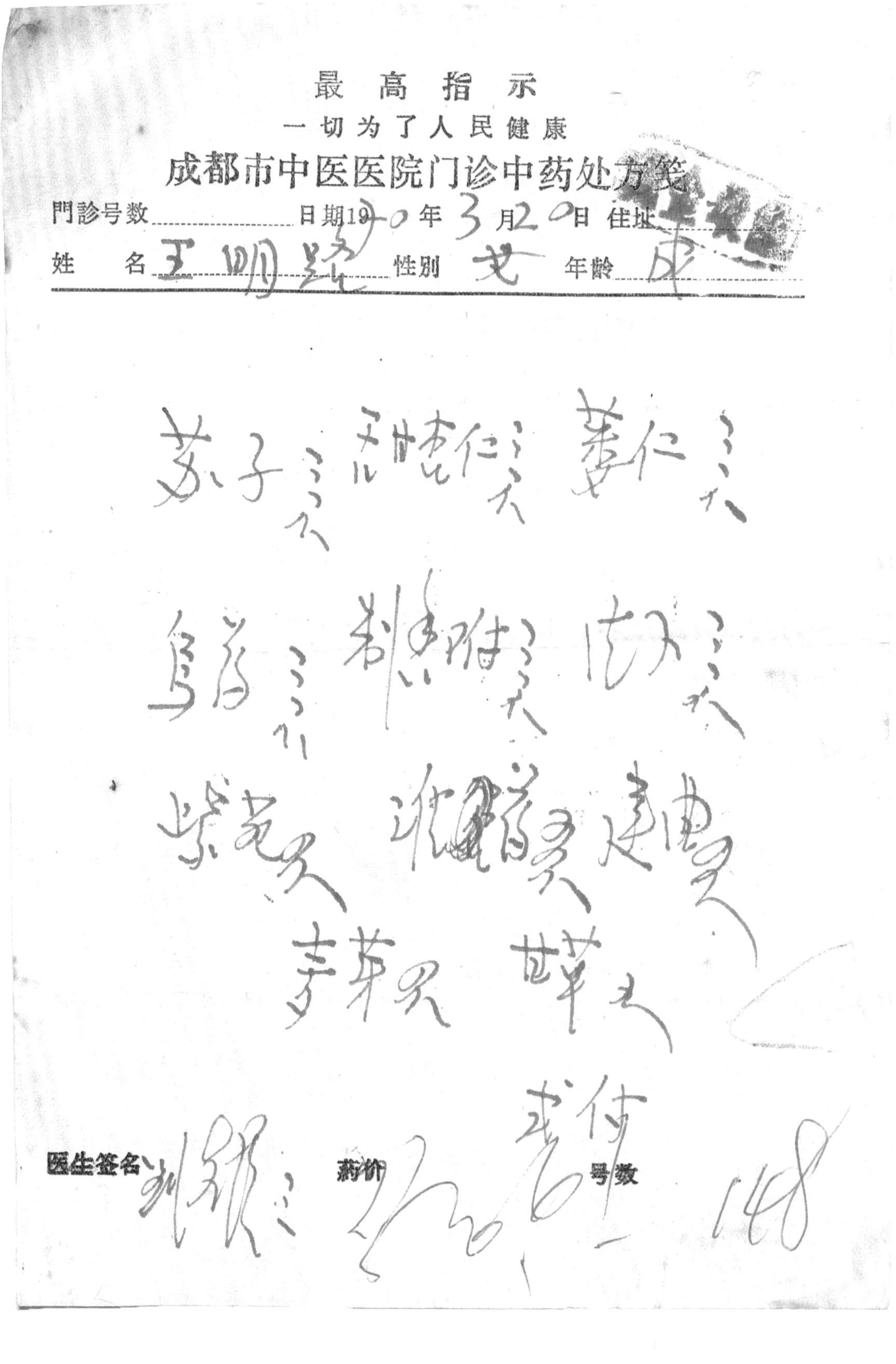

最高指示

一切为了人民健康

成都市中医医院门诊中药处方笺

門診号数　日期1970年3月20日　住址

姓　名　性别　年龄

苏子　甜杏仁　薏仁

乌药　制附片

紫菀　建曲

甘草

医生签名　药价　号数　148

最 高 指 示

一 切 为 了 人 民 健 康

成都市中医医院门诊中药处方笺

門診号数 ________ 日期1970年3月23日 住址 ________

姓　　名 王明瑶　　性别 女　　年龄 15岁

薏仁六钱　薤白三钱　乌药三钱

香附三钱　苏子三钱　厚朴三钱

青皮三钱　竹茹三钱

弍付

医生签名 [illegible]　　药价 0.28　　号数 258

最高指示

一切为了人民健康

成都市中医医院门诊中药处方笺

門診号数　　日期1970年3月25日　住址

姓　名　王代清　性别　男　年龄

茵陈　金钱草　满天星

青皮　乌药　制香附

郁内金（自加）

4付

医生签名　　药价　　号数

最高指示
一切为了人民健康

成都市中医医院门诊中药处方笺

門診号数＿＿＿＿ 日期1970年3月25日 住址＿＿＿＿

姓　　名 王明路　性别 女　年龄 成人

广明参六钱　麦冬　五味三钱

嫩黄芪六钱　炙草三钱　丹参三钱

石菖蒲三钱　远志三钱　乳香二钱

贰付

2付

医生签名 刘　　药价 0.60　　号数

彭宪彰

（1917—1989）

又名德锡，四川仁寿人。生于中医世家，师从黄文邦，1947年考入四川国医学院，1956年调成都中医学院内科教研组。讲授《中医基础理论》等课程，治学严谨，学识渊博，诲人不倦。晚年参与著名老中医戴云波先生治疗痹证经验的整理研究，与有关各方合作，开发出了中医痹证计算机专家诊疗系统。又将其治疗脱发、胃脘痛、胁痛、遗尿、咳嗽等病证的临床经验陆续开发出计算机诊疗系统，以推广应用。对清代温病学家叶天士学术思想的研究造诣颇深，著有《叶氏医案存真疏注》。

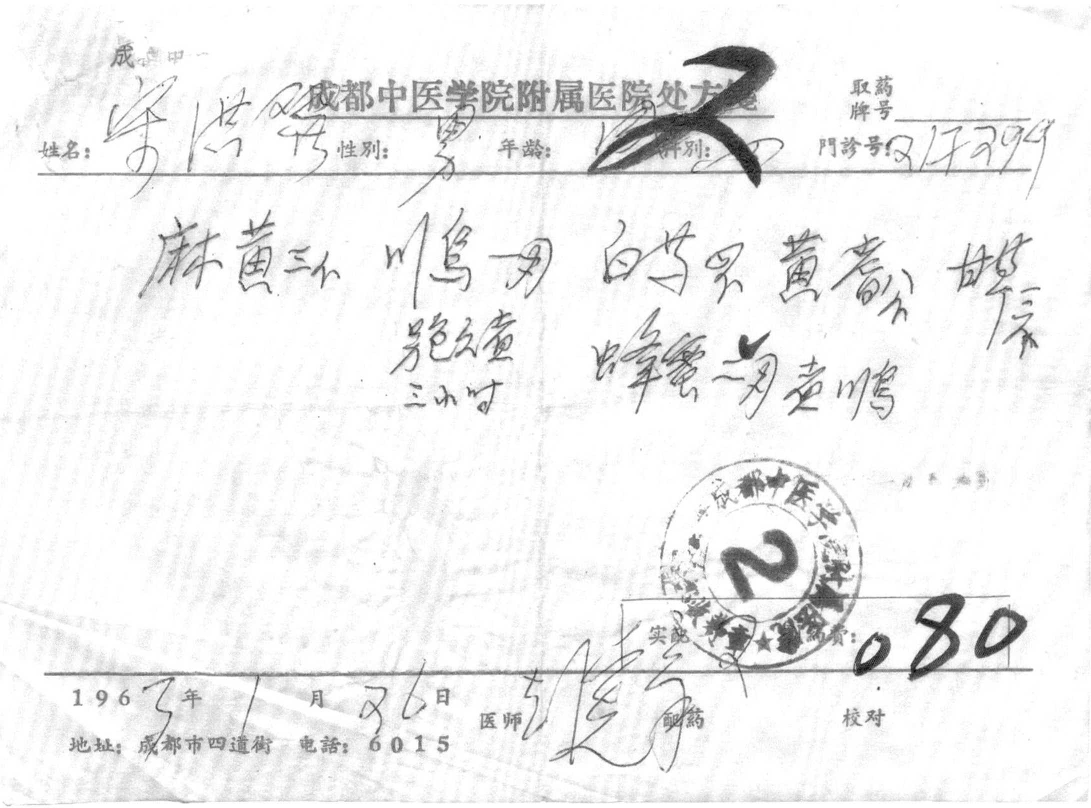
成都中医学院附属医院处方笺

取药牌号

姓名：　性别：男　年龄：　科别：　門診号：

麻黄三钱　川乌一两　白芍四钱　黄芪一两　甘草三钱

炮姜三钱　蜂蜜一两煮川乌

实配　剂药费：0.80

196 5 年 1 月 26 日　医师　配药　校对

地址：成都市四道街　电話：6015

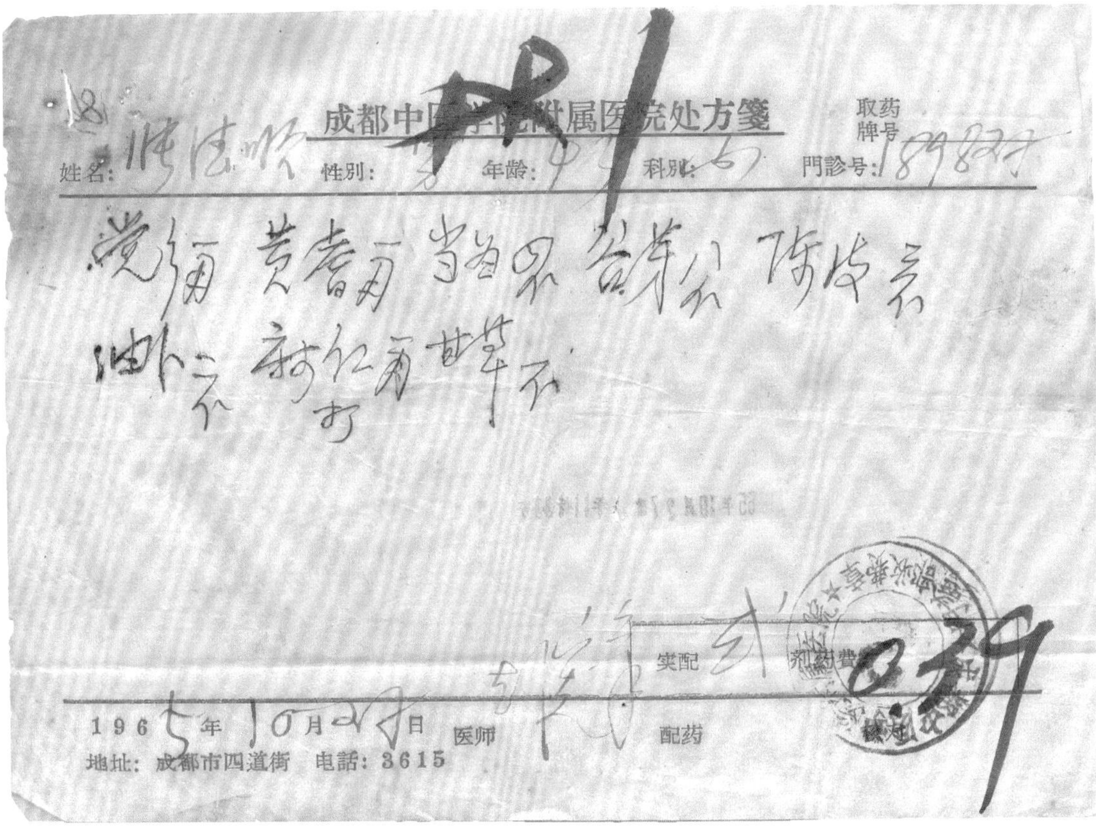
成都中医学院附属医院处方笺

取药牌号

姓名：　性别：　年龄：　科别：　門診号：

党参四钱　黄芪一两　当归四钱　白术四钱　陈皮三钱

甘草二钱

实配　剂药费：0.39

196 5 年 10 月 29 日　医师　配药　校对

地址：成都市四道街　电話：3615

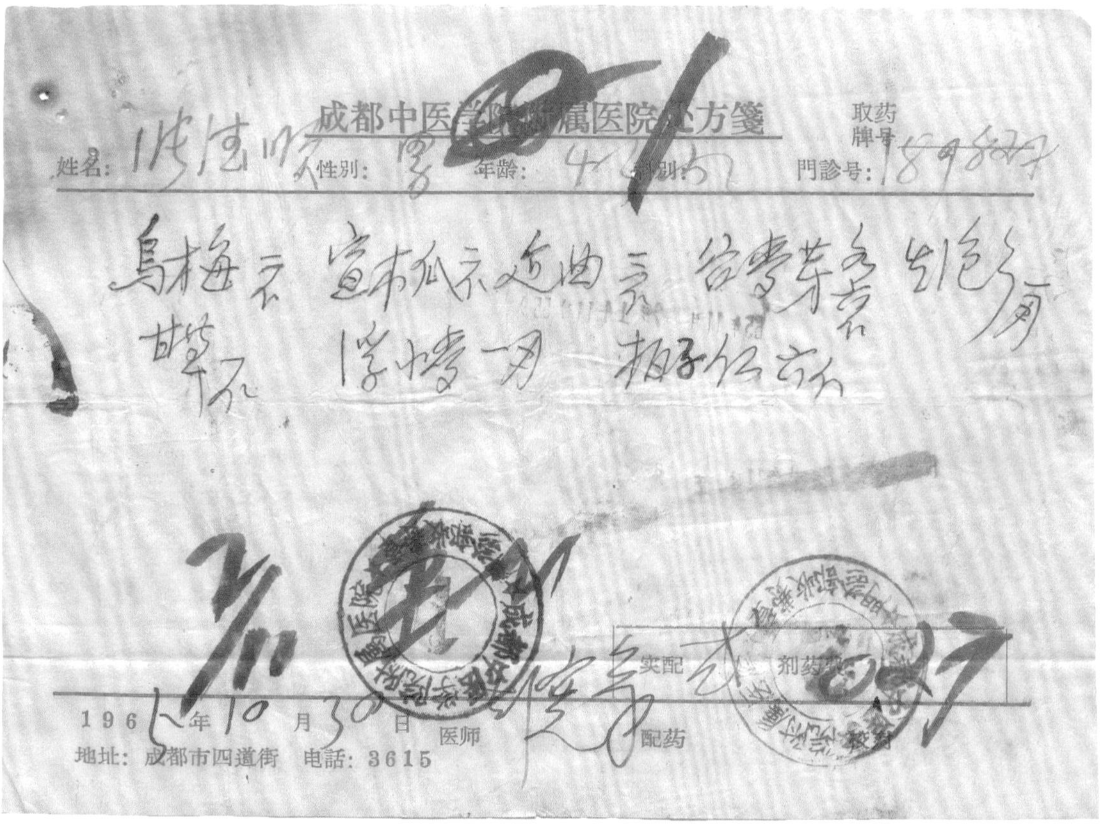
成都中医学院附属医院处方箋

取药牌号

姓名： 性别： 年龄： 科别： 門診号：

实配 剂药费

196　年　月　日　医师　配药　核对

地址：成都市四道街　电話：3615

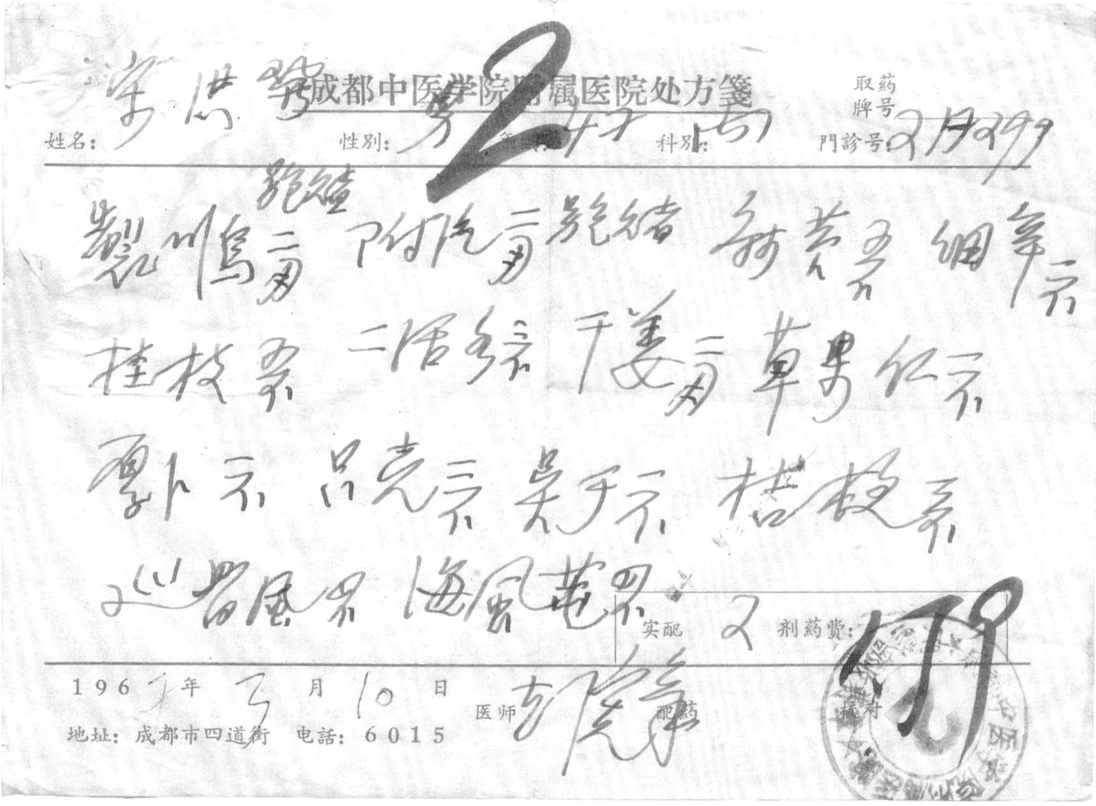
成都中医学院附属医院处方箋

取药牌号

姓名： 性别： 年龄： 科别： 門診号：

实配 剂药费

196　年　月　日　医师　配药　核对

地址：成都市四道街　电話：6015

罗禹田

（1905—1990）

四川彭州人。出身中医世家，为著名中医骨外科专家。1956年调成都中医学院，担任外科教研组组长，1961年任外科教研室主任。1965年任四川省人大代表，同年因参加了32111钻井队烧伤治疗获得嘉奖，其治疗烧伤的经验在省内外广传，同时献出家传治疗烧伤的秘方紫榆膏和内治方清解汤。1978年任附院大外科主任，1978年晋升为副教授。曾任四川省中医学会理事，成都市政协第二、三、四届常委等。

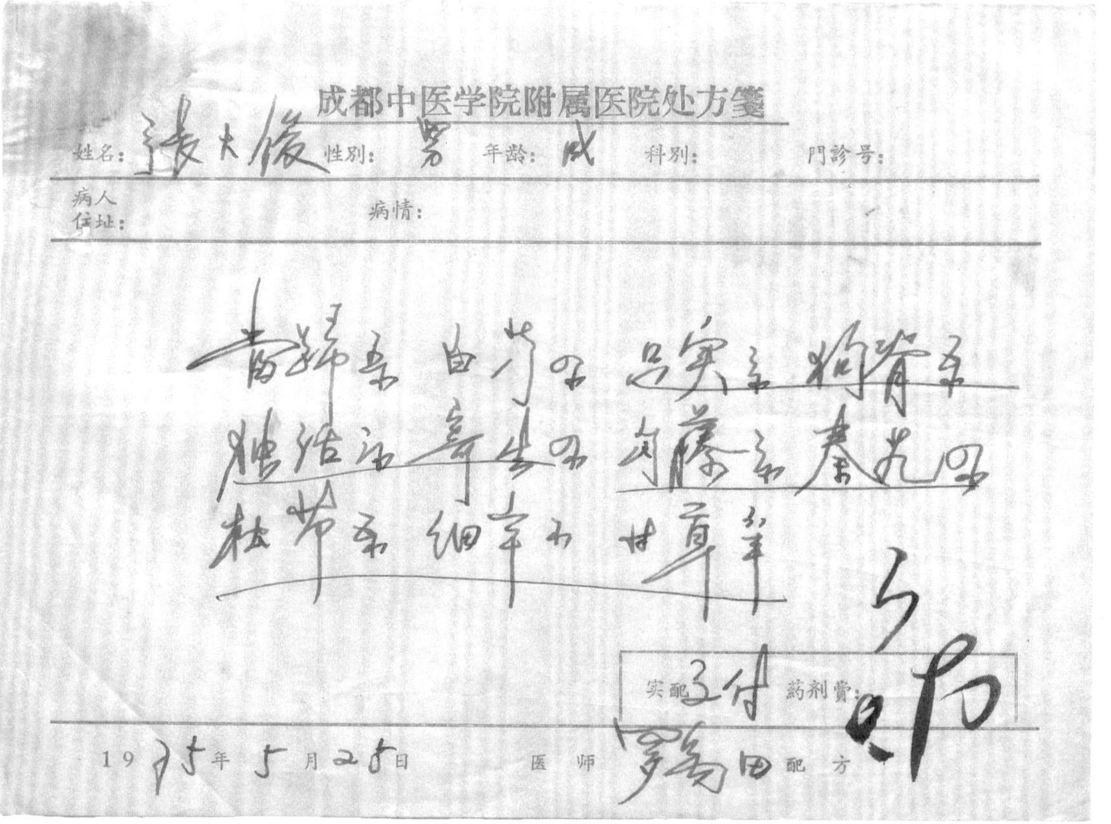

成都中医学院附属医院处方笺

姓名：張大俊 性别：男 年龄：成 科别： 門診号：

病人住址： 病情：

当归10 白芍12 只实10 狗脊10
独活10 寄生12 钩藤10 秦艽12
杜仲10 细辛3 甘草3

实配3付 药剂费：

1975年5月25日 医师 罗禹田 配方

文琢之

（1911—1991）

四川射洪人。著名中医外科学家。师承四川名医释灵溪。1929 年在成都开业行医，继又考入成都中医切实学校深造。1957 年调入成都中医学院任教，1963 年调成都中医学院附属医院从事外科临床工作。曾担任成都市国医公会、中医师公会和四川省中医师公会常务理事等职。著有《中医脉诊》《霍乱集粹》《医林人物剪影》等。

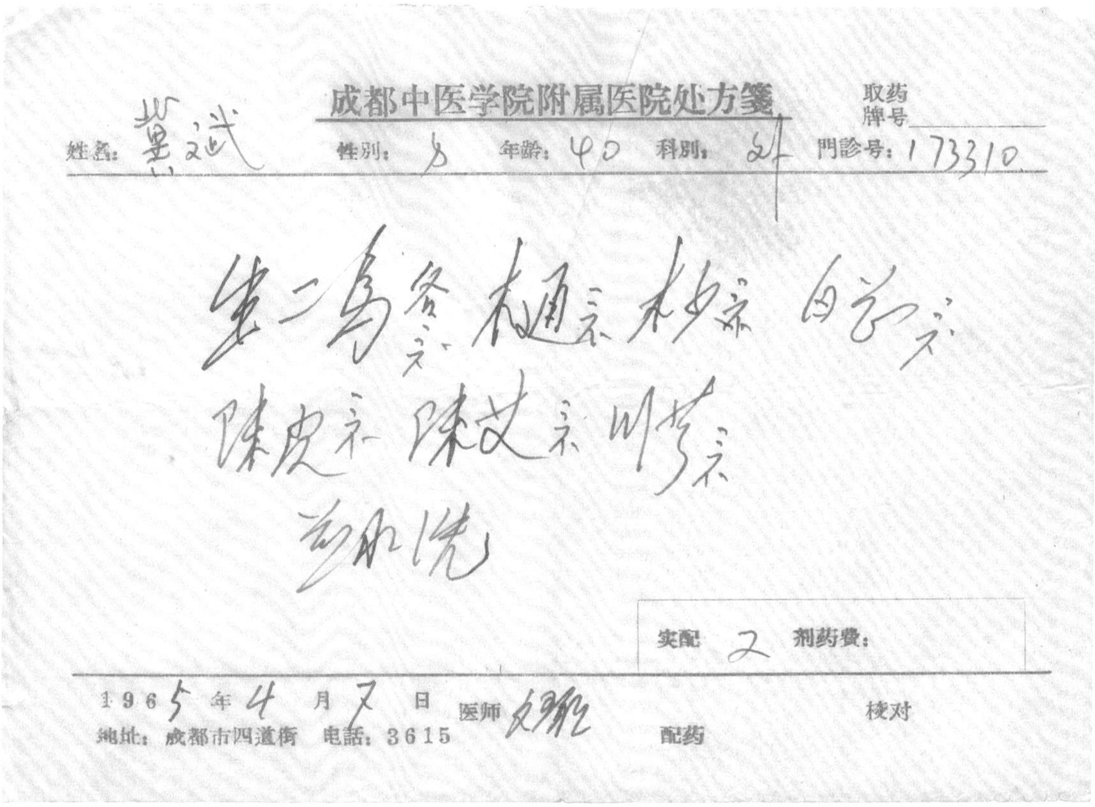

成都中医学院附属医院处方笺　取药牌号

姓名：龚斌　性别：男　年龄：40　科别：外　門診号：173310

生二乌各二　木通三　木香三　白芷三

陈皮三　陈艾三　川芎三

煎水洗

实配 2 剂药费：

1965年4月7日　医师 文琢之　校对

地址：成都市四道街　电話：3615　配药

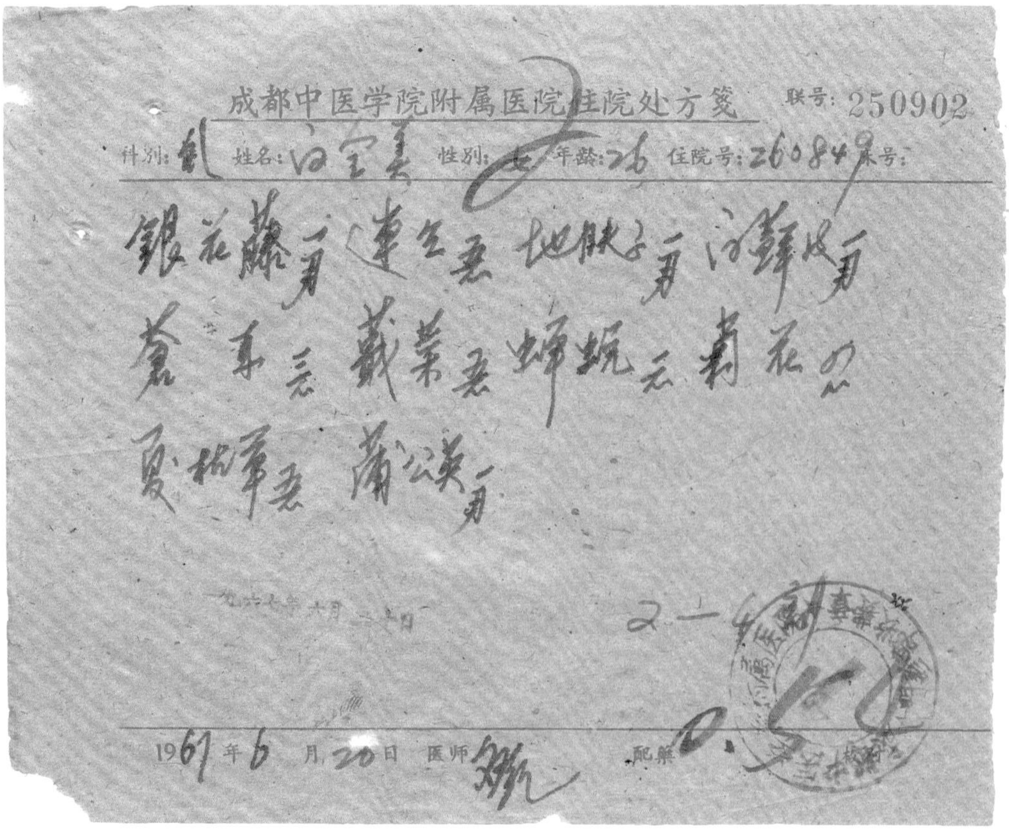

成都中医学院附属医院住院处方笺　联号：250902

科别：外　姓名：白玉　性别：女　年龄：26　住院号：26084　床号：

银花藤一两　连翘五　地肤子一两　白鲜皮一两

苍耳三　桑叶五　蝉蜕三　菊花五

夏枯草五　蒲公英一两

一九六七年六月二十日

1967年6月20日　医师 文琢之　配药　校对

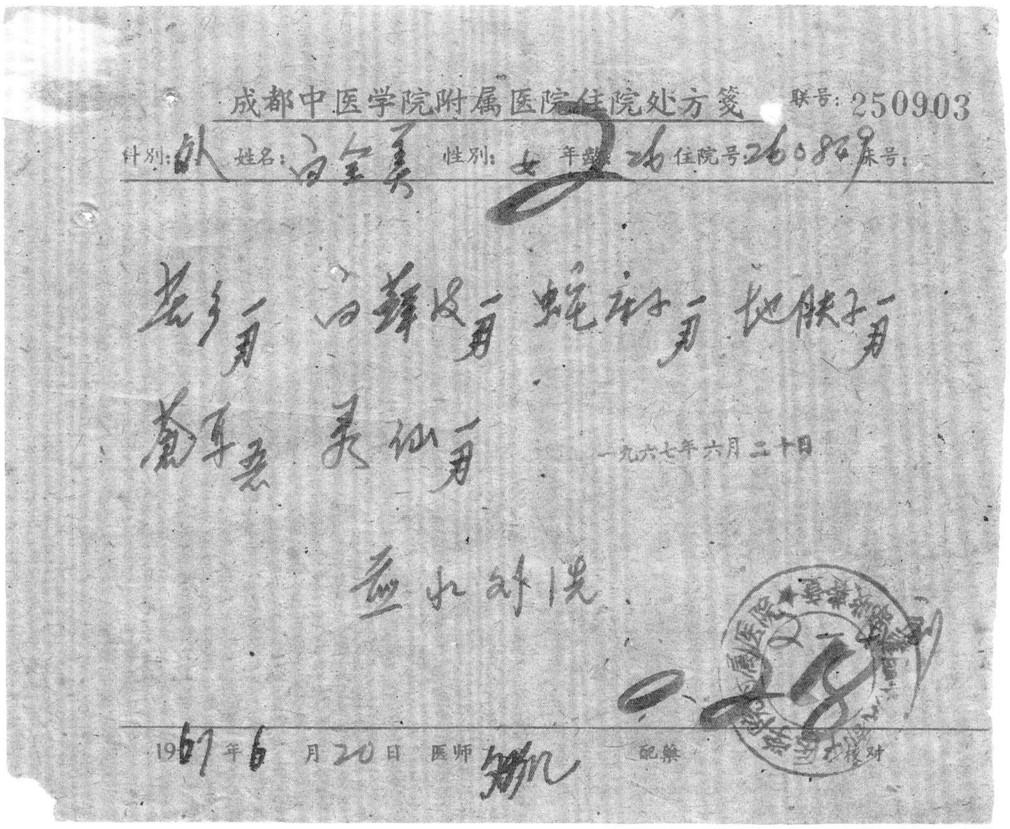
成都中医学院附属医院住院处方笺　联号：250903

科别：　姓名：　性别：女　年龄：　住院号：　床号：

一九六七年六月二十日

1967年6月20日　医师　配药　核对

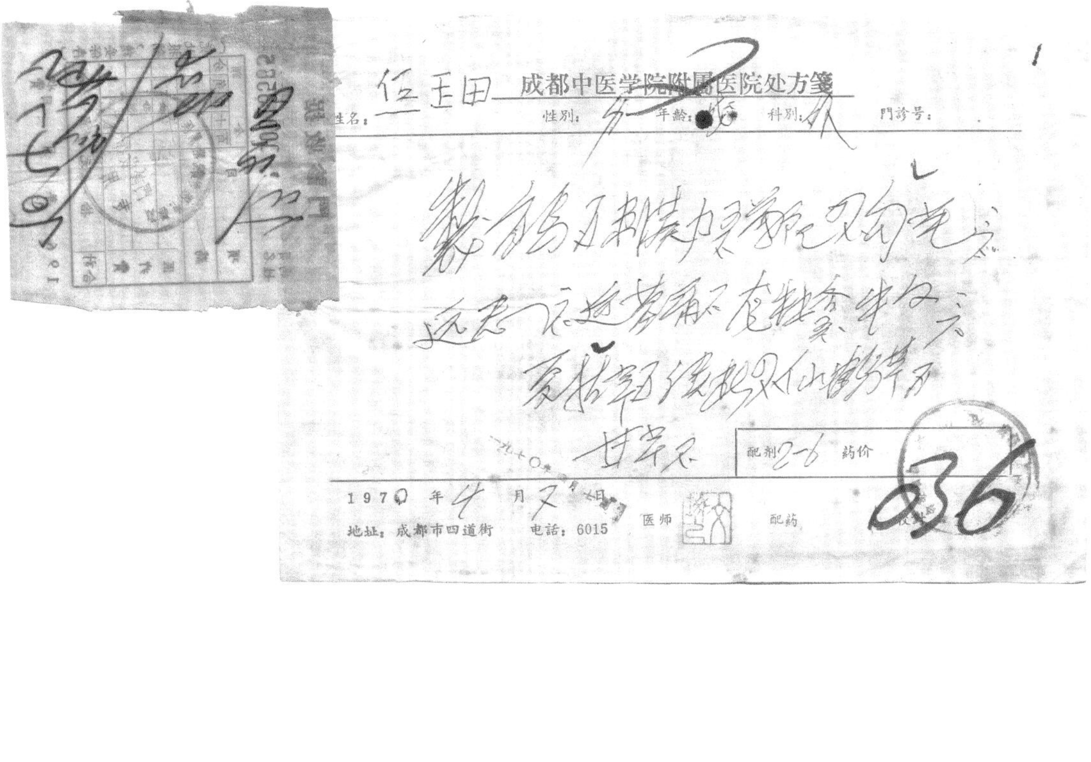
成都中医学院附属医院处方笺

姓名：　性别：　年龄：　科别：　门诊号：

配剂2-6　药价

1970年　月　日　医师　配药　收费

地址：成都市四道街　电話：6015

凌一揆

（1928—1992）

重庆永川人。著名中药学家。1942年考入四川国医专科学校，同年秋转入四川国医学院就读。1954年调成都中医进修学校任教，1956年调成都中医学院工作，先后任中药教研室主任、教学科研科长、中医古籍文献研究所所长、成都中医学院副院长、名誉院长，学术委员会主任、学位委员会主任等。我国第一位中药学博士生导师，国家级重点学科中药学学术带头人，第一批享受国务院政府特殊津贴的专家。曾担任中华全国中医学会副会长、高等院校中医教材编审委员会主任、国务院学位委员会中医学科评议组召集人、卫生部药典委员会委员、成都市人大副主任等。主编中医院校《中药学》一至五版教材。教学有口皆碑，率先建立了中药标本室和标本园。

成都中医学院附属医院处方箋　取药牌号

姓名：鱼淑筠　性别：女　年龄：成　科别：妇　門診号：

1、归脾丸 四两

每早晚各服三钱

2、[redacted]

5.45

实配　剂药费：

1964年5月26日　医师 [illegible]　配药　校对

地址：成都市四道街　电話：3615

总序号

成都中医学院附属医院处方箋　取药牌号

姓名：鱼淑筠　性别：女　年龄：成　科别：妇　門診号：

1、归脾丸 半斤

每早晚各服三钱，用第2方煎汤下。

2、天冬 [illegible]　熟地 [illegible]　陳皮 [illegible]　（二剂）

131

实配　剂药费：

1964年8月9日　医师 [illegible]　配药　校对

地址：成都市四道街　电話：3615

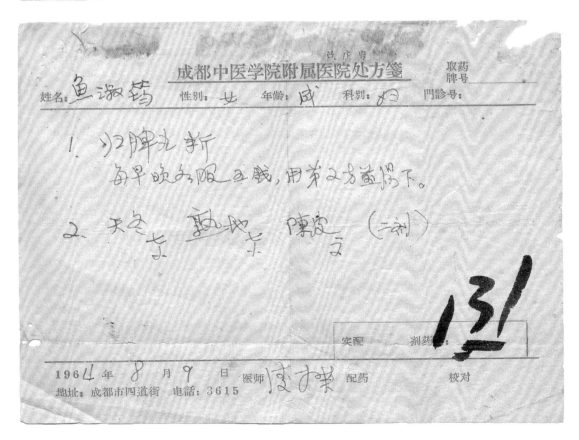

王祚久

（1914—1998）

四川丰都人。中医妇科专家。1942 年毕业于四川国医学院，主治内、妇、儿等科疾病。1956 年奉调至成都中医进修学校任教，1957 年调成都中医学院附属医院妇科，从事临床、教学和科研工作。著有《妇科临床精华》《中医中药治疗附件炎 191 例临床观察》《崩漏分型论治》《论调理脾胃是妇科治疗的一个重要方法》等。

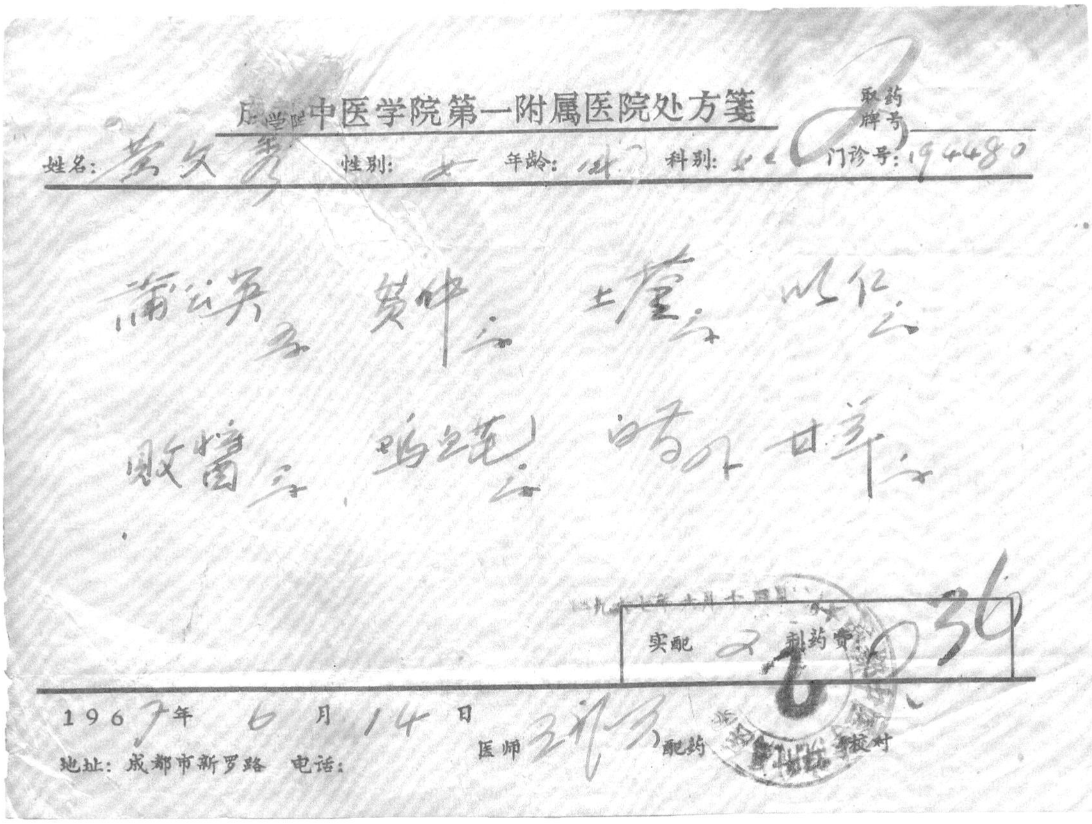

成都中医学院第一附属医院处方笺

取药牌号

姓名：黄文秀　性别：女　年龄：　科别：　门诊号：194480

蒲公英　贯仲　土茯苓

败酱　鸡冠花　白果　甘草

实配 2　剂药费 0.36

1967年 6月 14日

医师 王渭川　配药　校对

地址：成都市新罗路　电话：

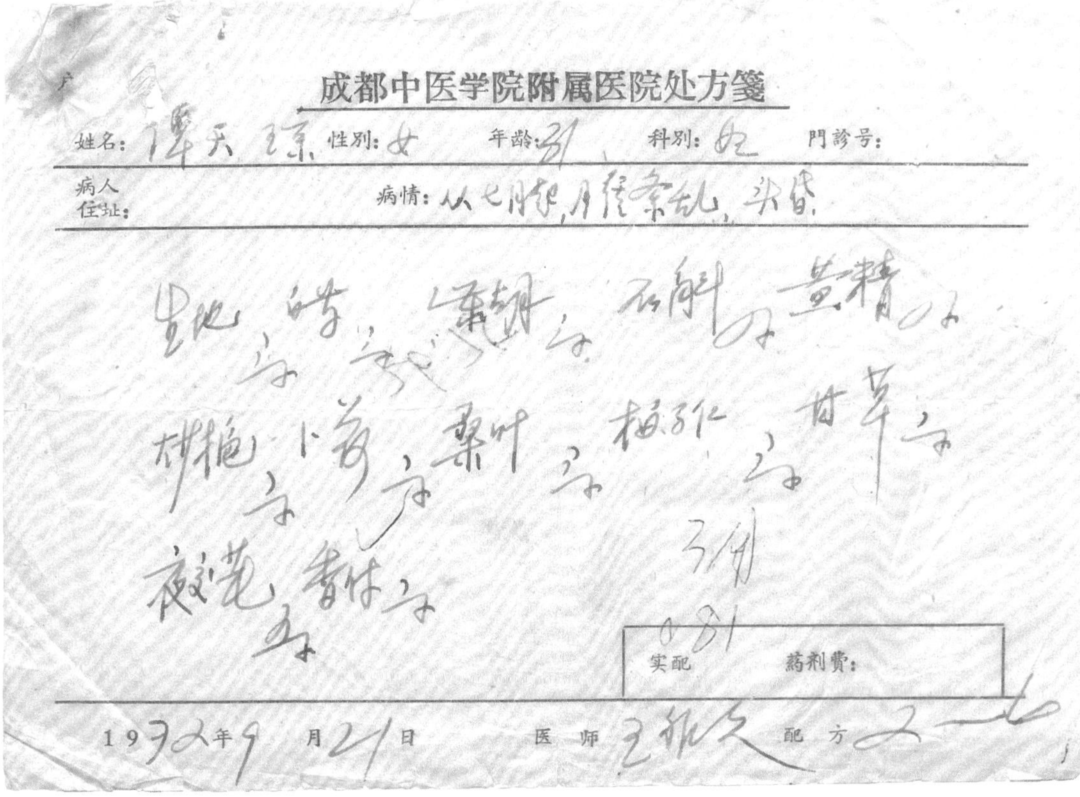

成都中医学院附属医院处方笺

姓名：谭天琼　性别：女　年龄：31　科别：妇　門診号：

病人住址：　病情：从七月起月经紊乱，头昏

生地　柴胡　石斛　黄精

炒栀子　桑叶　梅花　甘草

夜交藤　香附

3剂

0.81

实配　药剂费：

1972年9月21日　医师 王渭川　配方

李仲愚

（1920—2003）

四川彭州人。针灸学家。师从堂叔晚清秀才李培生，后又师从天彭名医刘国南、刘锐仁。20岁入四川国医学院学习。1956年调成都中医学院，从事中医、针灸教学和临床工作。深求古训，博采新知，施术时能取各家之长。精于方术，善用针灸，常以中医传统的汤液、针灸、角砭、导引等方法治疗内、妇、儿、外及五官各科疾病，尤擅长使用祖传绝招杵针、气功等法，内外合治，针药结合，治疗多种常见病及各种奇难杂证，多次进京给中央首长治病。历任本校附属医院针灸指针研究室主任、康复科主任，四川省政协委员、四川省针灸学会会长等职。享受国务院政府特殊津贴。1991年，被确定为全国名老中医师带徒指导老师。著有《气功灵源发微》《杵针治疗学》等。

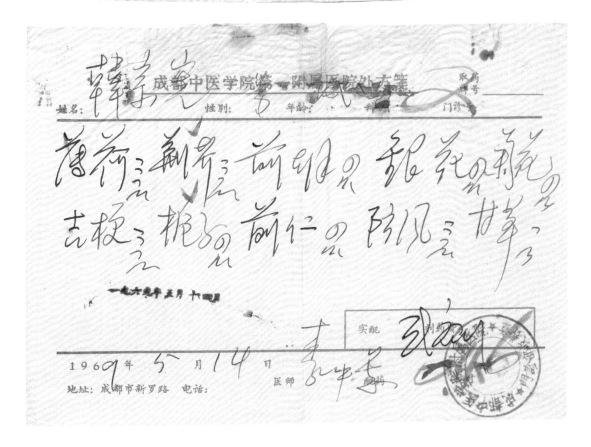

成都中医学院附属医院处方箋　　取药牌号

姓名：梁竹君　性别：　年龄：　科别：　門診号：

党参　黄芪　淮药　鳖甲　玉竹
天冬　黄精　广皮　甜酒曲
每剂煎服两天服二剂后
四剂再另换方

1968年12月29日　医师 [illegible]　配药　校对

地址：成都市四道街　电话：8615

成都中医学院第一附属医院处方箋　　取药牌号

姓名：韩某　性别：　年龄：　科别：　门诊号：

薄荷　荆芥　前胡　银花　连翘
桔梗　枳壳　前仁　防风　甘草

一九六九年五月十四日

实配

1969年5月14日　医师 [illegible]　配药

地址：成都市新罗路　电话：

戴佛延

（1913—2007）

重庆合川人。中医伤寒专家。自幼研经读史，1936 年就读四川国医学院，1956 年调至成都中医学院，从事教学和临床工作。参加中医院校二版教材《伤寒论》编撰，曾任四川省科协会员、省医药卫生科普委员会副主任委员、省高教局中医中药学科评审组委员等。长期从事《伤寒论》教学。著有《古方医案选编》，于书法深有造诣。

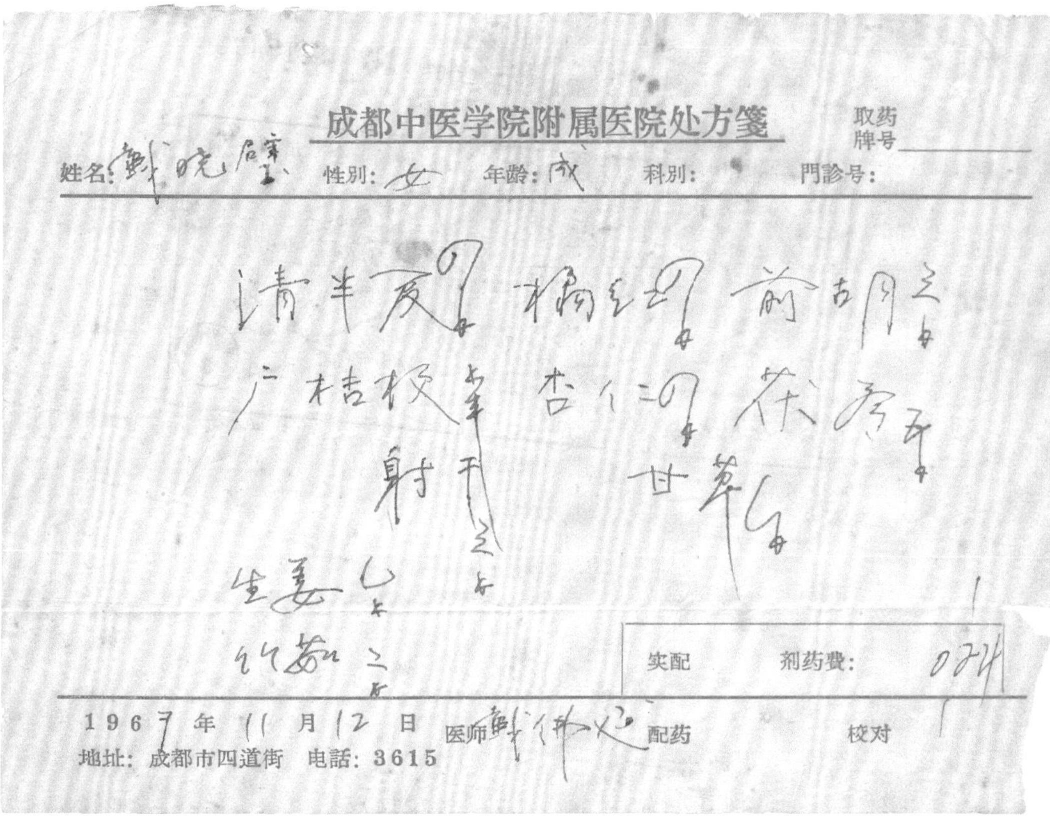

成都中医学院附属医院处方箋　取药牌号

姓名：戴晓蓉　性别：女　年龄：成　科别：　門診号：

清半夏四钱　橘红四钱　前胡三钱
广桔梗二钱　杏仁四钱　茯苓五钱
射干三钱　甘草一钱
生姜二钱
竹茹三钱

实配　剂药费：0.24

1967年11月12日　医师 戴佛延　配药　校对

地址：成都市四道街　电話：3615

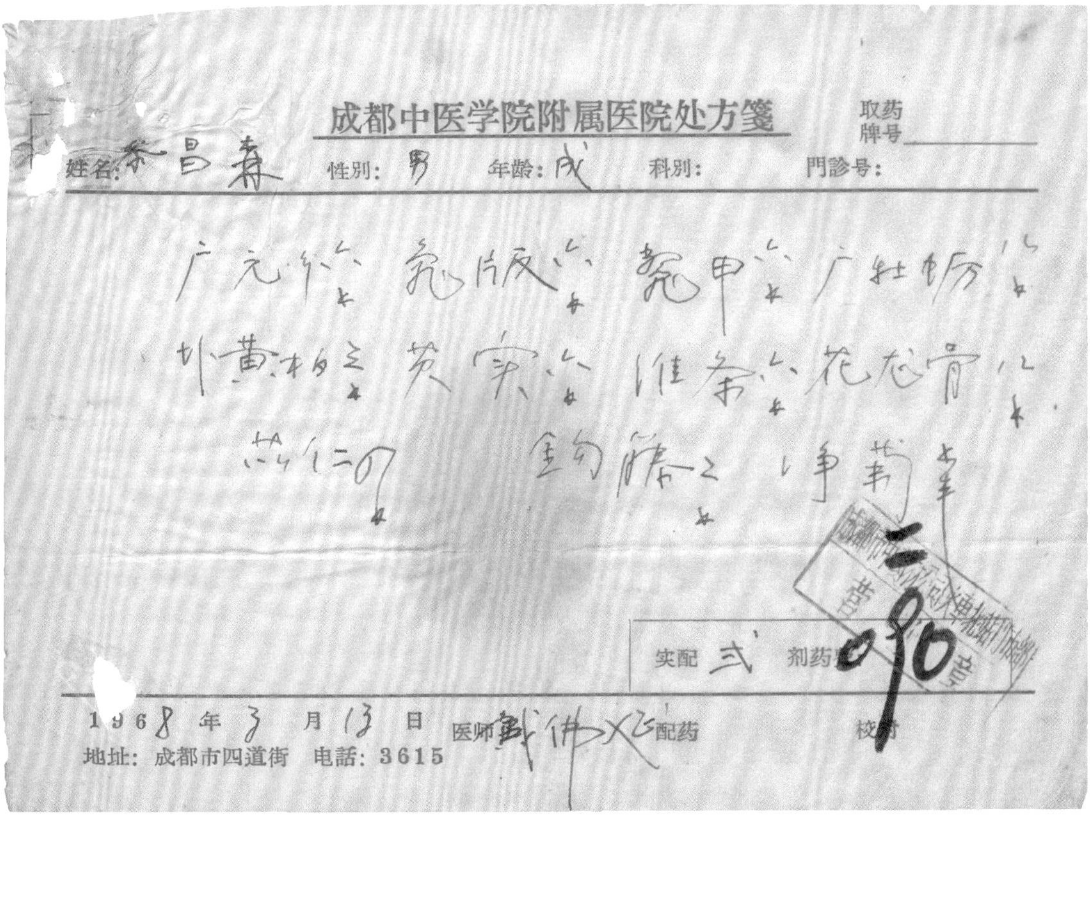

成都中医学院附属医院处方箋　取药牌号

姓名：余昌森　性别：男　年龄：成　科别：　門診号：

广元参六钱　龟版六钱　鳖甲六钱　广牡蛎八钱
川黄柏三钱　芡实六钱　淮条六钱　花龙骨八钱
苡仁四钱　钩藤三钱　净荆芥二钱

实配　弍　剂药费：

1968年3月13日　医师 戴佛延　配药　校对

地址：成都市四道街　电話：3615

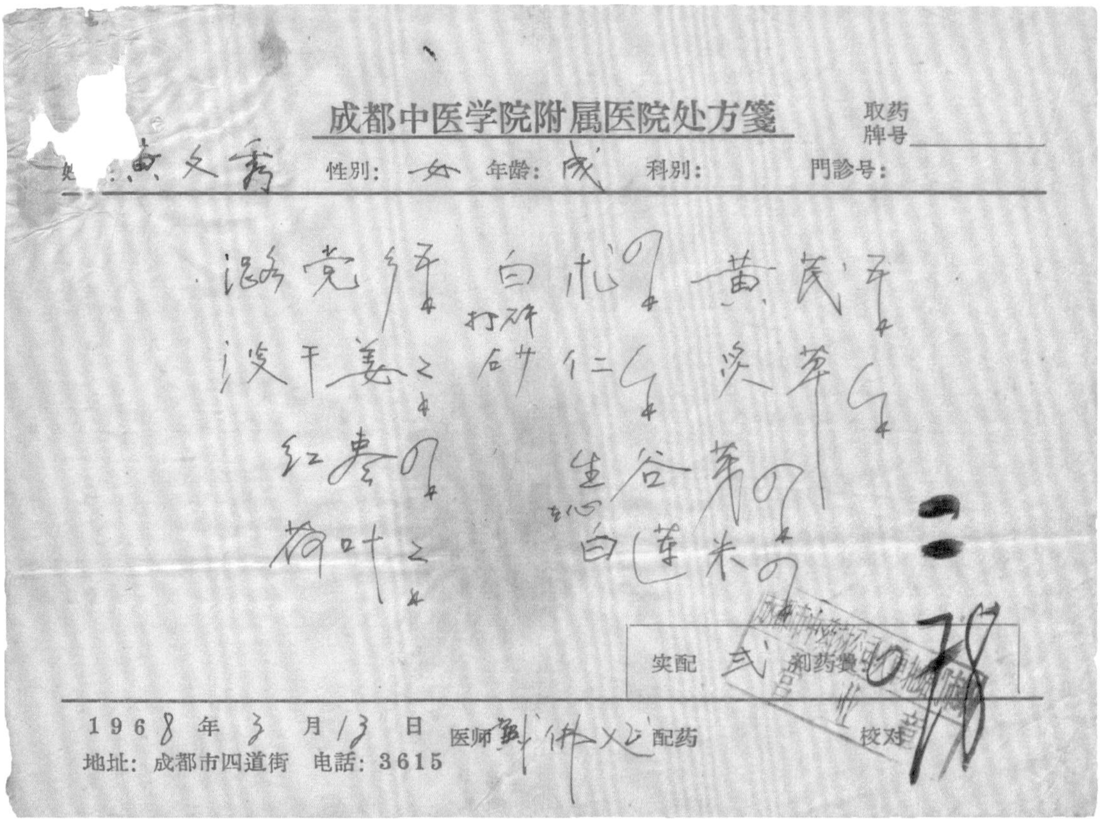

成都中医学院附属医院处方笺

取药牌号

姓名：黄文秀　性别：女　年龄：成　科别：　門診号：

潞党参　白术四钱　黄芪五钱

泡干姜二钱　打碎砂仁钱半　炙草钱半

红枣四枚　生谷芽四钱

荷叶二钱　去心白莲米四钱

实配 贰 剂药费

1968年3月13日　医师 刘佛刘　配药　校对

地址：成都市四道街　电話：3615

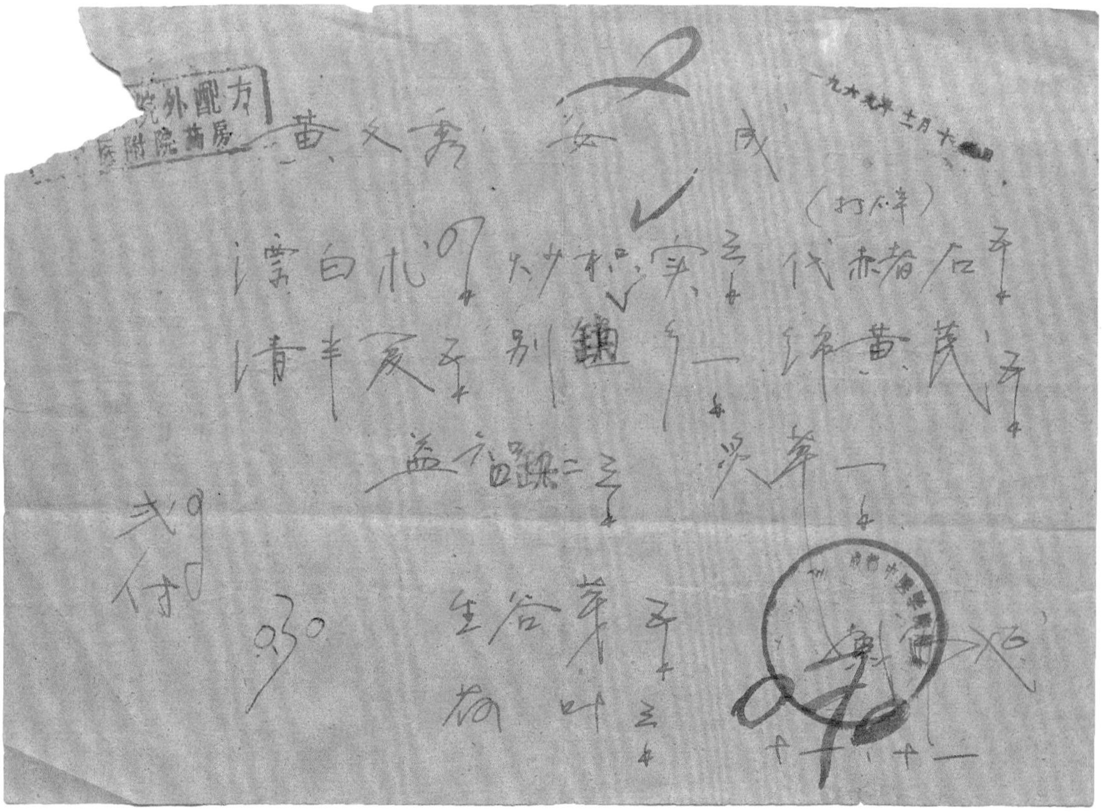

院外配方

医附院药房

一九六九年十二月十

黄文秀　女　成

潞白术四钱　炒枳实三钱　（打碎）代赭石五钱

清半夏五钱　别甲[illegible]　绵黄芪五钱

益智仁二钱　炙草一钱

生谷芽五钱

荷叶三钱

贰付

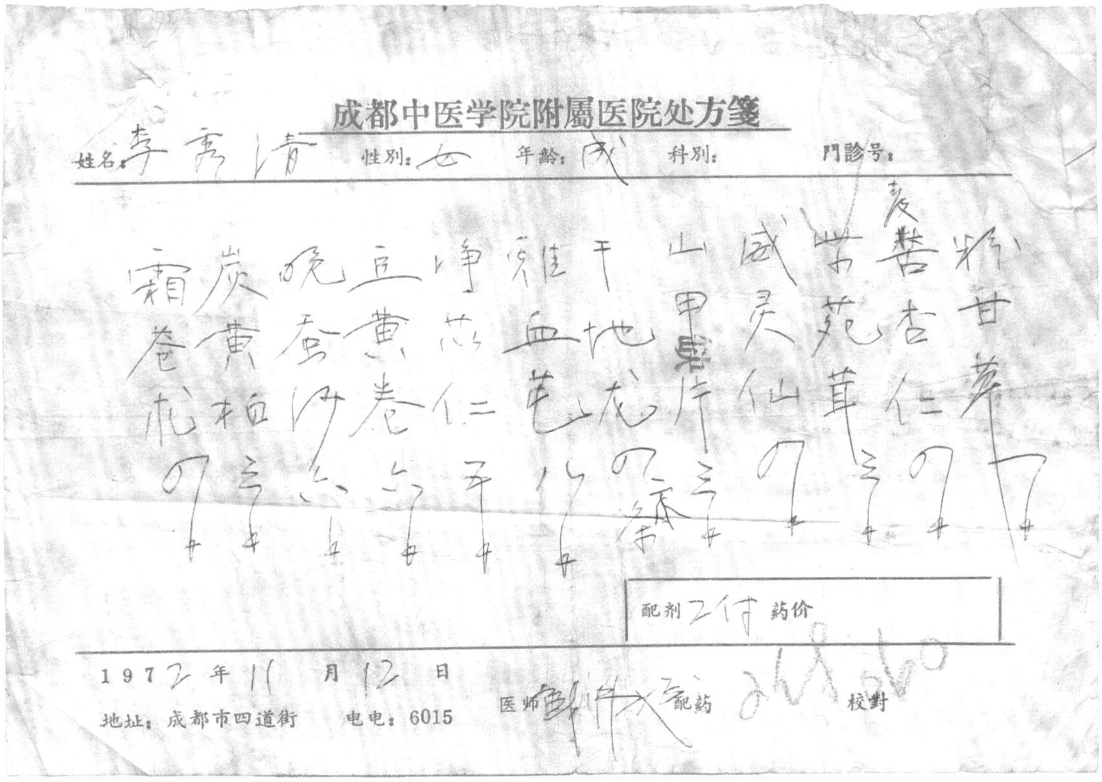
成都中医学院附属医院处方笺

姓名：李秀清　性别：女　年龄：成　科别：　門診号：

配剂2付　药价

1972年11月12日

地址：成都市四道街　电电：6015　医师　配药　校對

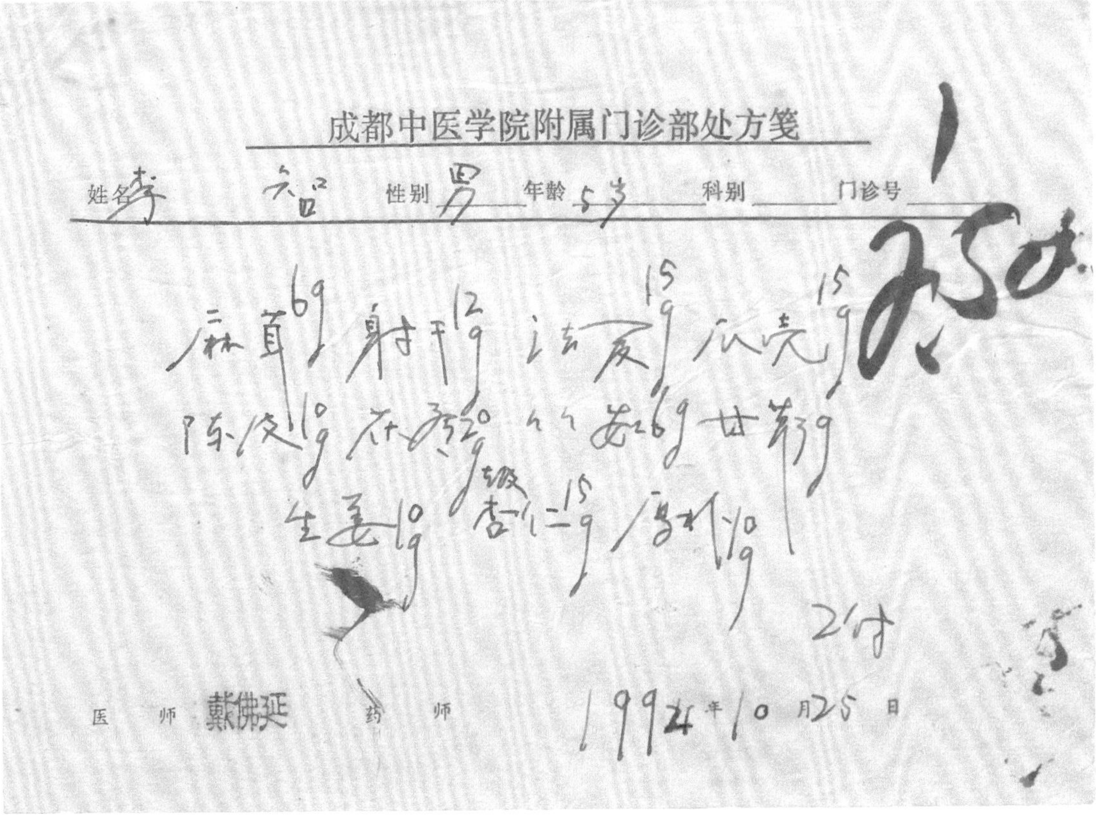
成都中医学院附属门诊部处方笺

姓名 李　智　性别 男　年龄 53　科别　门诊号

麻黄6g　射干12g　法夏15g　瓜壳15g

陈皮15g　茯苓20g　竹茹6g　甘草3g

生姜10g　杏仁15g　厚朴15g

2付

医师 戴佛延　药师　1992年10月25日

杨介宾

（1929—2007）

笔名水竹林，四川金堂人。中医针灸学专家。出身于中医名门世家，早年随父杨术全临证习医，精研医典。1956 年选送到成都中医进修学校学习，1958 年考入成都中医学院师资班学习，以优异成绩毕业留校执教。在此期间拜蜀中名医吴棹仙、蒲湘澄门下，系统学习中医经典理论和历代名家著述，并精研针灸、子午流注和灵龟八法等，尽得二位名师真传。1991 年被遴选为继承老中医药专家学术经验指导教师，省级重点学科针灸学学术带头人，享受国务院政府特殊津贴。首届四川省十大名中医。历任全国自然科学基金委员会评审委员、全国高等医药院校教材编审委员会委员、四川省时间生物医学会副理事长等职。

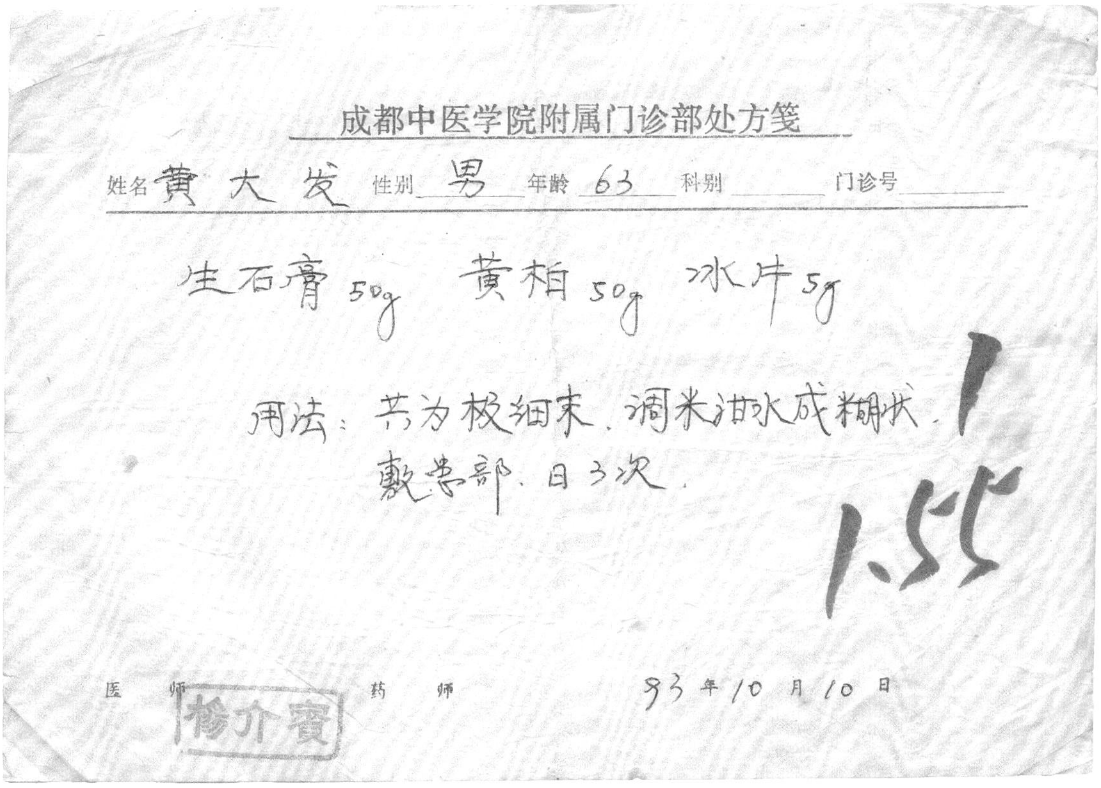
成都中医学院附属门诊部处方笺

姓名 黄大发 性别 男 年龄 63 科别 门诊号

生石膏 50g 黄柏 50g 冰片 5g

用法：共为极细末，调米泔水成糊状，敷患部，日3次。

1

1.55

医师 修介宾 药师 93年10月10日

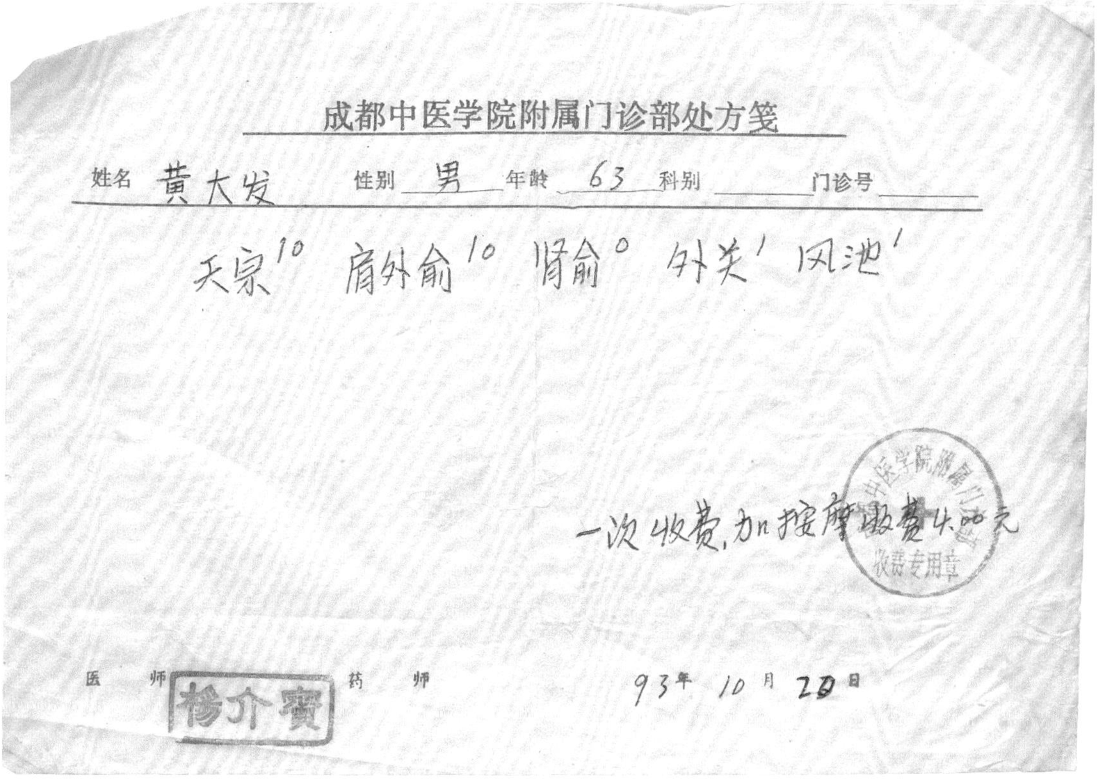
成都中医学院附属门诊部处方笺

姓名 黄大发 性别 男 年龄 63 科别 门诊号

天宗10 肩外俞10 肾俞0 外关1 风池1

一次收费，加按摩收费4.00元

中医学院附属门诊部 收费专用章

医师 修介宾 药师 93年10月20日

曾敬光

（1918—2010）

四川双流人。1938 年入四川国医学院就读。1941 年拜本乡名医李虞为师，尤善儿科，渐声名鹊起。后在妇科名家卓雨农的影响下转攻妇科专业。1957 年调入成都中医学院，主讲中医妇科学。历任卫生部高等医药院校中医专业教材编审委员会委员、四川省中医学会常务理事及中医妇科专业委员会主任委员、成都市人大代表等职。崇尚卓氏妇科“病在冲任二脉，责之肝脾肾三经”之说，对月经病、带下病尤其治疗崩漏有比较丰富的经验。

成都中医学院附属医院处方笺

姓名：陈丽平　性别：女　年龄：成　科别：　门诊号：

病人住址：　病情：

生地12g　枸杞12g　淮山药20g　地骨皮15g

萸肉10g　丹皮10g　菟丝子10g　当归身10g

炒枣仁10g　炒白芍12g　生山查15g　淮牛夕10g

实配　药剂费：4—6付

1987年5月23日　医师　曾敬光　配方

第二方

成都中医学院附属医院处方笺

姓名：陈丽平　性别：女　年龄：成　科别：　门诊号：

病人住址：　病情：

当归尾10g　熟地12g　川芎6g　赤芍12g

香附10g　首乌12g　牛夕10g　生山查15g

红泽兰12g　益母草12g

实配：　药剂费：

1987年8月21日　医师：曾敬光　配方：

关吉多

（1916—2011）

满族，辽宁辽阳人。中医针灸名家。1933 年入名医陈泽东主办的中国医学讲习所。1934 年入施今墨主办的北京华北国医学院，师从针灸名家吴彩臣、来守一，得风证治疗真传。1937 年毕业，辗转成都，悬壶于市。1951 年调成都市第一人民医院针灸科。1957 年调成都中医学院针灸教研组。善于应用脏腑经络辨证，选穴精当而效速。尤擅癫痫疾病论治，创研新药，疗效极佳。对于经筋病，强调以筋辨证，以筋论治。诊病之余，据太乙神针、雷火神针之法，研制无烟灸条，以解艾灸烟熏之苦。其学术思想远播日本及东南亚地区，被誉为“神针”。

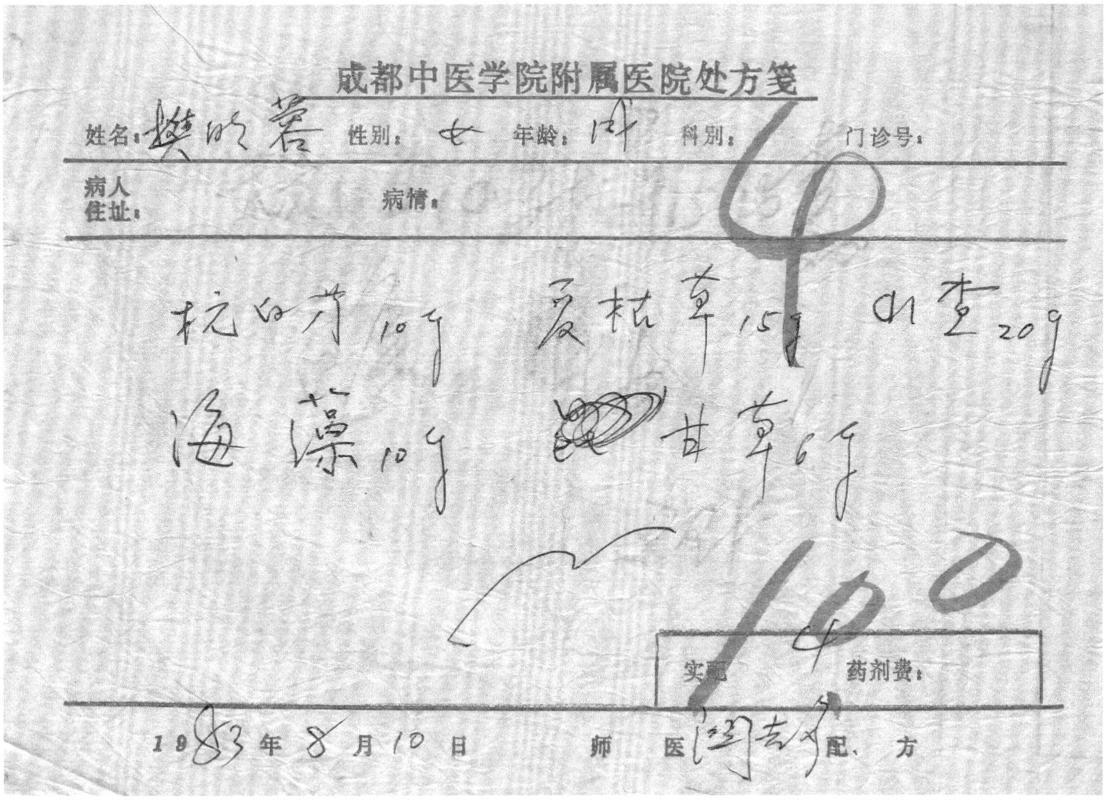

成都中医学院附属医院处方笺

姓名：樊晓蓉 性别：女 年龄：18 科别： 门诊号：

病人住址： 病情：

杭白芍10g 夏枯草15g 山查20g

海藻10g 甘草6g

实配 药剂费：

1983年8月10日 医师 闫志文 配方

萧正安

（1928—2011）

字体明，号萧康，四川金堂人。著名儿科专家。师从胡伟堂、徐梓柏。1957 年担任成都中医学院儿科学教学工作。1978 年担任中医儿科专业硕士生导师，历任成都市中医学会理事、四川省中医学会儿科专委会主任委员等。一生致力于中医儿科事业的发展，潜心研究小儿高热、惊风、哮喘、咳嗽等，卓有成效。在民间有“萧小儿”之称。著有《中医儿科学》《四言医学》等。

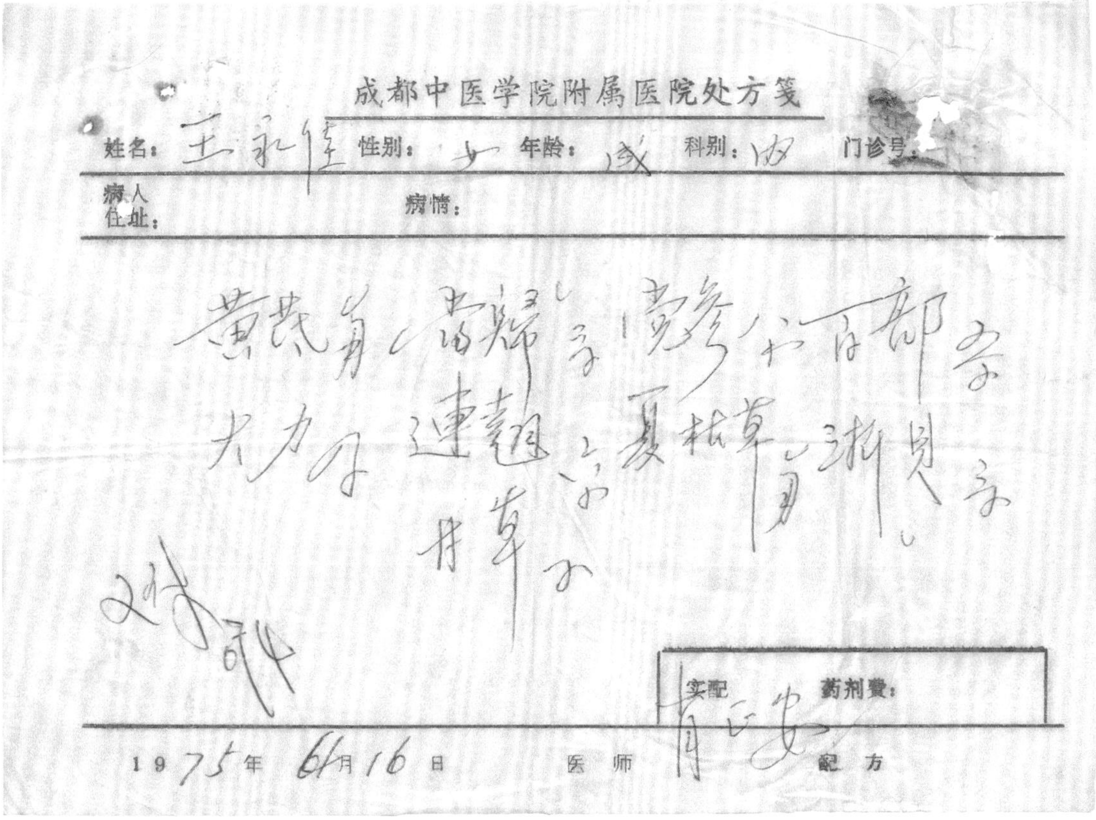

成都中医学院附属医院处方笺

姓名：王永佳　性别：女　年龄：成　科别：内　门诊号：

病人住址：　病情：

黄芪一两　当归三钱　党参八钱　百部三钱

大力子　连翘六钱　夏枯草一两　川贝三钱

甘草一钱

二付

实配　药剂费：

1975年6月16日　医师 肖正安　配方

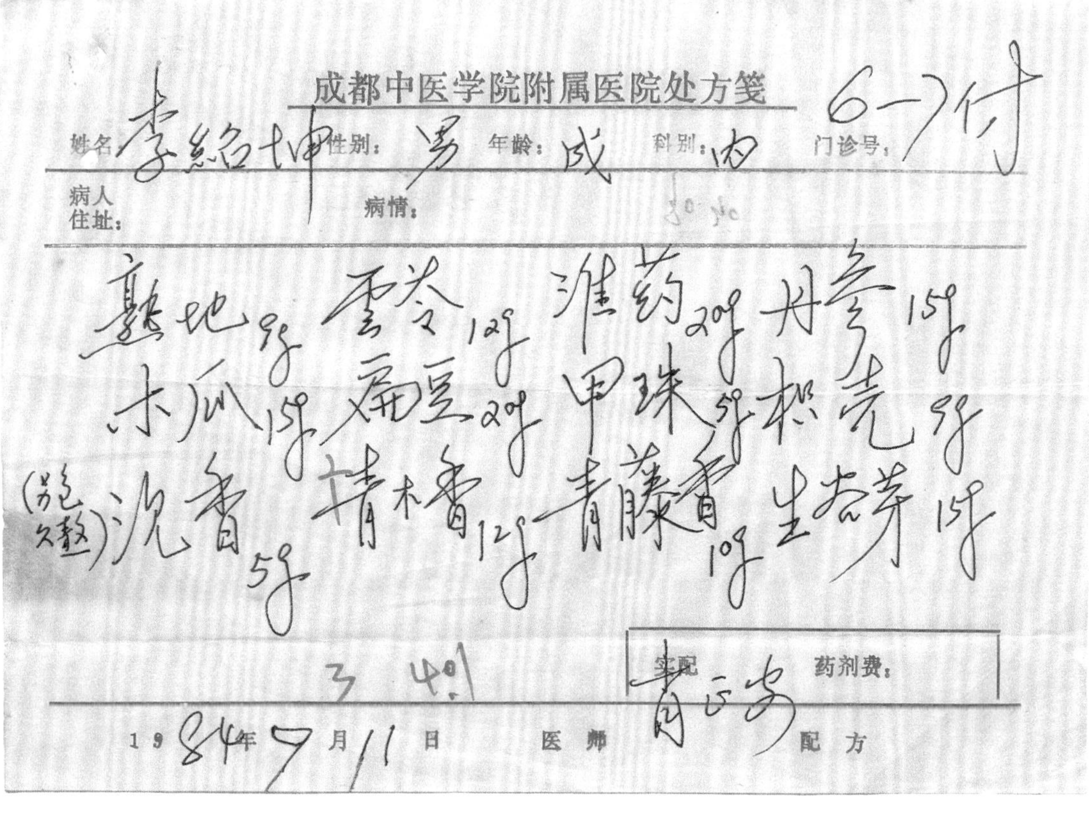

成都中医学院附属医院处方笺　6—7付

姓名：李绍坤　性别：男　年龄：成　科别：内　门诊号：

病人住址：　病情：

熟地9g　云苓12g　淮药20g　丹参15g

木瓜15g　扁豆20g　甲珠5g　枳壳9g

（另包久熬）沉香5g　青木香12g　青藤香10g　生谷芽15g

3　40

实配　药剂费：

1984年7月11日　医师 肖正安　配方

邹学熹

（1931—2015）

四川新都人。医易学专家。12岁拜新都廖德明为师，研习中医，后师从易学名家蔡福裔学习《易经》。1962年毕业于成都中医学院医学系，留校任教。1974年授课时昏倒，患痿证而卧床八年，后自拟方药治疗而愈。1991年被确定为全国名老中医师带徒指导老师，享受国务院政府特殊津贴。擅长中医内科、皮肤科。以五脏为纲，善用和药，从整体论治；对于各种疑难杂症，常以虫介药配入方中。对于黄疸、血证、淋证、癃闭、风水等症都有独到的见解。对易学、中医学以及二者关系深入研究，著作颇丰，有《中医五脏病学》《易学十讲》《中国医易学》《易学精华丛书》等。

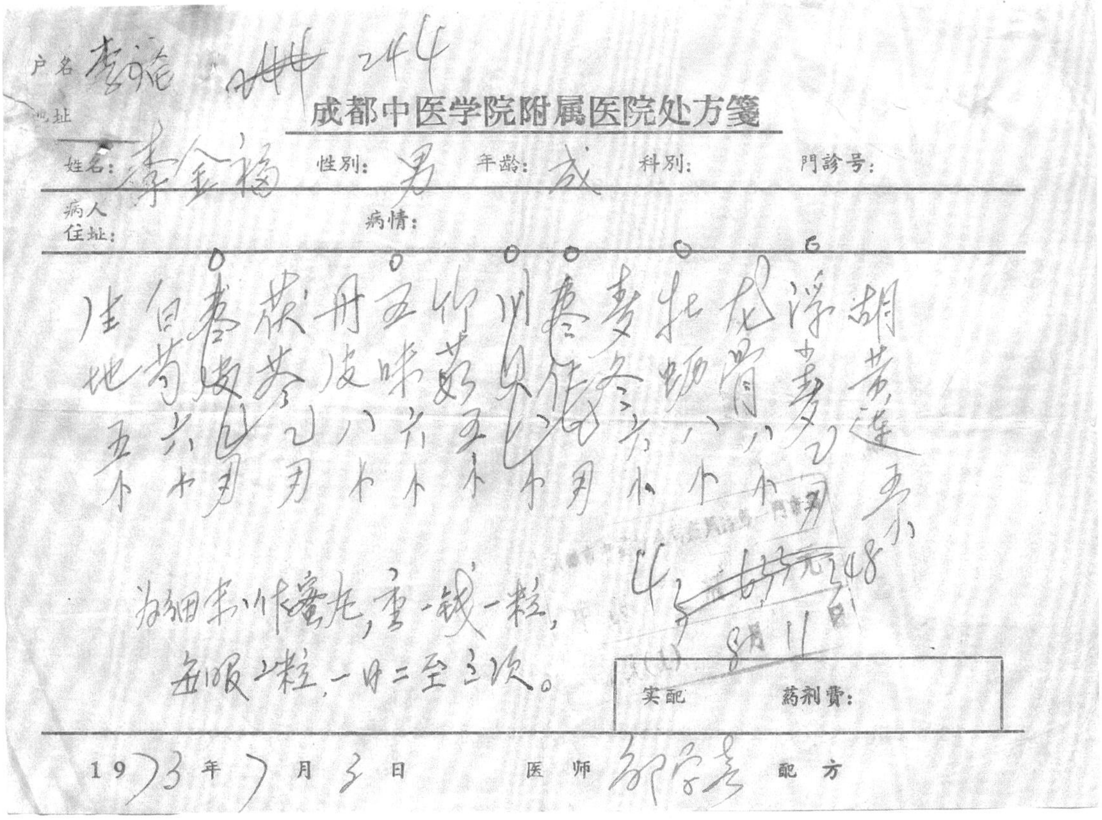

户名 李裕 244

地址

成都中医学院附属医院处方箋

姓名：李金福 性别：男 年龄：成 科别： 門診号：

病人住址： 病情：

生地五钱 白芍六钱 枣皮一两 茯苓一两 丹皮八钱 五味六钱 竹茹五钱 川贝一两 泰冬六钱 麦冬八钱 牡蛎八钱 龙骨一两 浮小麦一两 胡黄连五钱

为细末，作蜜丸，重一钱一粒，每服二粒，一日二至三次。

实配 药剂费：

1973年7月3日 医师 邹学熹 配方

郭子光

（1932—2015）

重庆荣昌人。著名中医学家。对中医各家学说、《伤寒论》有深入研究，中医康复学科的开创者。1962 年毕业于成都中医学院医学系，留校从事临床、科研、教学工作。为第三批全国名老中医师带徒指导老师，享受国务院政府特殊津贴的专家，四川省政府首批确定的学术技术带头人，全国首届国医大师，四川省“优秀教师”。曾任国务院学位委员会学科组秘书，国家自然科学基金会生物部医学学科专家评审组成员，卫生部全国高等中医院校教材编审委员会委员等。著有《肺结核病》《伤寒论汤证新编》《现代中医治疗学》《中医康复学》《日本汉方医学精华》等。

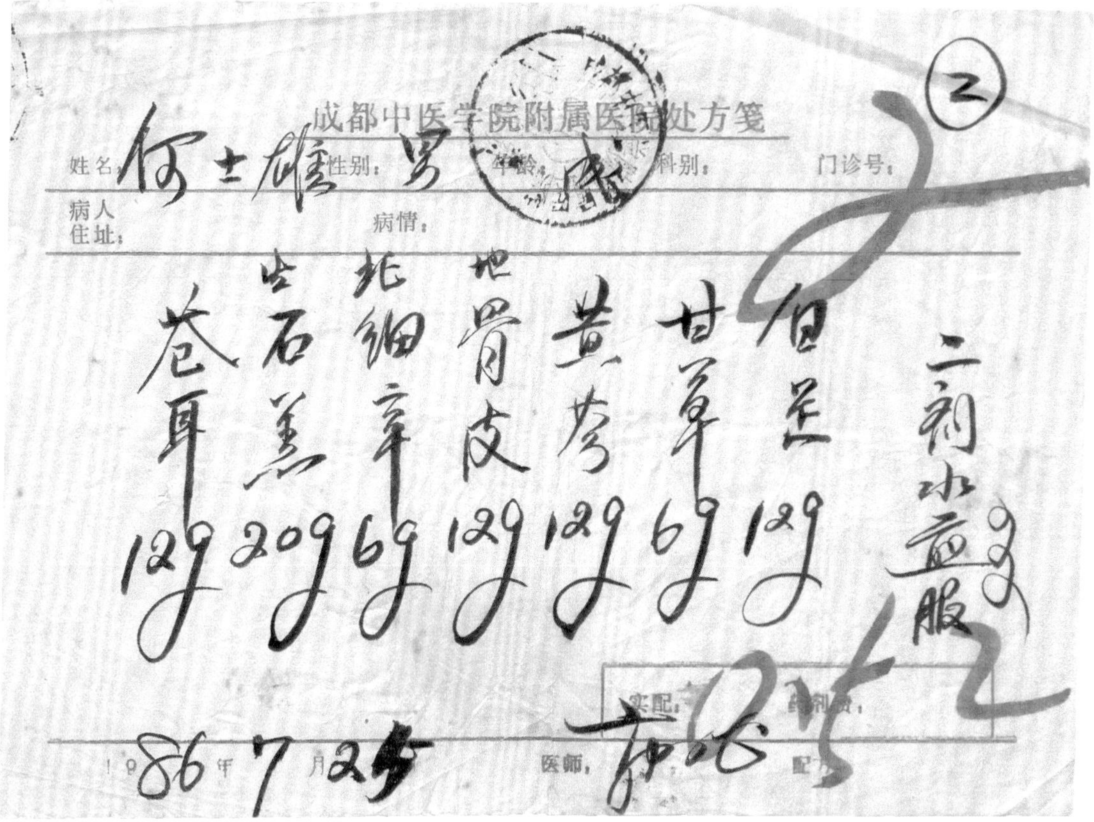

成都中医学院附属医院处方笺

姓名：何士雄 性别：男 年龄：成 科别： 门诊号：

病人住址： 病情：

苍耳 12g 生石膏 20g 北细辛 6g 地骨皮 12g 黄芩 12g 甘草 6g 白芷 12g

二剂水煎服

实配： 药剂费：

1986年7月25日 医师： 配方：

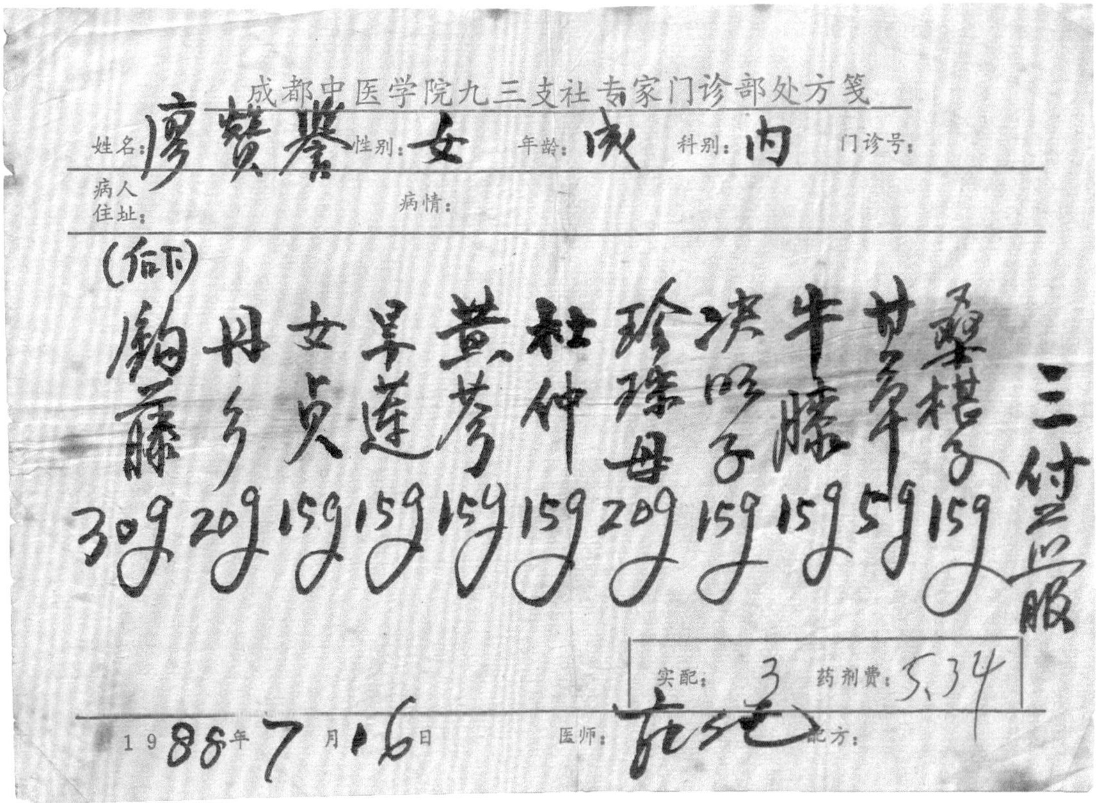

成都中医学院九三支社专家门诊部处方笺

姓名：廖赞馨 性别：女 年龄：成 科别：内 门诊号：

病人住址： 病情：

（仿下）

钩藤 30g 丹参 20g 女贞 15g 旱莲 15g 黄芩 15g 杜仲 15g 珍珠母 20g 决明子 15g 牛膝 15g 甘草 5g 桑椹子 15g

三付水煎服

实配：3 药剂费：5.34

1988年7月16日 医师： 配方：

成都中医学院九三支社专家门诊部处方笺

姓名：何士雄 性别：男 年龄：老 科别： 门诊号：

病人住址： 病情：头痛、

(麻)

葛根20g 丹参20g 川芎15g 首乌30g 枣仁15g 夜交藤40g 决明子15g 五味子10g 茵陈20g 郁金10g 焦栀10g 麦芽30g 二付

404

实配： 药剂费：

1990年5月24日 医师：[illegible] 配方：

成都中医学院附属医院处方笺

姓名：杨维英 性别：女 年龄：[illegible]岁 科别：内 门诊号：

病人住址： 病情：

金瓜蒌15g 法夏10g 黄芩15g 桔梗15g 杏仁12g 枳壳12g 沙参20g 鱼腥草20g 甘草5g 建曲15g 二付

实配： 药剂费：

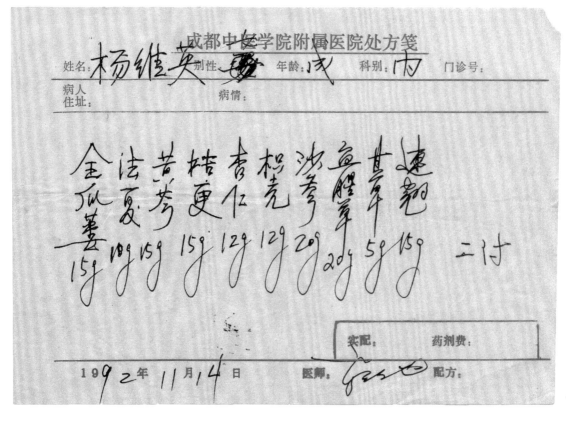

1992年11月14日 医师：[illegible] 配方：

陈治恒

（1929—2017）

名和文，四川巴县人。著名伤寒专家。出身于中医世家，幼承庭训，少小诵经，矢志岐黄。1956 年考入成都中医学院，得到李斯炽、邓绍先等众多中医名家的指导，1960 年提前毕业留校任教，师事著名伤寒学家邓绍先，精研中医经典及历代名家著述。1990 年被选为首批全国名老中医药专家，1991 年被遴选为全国名老中医师带徒指导老师，享受国务院政府特殊津贴。点校整理有《许叔微伤寒论著三种》等。

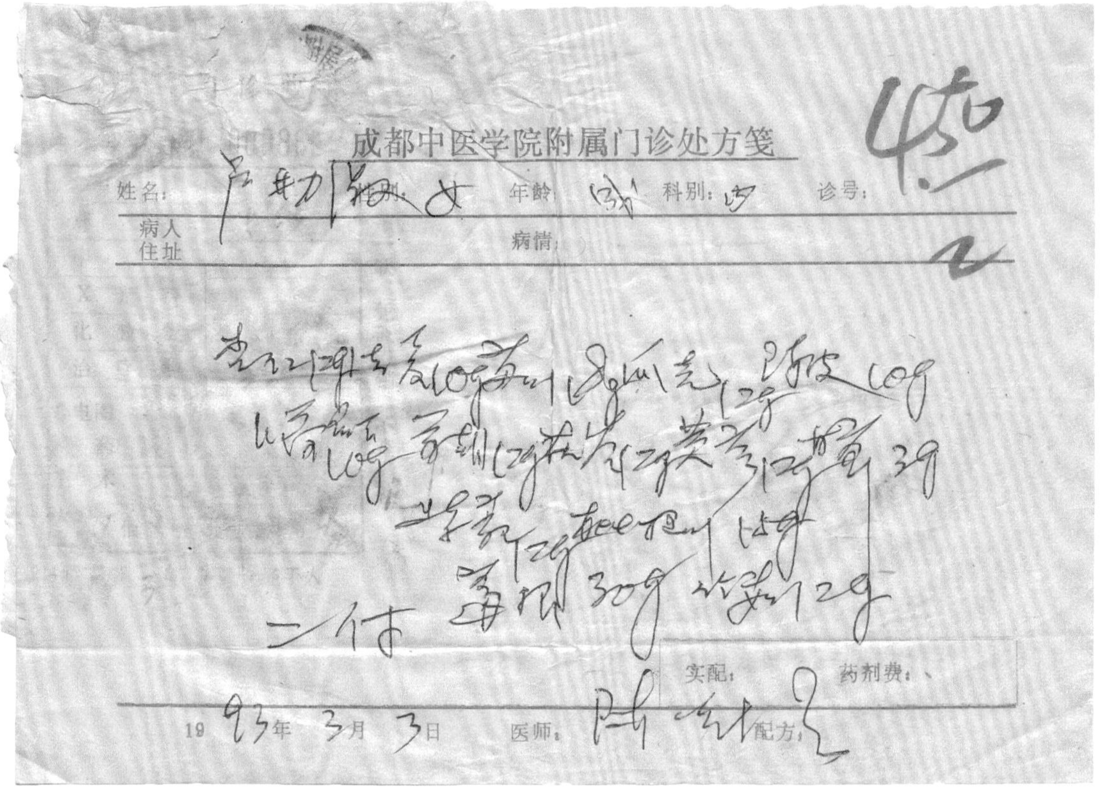
成都中医学院附属门诊处方笺

姓名：　　性别：女　　年龄：　　科别：　　诊号：

病人住址：　　病情：

二付

实配：　　药剂费：

1993年3月3日　　医师：　　配方：

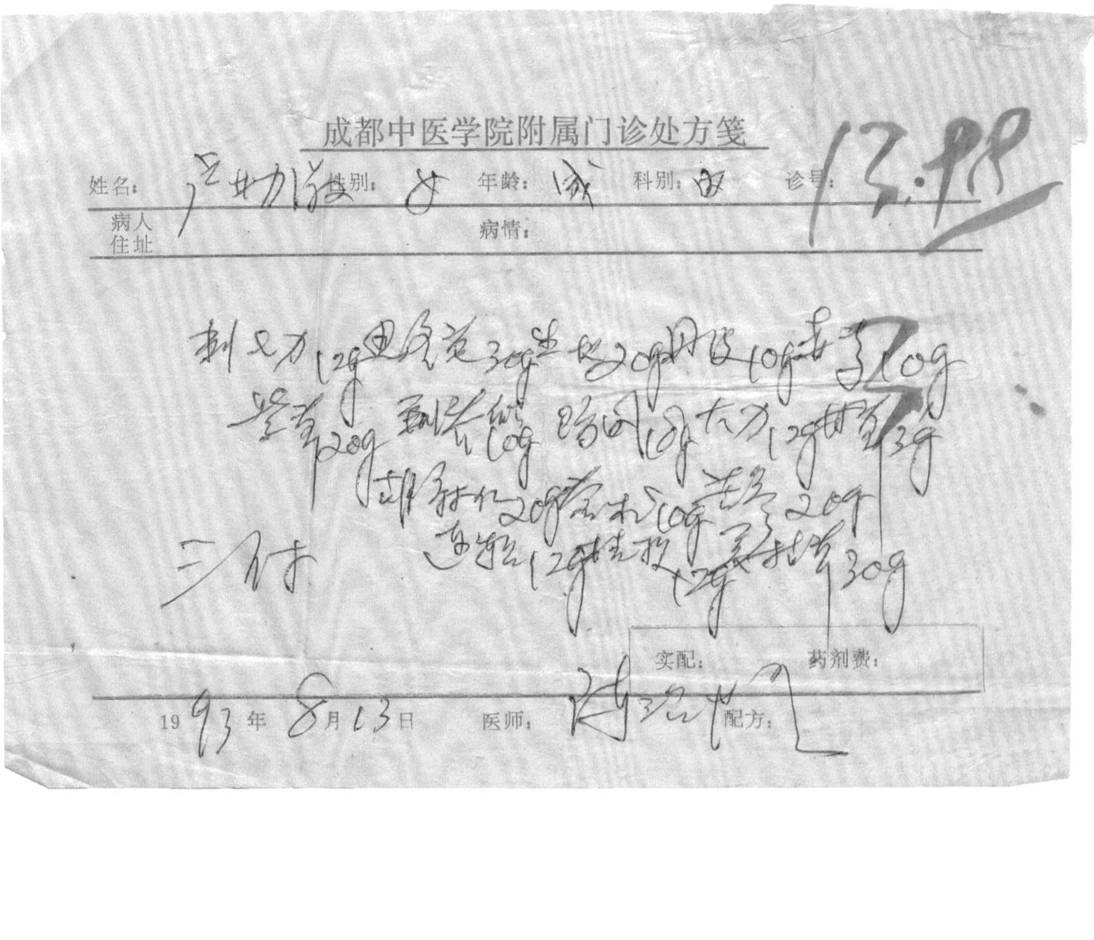
成都中医学院附属门诊处方笺

姓名：　　性别：女　　年龄：　　科别：　　诊号：

病人住址：　　病情：

二付

实配：　　药剂费：

1993年8月13日　　医师：　　配方：

陈潮祖

（1929—2018）

四川宜宾人。方剂学家。少时因母亲宿疾久困，遂矢志岐黄。18岁师从同里名医孙芳庭，1958年入成都中医学院师资班学习，结业留校任教，1987年晋升教授。1991年被定为全国名老中医师带徒指导老师，享受国务院政府特殊津贴。临床重命门之火，长于补火益元。对方剂学见解颇深，认为选收医方，应以临床常用，疗效突出，结构独特为原则，无贵无贱、广收博采。编有《中医治法与方剂》《中医病机治法学》《方剂学》等。其中《中医治法与方剂》是其代表作，由人民卫生出版社出版至第五版，印数达80余万册，在全国中医界有重要影响。

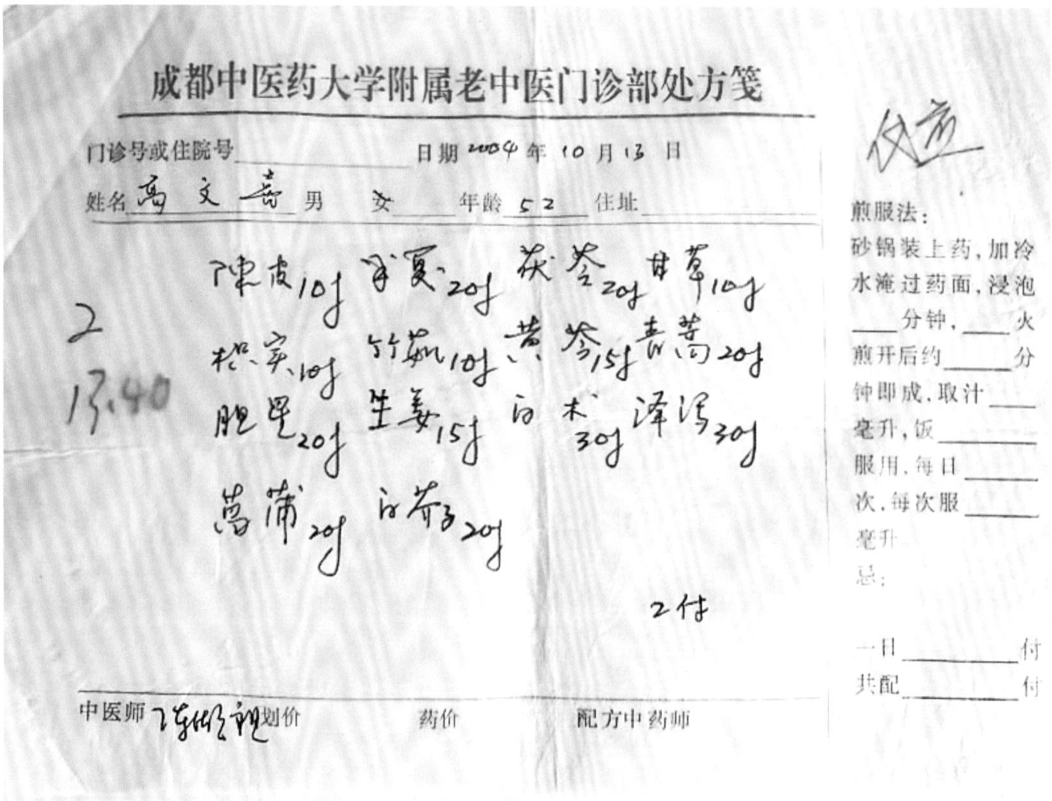

成都中医药大学附属老中医门诊部处方笺

门诊号或住院号＿＿＿＿ 日期 2004 年 10 月 13 日

姓名 高文喜 男 女 年龄 52 住址

陈皮10g 半夏20g 茯苓20g 甘草10g

枳实10g 竹茹10g 黄芩15g 青蒿20g

胆星20g 生姜15g 白术30g 泽泻30g

菖蒲20g 白芥子20g

2付

2

15.40

中医师 陈潮祖 划价 药价 配方中药师

煎服法：

砂锅装上药，加冷水淹过药面，浸泡＿＿分钟，＿＿火煎开后约＿＿分钟即成，取汁＿＿毫升，饭＿＿服用，每日＿＿次，每次服＿＿毫升

忌：

一日＿＿付

共配＿＿付

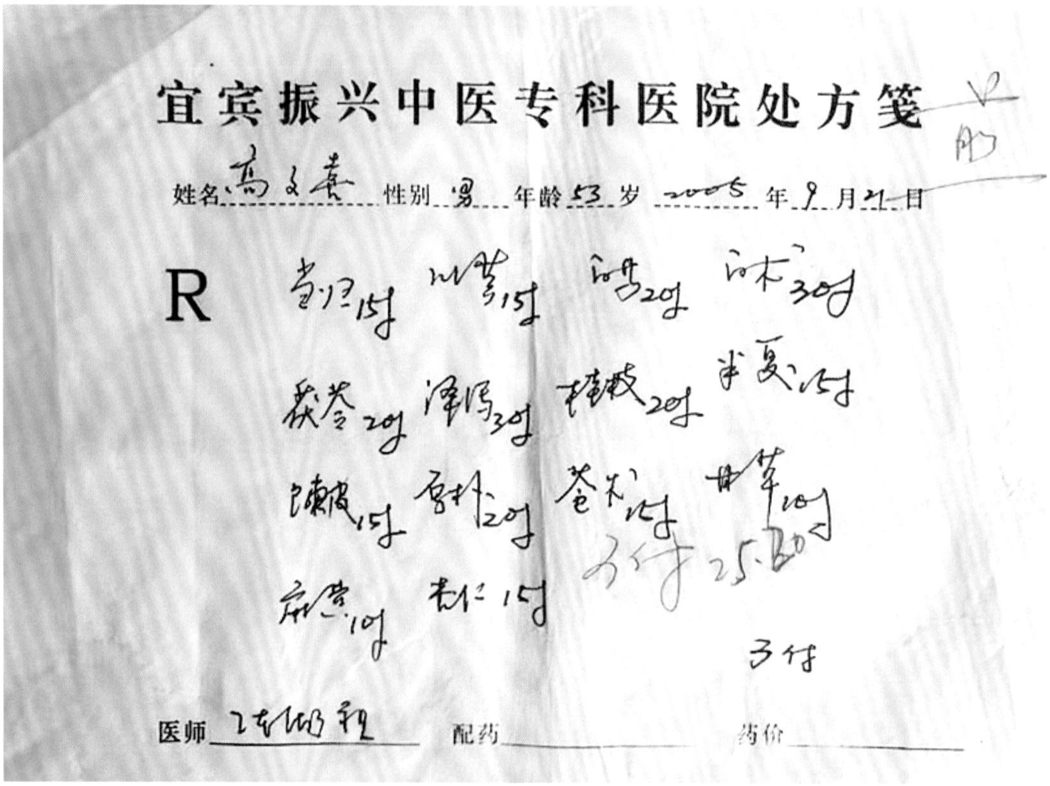

宜宾振兴中医专科医院处方笺

姓名 高文喜 性别 男 年龄 53 岁 2005 年 9 月 21 日

R 当归15g 川芎15g 白芍20g 白术30g

茯苓20g 泽泻30g 桂枝20g 半夏15g

陈皮15g 厚朴20g 苍术15g 甘草10g

麻黄10g 杏仁15g

3付 25.80

3付

医师 陈潮祖 配药＿＿＿＿ 药价＿＿＿＿

陈潮祖先生亲属提供

廖伯英
（1908—？）

成都名医。自幼在简阳随父学医，1933 年开业行医。1956 年在成都市第一人民医院任中医内科医师，1962 年在成都中医学院附属医院任中医师。编著有《医案选》。

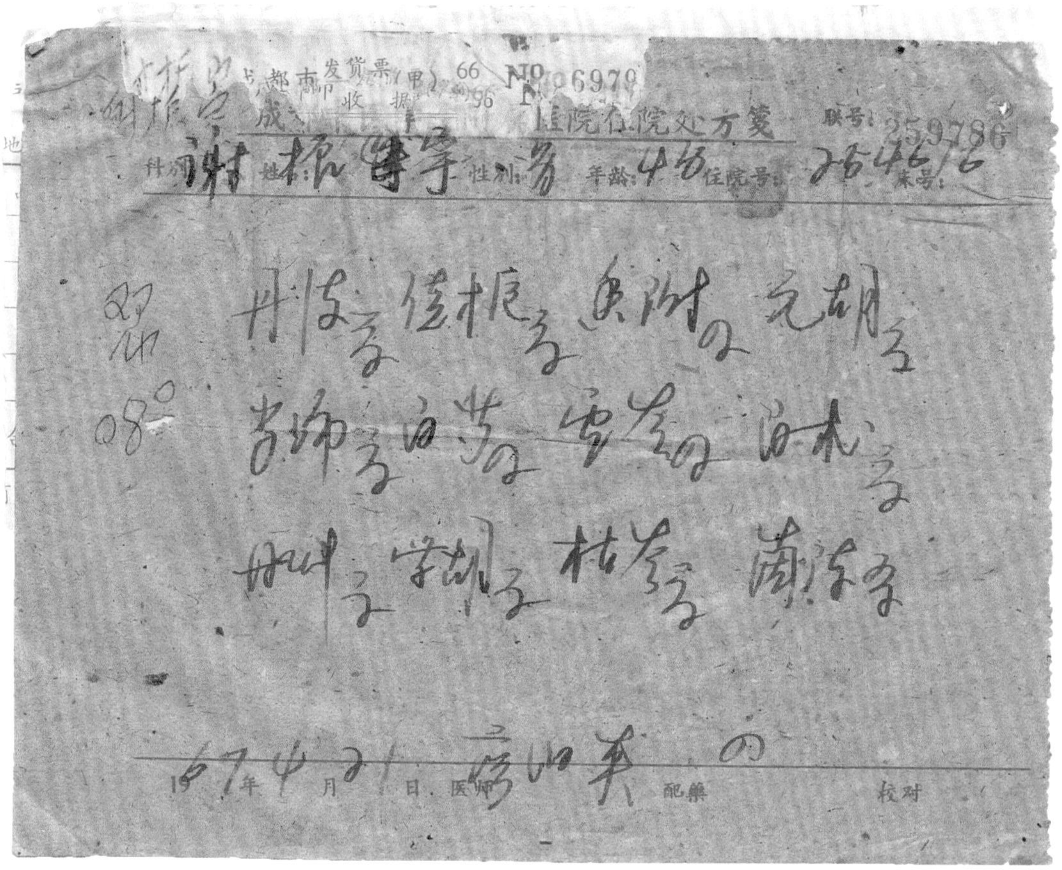
成都市发货票（甲）66 No 06979

收据

成都……医院住院处方笺　联号：259786

科别　姓名：谢……　性别：男　年龄：46　住院号：……　床号：

丹皮三　葛根三　香附四　柴胡三

当归三　白芍四　茯苓四　白术三

丹参三　柴胡三　桔梗三　蒲公英三

19 67 年 4 月 21 日　医师 彭以平　配药　校对

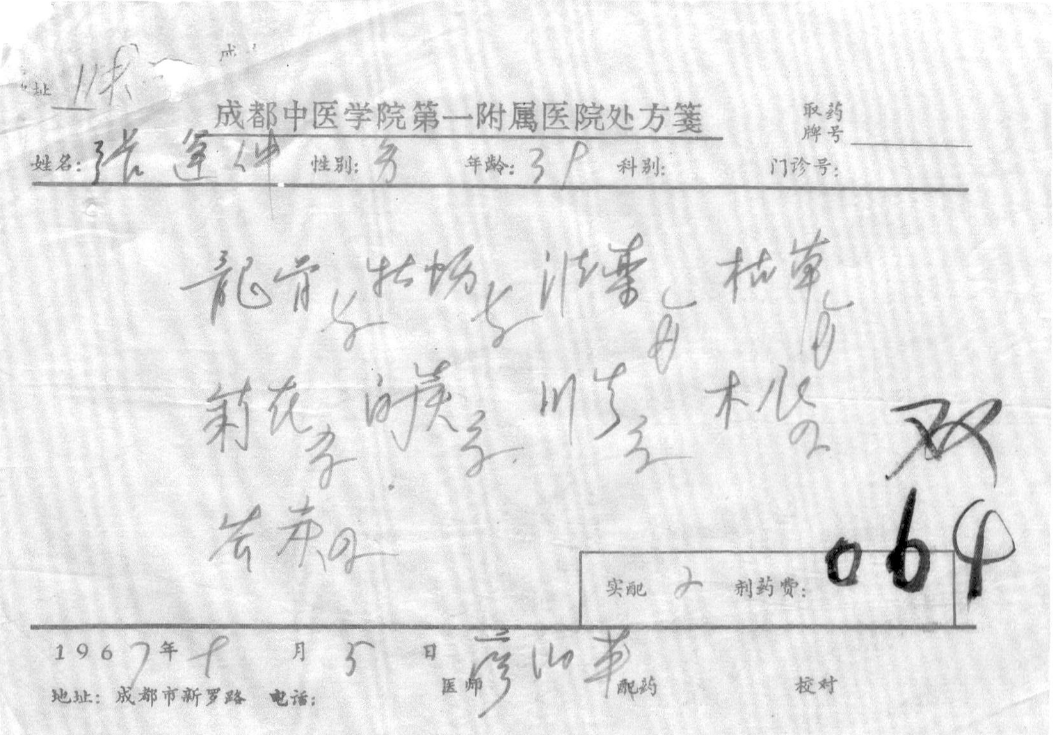
成都中医学院第一附属医院处方笺　取药牌号

姓名：张……　性别：男　年龄：3……　科别：　门诊号：

龍骨　牡蛎　……　桔梗

菊花三　白蒺三　川芎三　木瓜四

茯苓四

实配 2 剂　药费：0.64

1967 年 4 月 5 日　医师 彭以平　配药　校对

地址：成都市新罗路　电话：

三、外省寓川

“天下未乱蜀先乱”，历史上巴蜀战乱频仍，人烟稀少，尤以宋元末期和明清初期为甚，故有“湖广填四川”，外省移民成为四川发展的重要动力。两汉之交，涪翁流寓绵阳，著《针经》《诊脉法》。中唐时，名相陆贽被贬为忠州别驾，晚年蛰居四川长达10年，著《陆氏集验方》50卷。明清时期湖广填四川，增强了巴蜀文化与湖湘、岭南等地文化的融合，如万州王文选祖籍湖北，其祖父迁居万县。近代以来，特别是抗日战争期间，华北、江南、湖北等地省外名医大批涌入四川，如骨科郑怀贤入川后定居成都，江苏承淡安在成都传授针灸，乐山江尔逊曾从其学，上海秦伯未在永川，江苏王渭川、汉口龚去非在万县，湖北胡光慈、贵州宦世安从汉溯渝，杭州沈仲圭入川任北碚中医院院长，南京邹云翔、张简斋内迁重庆开设医馆。张氏在渝七年，曾任重庆中医师公会理事长、中国国医学会理事长，日诊病人百余人，其轻灵的用药风格给陈源生等重庆医家以深刻影响，促进了全国各地医家与四川医家之间的学术交流，推动了四川中医学术的发展。

民国年间被尊为成都四大名中医之首的沈绍九先生祖籍浙江绍兴，其祖辈游幕四川，后定居成都。沈氏在成都开办医馆，精于脉学，攻补皆擅，弟子众多，如唐伯渊、杨莹洁、何伯埙、曾彦适、张澄庵等，皆近现代成都医林名宿。江苏陆景亭，其父曾游幕四川，落籍成都，故其在陕西辞官后，携家定居成都，陆氏处方用药轻灵，擅长于治疗温病，次子陆仲鹤、孙陆干甫承其术，三代皆为四川名医。其时沈绍九任成都“国医讲习所”所长，陆仲鹤任副所长，并肩扶掖后学。

现代以后，赴川求学和毕业后留川及外省分配来四川者亦有不少后起之秀，其中西学中者如吴康衡从江苏南京医学院毕业至成都工作，成都中医学院李明富从云南、赵立勋从陕西赴成都求学，首届毕业后留校任教从医。

沈绍九

（1865—1936）

名湘，浙江绍兴人。民国年间成都四大名医之首。其祖辈迁居四川，定居成都。沈氏广泛研习中医古典医籍，1896 年正式开业行医。清光绪三十一年（1905）沈氏自出巨资，创立成都首家送医送药的医馆，成都名医定时到医馆义务诊病，每年诊者万余人次，连续举办 30 余年，为蜀中医界一大盛举。1912 年，中华民国成立，蜀中业医者改用阳历，由他开始。其弟子唐伯渊、杨莹洁整理有《沈绍九医话》，另文琢之辑录其医学语录、唐伯渊整理其部分医案发表于《华西医药杂志》。沈氏精于脉学，辨证精微、善识怪症；用药轻灵纯正，平中见奇，临证善用温补，别具特色。

成都新川銀號用箋

薄荷 一本 布包 生石膏 三本 炒知母 三本 淡竹 三本

連翹 五本 淨銀花 五本 尖貝 三本 花粉 三本

鮮石斛 八本 細生地 八本 犀角 八卜 丹皮 三本

赤芍 三本 小木通 三本 梔子 二本 角參 五本

括蔞 三本 板藍根 三本 甘草 一本五

寸冬 三本

五、六、

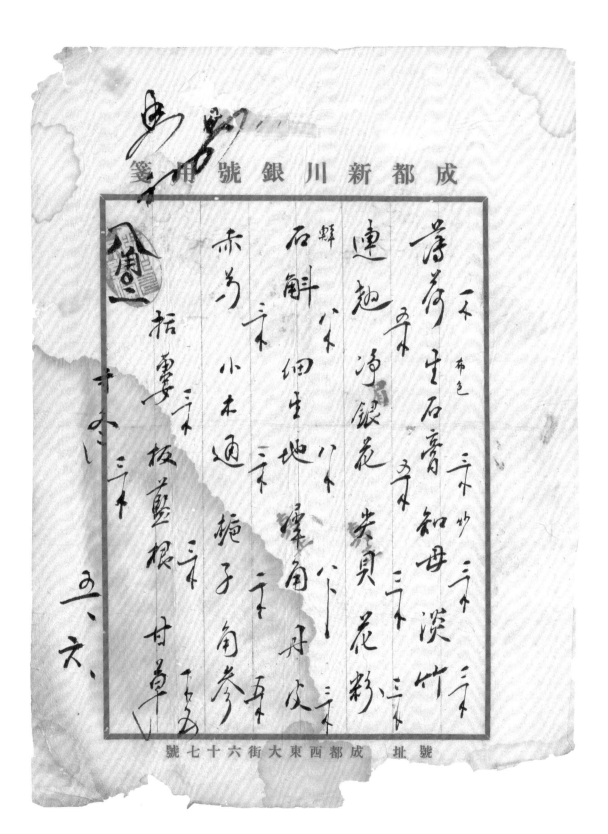

號址 成都西東大街六十七號

二老少

成都新川銀號用箋

薄荷 一錢　杏仁 二錢　尖貝 一錢五分

連翹 五錢　銀花 五錢　赤芍 三錢

生地 五錢　角參 三錢　鮮石斛 五錢

去毛枇杷葉 三錢　冬瓜子 三錢

木通 一錢五分　甘草 一錢五分

橘絡 三錢

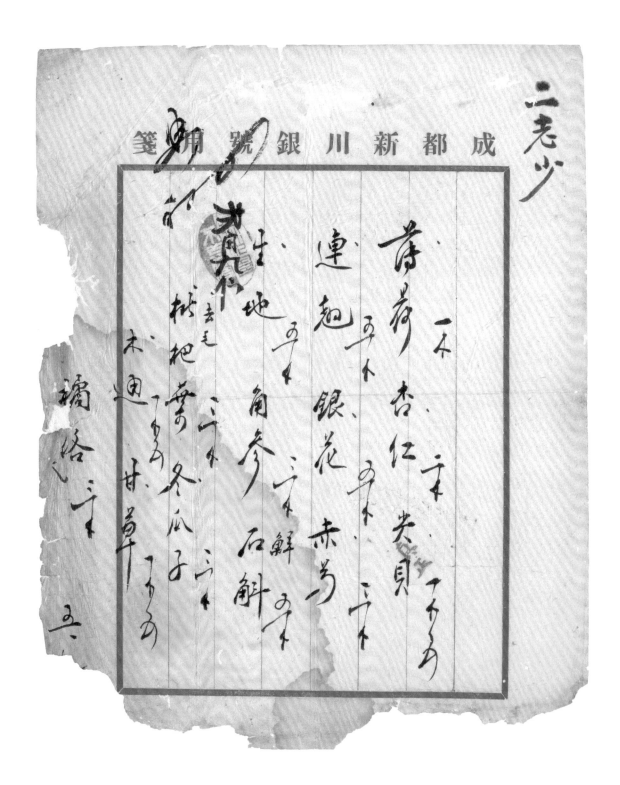

五

成都新[illegible]銀號用箋

細生地 五錢炒 角參 二錢炒 知母 二錢
鮮石斛 五錢 赤芍 二錢 黃貝 二錢
枇杷葉 三錢 蘆荀 二錢 杏仁 二錢
連翹 五錢 銀花 五錢 寸冬 三錢
木通 二錢 黑豆皮 五錢 馬勃 二錢
甘草 一錢 板藍根 三錢

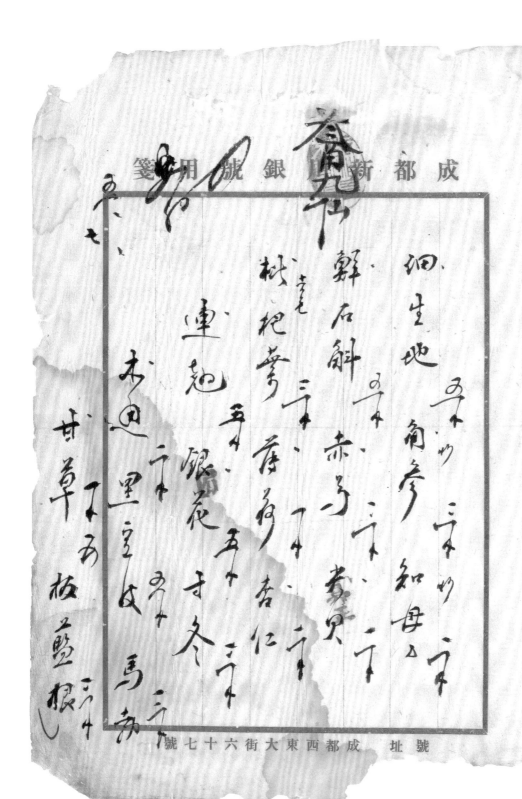

號址 成都西東大街六十七號

黄绪香

（1877—1949）

原籍广东，生于四川，定居成都。自修医学，后在名医沈绍九指导下，纵观医学经典及后贤医学名著。擅长内科，治病诊查细致，处方均附有医案、辨证及治法遣方的要点。对脉学有深刻研究，治病总以脉证相参而不孤立论脉。在蓉行医 30 余年，疗效显著，在群众中有较高的声誉。

党参五　炙草一五　柽柳一五下

当归一五　鹤虱一五　寸冬一五　红枣一五

沙参一五　粟壳一五　杏仁一五

熟地五　枣仁一五　肉桂六三下

炮姜五　淮药一五　续断一五

桔红一五　杜仲一五下　白芍一五

储香属

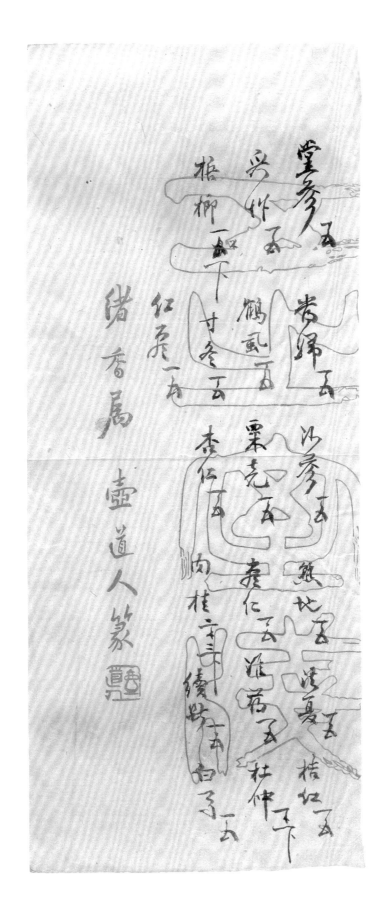

壶道人篆

王祉珍

（1893—1966）

北京人。师从朱先堂、胡星恒，曾在北京、沈阳、成都等地行医。中华人民共和国成立后，在成都市公安门诊部任中医师。1956 年调至四川省成都市第一人民医院，从事小儿杂病研究。善用针药治疗麻疹、肺炎等疑难重证，有“小儿王”之誉称，并被中国中医研究院聘为特约研究员。

李彬 女 卅

广合香 三钱　炙川乌（先煎）八分　炙草乌（先煎）八分

生乾姜 一钱　藁本 三钱　赤连召 四钱

干荷叶 八分　杭白芷 一钱　北茵陈 二钱

杭菊花 三钱　生龙骨粉 六钱　生牡蛎粉 六钱

生甘草 一钱

王祉珍

1970.4.29日

二付

024

陆仲鹤

（1900—1973）

祖籍江苏吴县。出生于中医世家，继承祖志，亦以医名，成都四大名医之一陆景庭次子。行医以药少效专著称。曾任成都“国医讲习所”温病学教师。

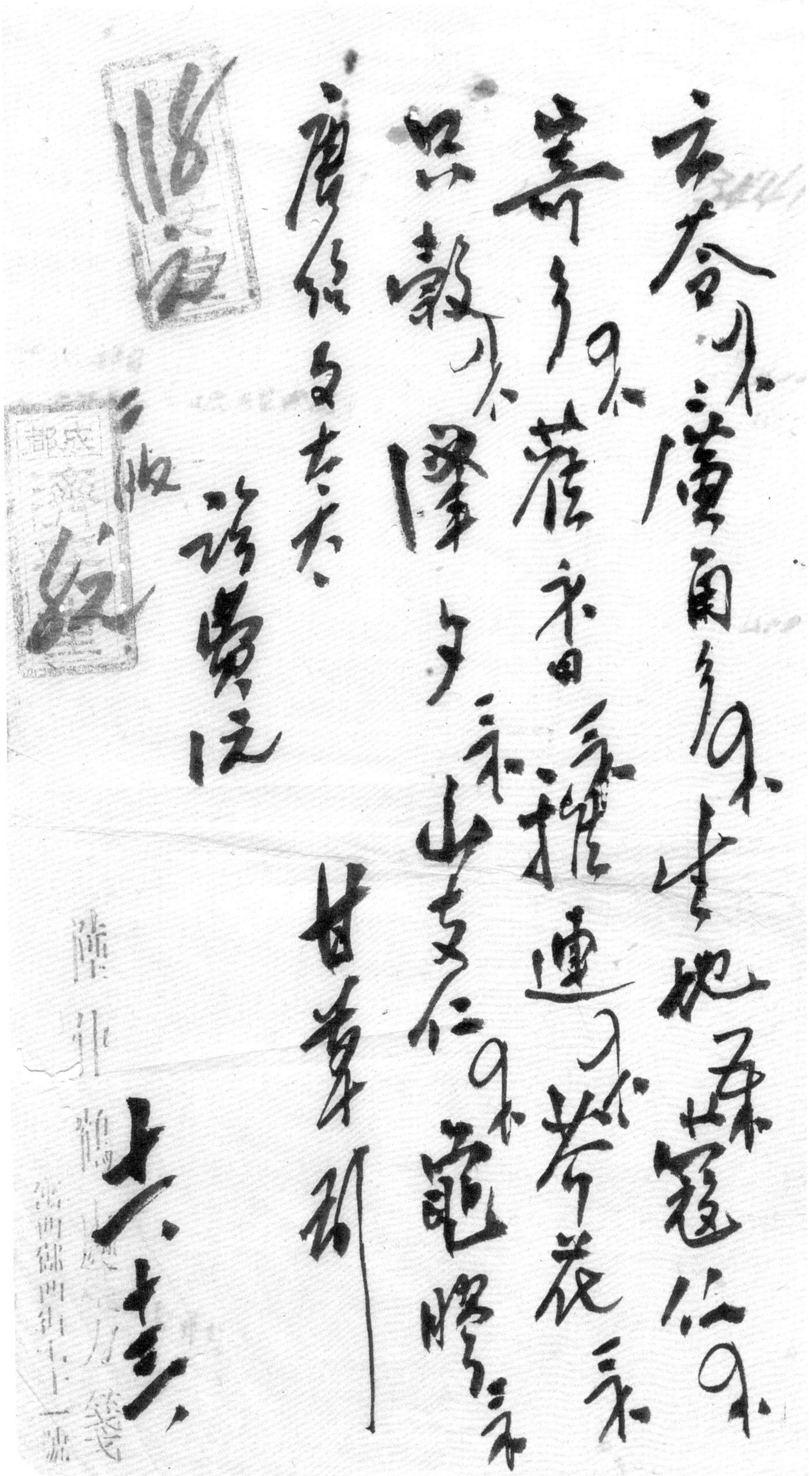

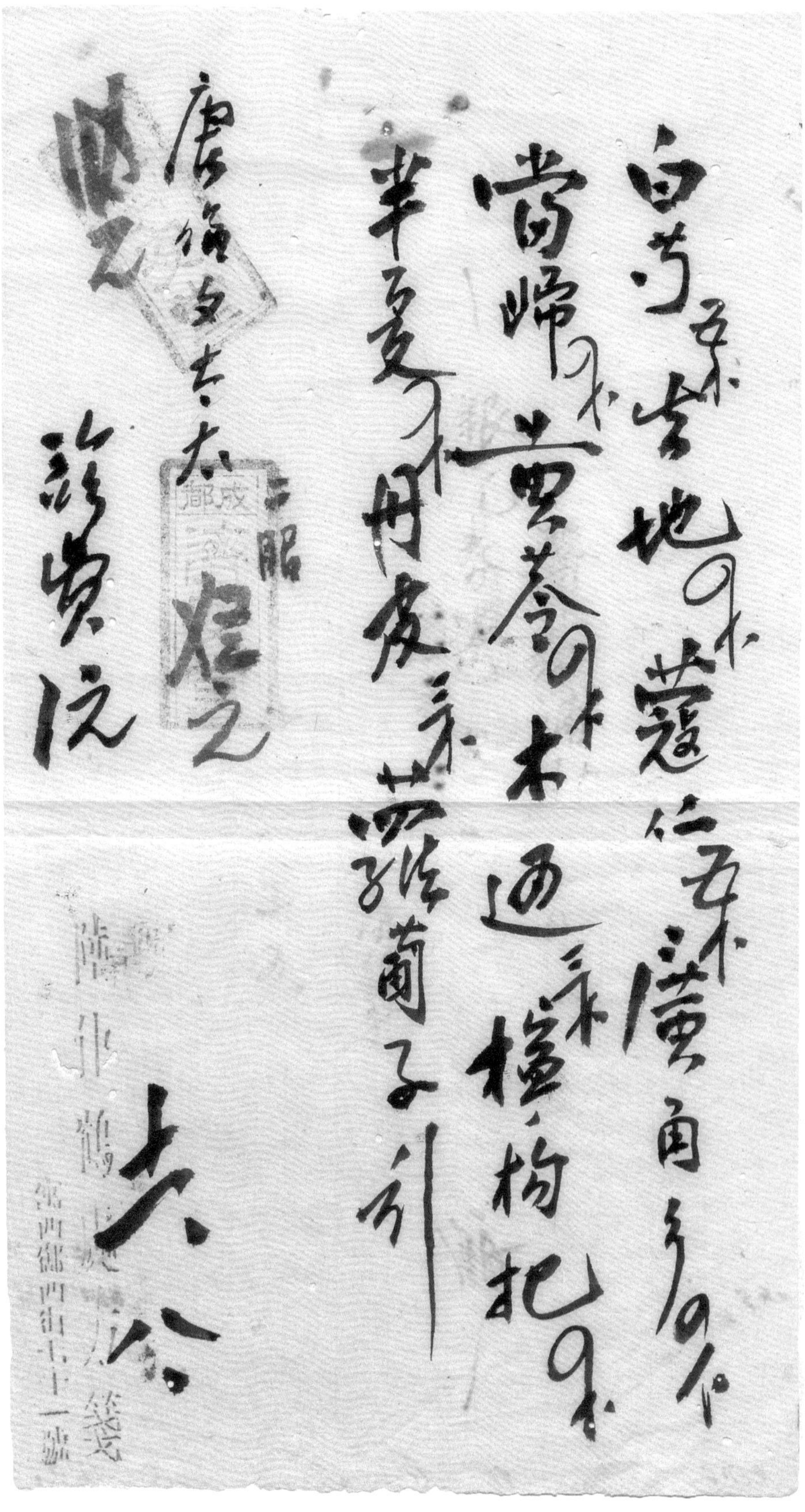

白芍五钱 生地四钱 蔻仁五钱 广角[illegible]四分
当归四钱 黄芩四钱 木通三钱 槟榔 枸杞四钱
半夏四钱 丹皮三钱 黄菊[illegible] [illegible]子引

唐绍文太太 二服 煜之

诊资[illegible]

大公

陈仲鸿处方笺
[illegible]西御西街十一號

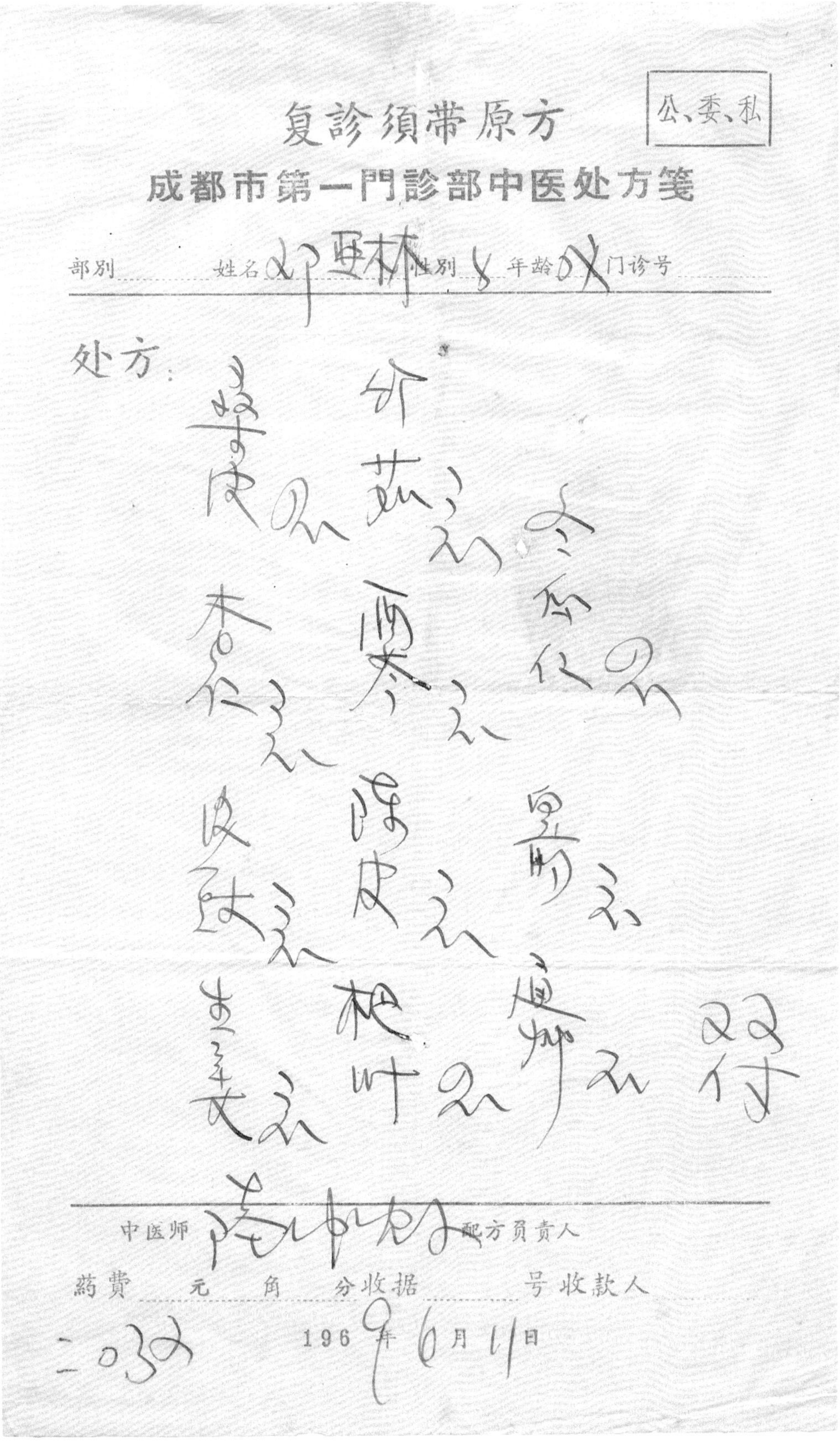

公、委、私

复診須帶原方

成都市第一門診部中医处方箋

部别　　姓名 邓亚林　性别 男　年龄 八　门诊号

处方：

桑皮四钱　竹茹三钱　冬瓜仁四钱

杏仁三钱　沙参三钱　茯苓四钱

淡豉三钱　陈皮三钱　贝母三钱

生姜三钱　枇杷叶四钱　通草四钱　二付

中医师　　　配方员责人

药费　元　角　分收据　号收款人

二〇三四　　196 9 年 6 月 11 日

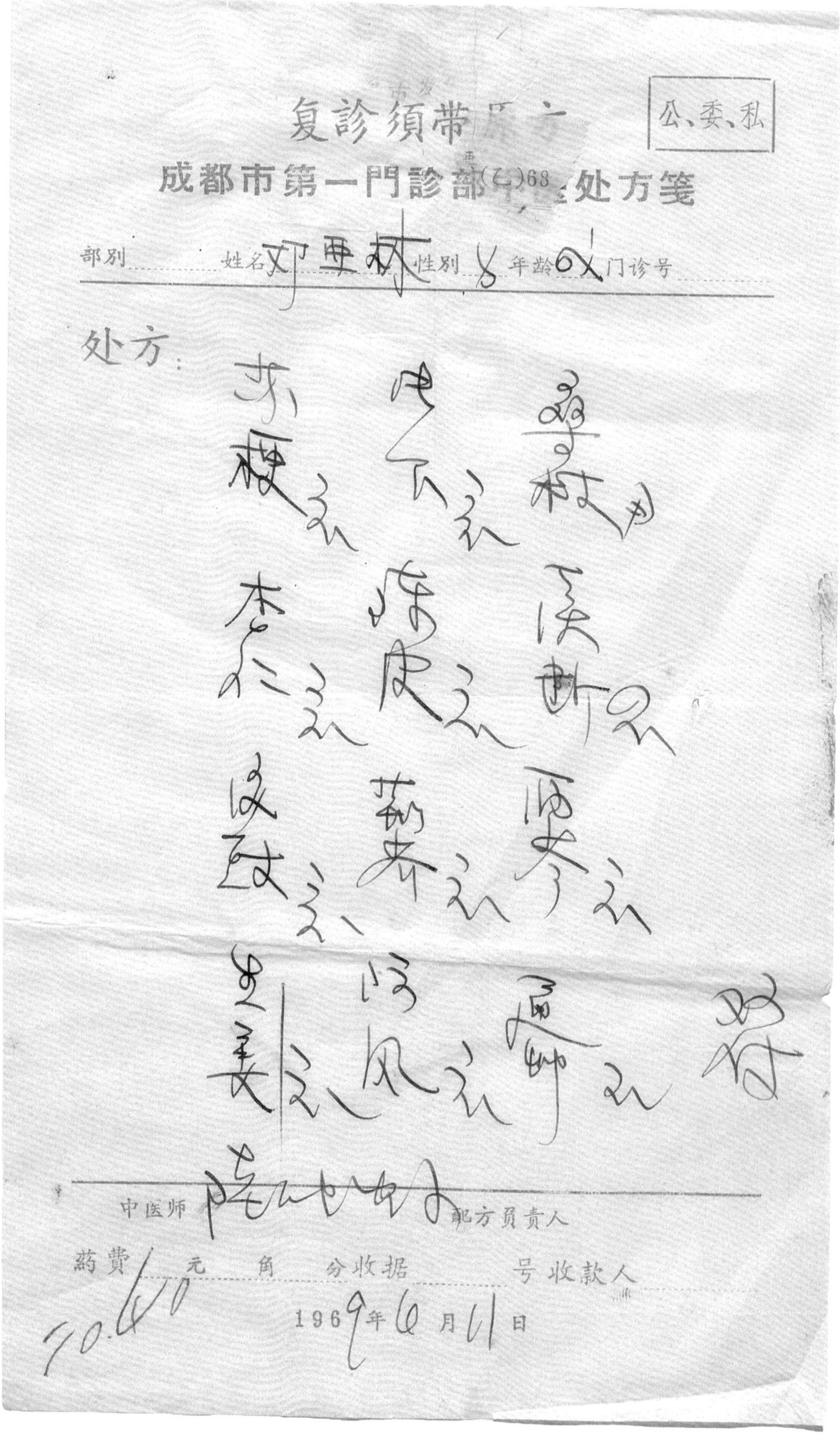

公、委、私

复診須帶原方

成都市第一門診部(乙)68 中医处方箋

部別　　姓名　　性別　　年龄　　门诊号

处方：

中医师　　配方员责人

葯費　元　角　分收据　　号收款人

1969年6月11日

陆干甫

（1923—1993）

祖籍江苏吴县，四川省名老中医。祖父陆景庭，曾中光绪甲辰乡试，后归故里，素谙岐黄，即以医为业，以善治温病名重锦城，为成都“四大名医”之一。父亲陆仲鹤，亦以医名。陆干甫少时就读于四川国医学院，精《灵》《素》，以善治温病颇有声誉，从事临床医疗、科研、教学工作五十年，内、妇、儿科皆精。被国务院授予有突出贡献专家称号。历任全国政协委员、省中医学会理事等。合著有《内儿科学》《中医学辨证法原理》等。

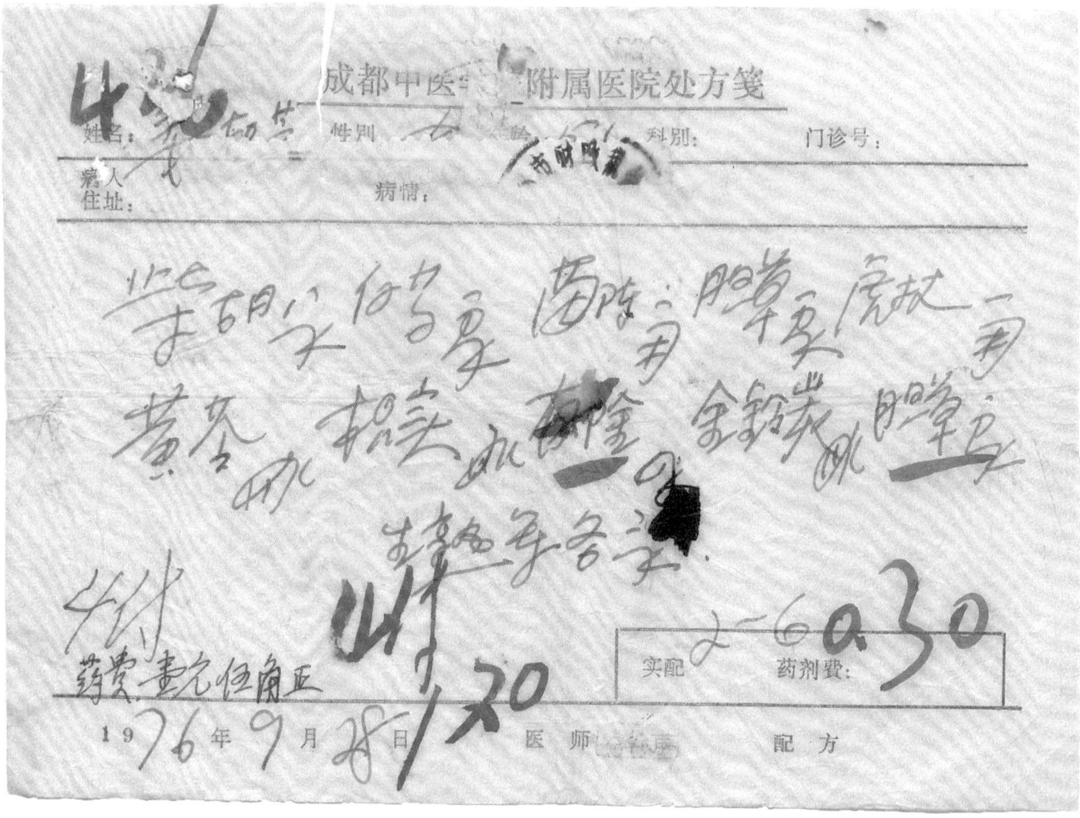
成都中医学院附属医院处方笺

姓名：　性别：　年龄：　科别：　门诊号：

病人住址：　病情：

实配　药剂费：

19　年　月　日　医师　配方

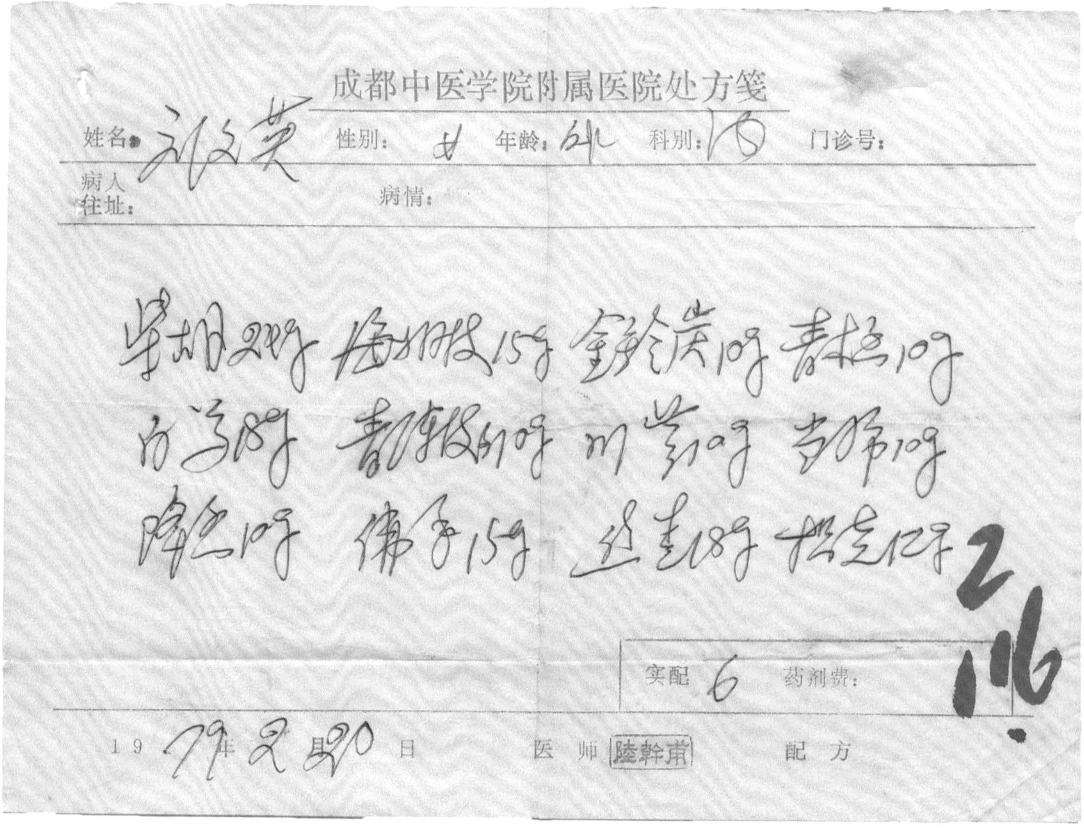
成都中医学院附属医院处方笺

姓名：　性别：　年龄：　科别：　门诊号：

病人住址：　病情：

实配　药剂费：

19　年　月　日　医师 陆干甫　配方

龚去非

（1908—1993）

湖北黄陂人。幼读私塾，13岁时跟随胞叔龚厚坤学医，悬壶汉口；抗日战争时入川到万县定居，拜名医冉雪峰为师。1951年与中医学家李重人合作创办万县第一联合诊所，担任所长。1958年调万县地区人民医院，任中医科主任。历任万县市人大代表、市政协常委、四川省中医药学会理事等职。临床经验丰富，学识渊博，长于内妇儿科，尤擅疑难杂病和脾胃病的治疗，对温病亦有独到见解。1990年被评为全国首批老中医药专家学术经验继承工作指导老师，并享受国务院政府特殊津贴。

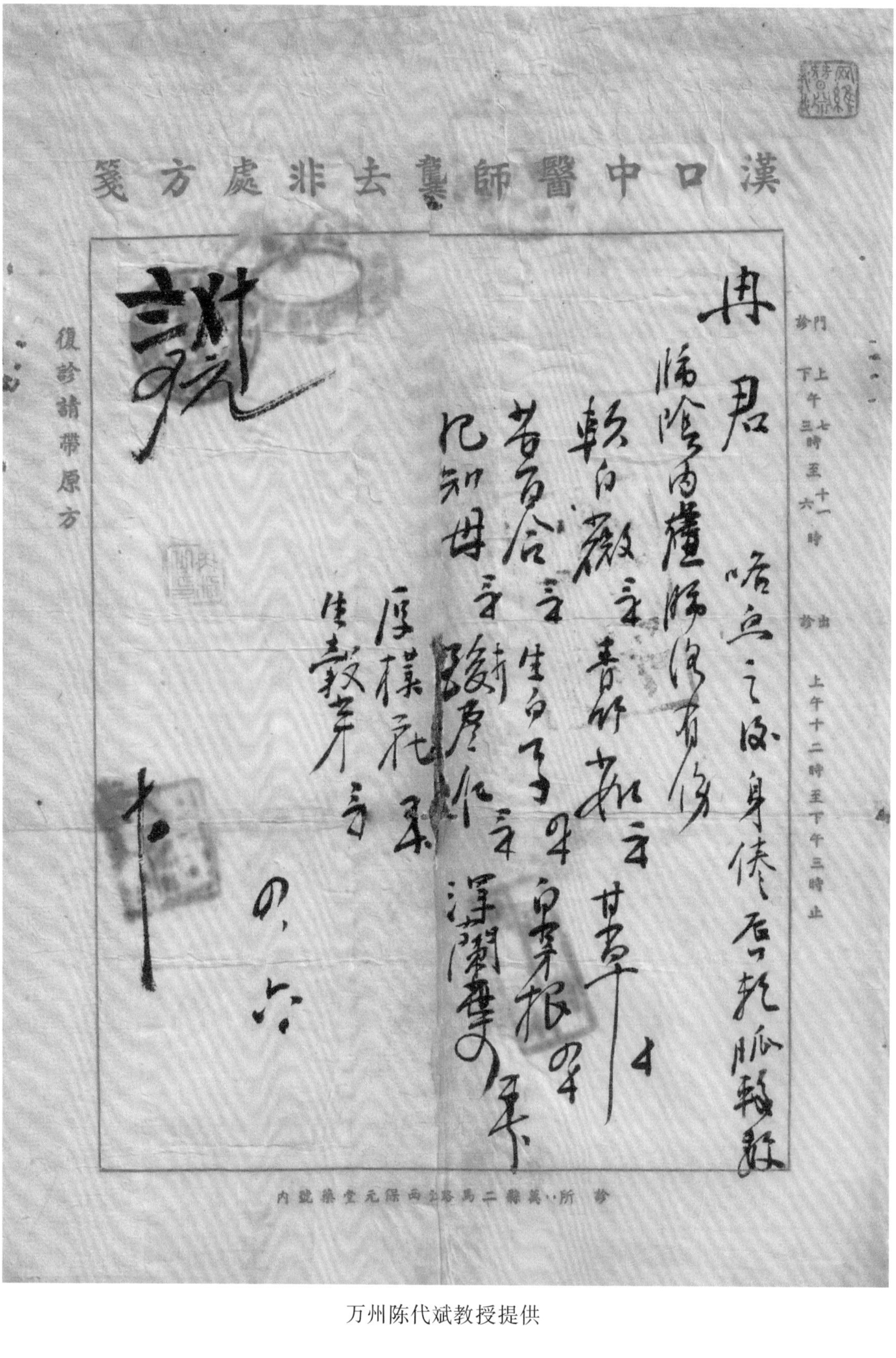

漢口中醫師龔去非處方箋

門診 上午七時至十一時 下午三時至六時

出診 上午十二時至下午三時止

冉君

咯血之後，身倦，唇乾，脈較數，

肺陰兩虛，肺有傷

嫩白薇三钱　青竹茹三钱　甘草一钱

百合三钱　生白芍四钱　白茅根四钱

知母三钱　地骨皮三钱　浮…

厚朴花一钱　生穀芽三钱

復診請帶原方

診所：萬縣二馬路口西保元堂藥號內

万州陈代斌教授提供

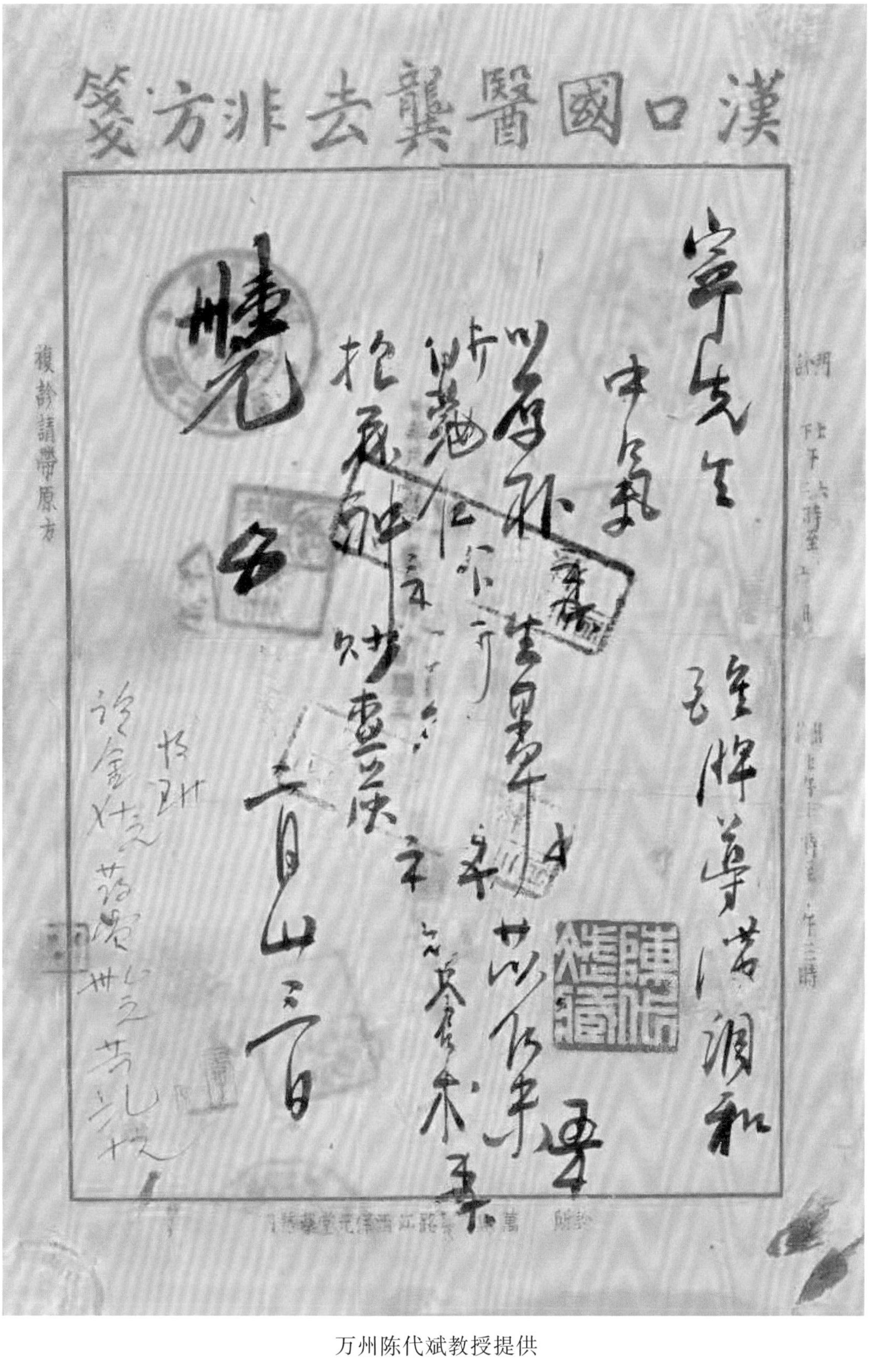
漢口國醫龔去非方箋

複診請帶原方

万州陈代斌教授提供

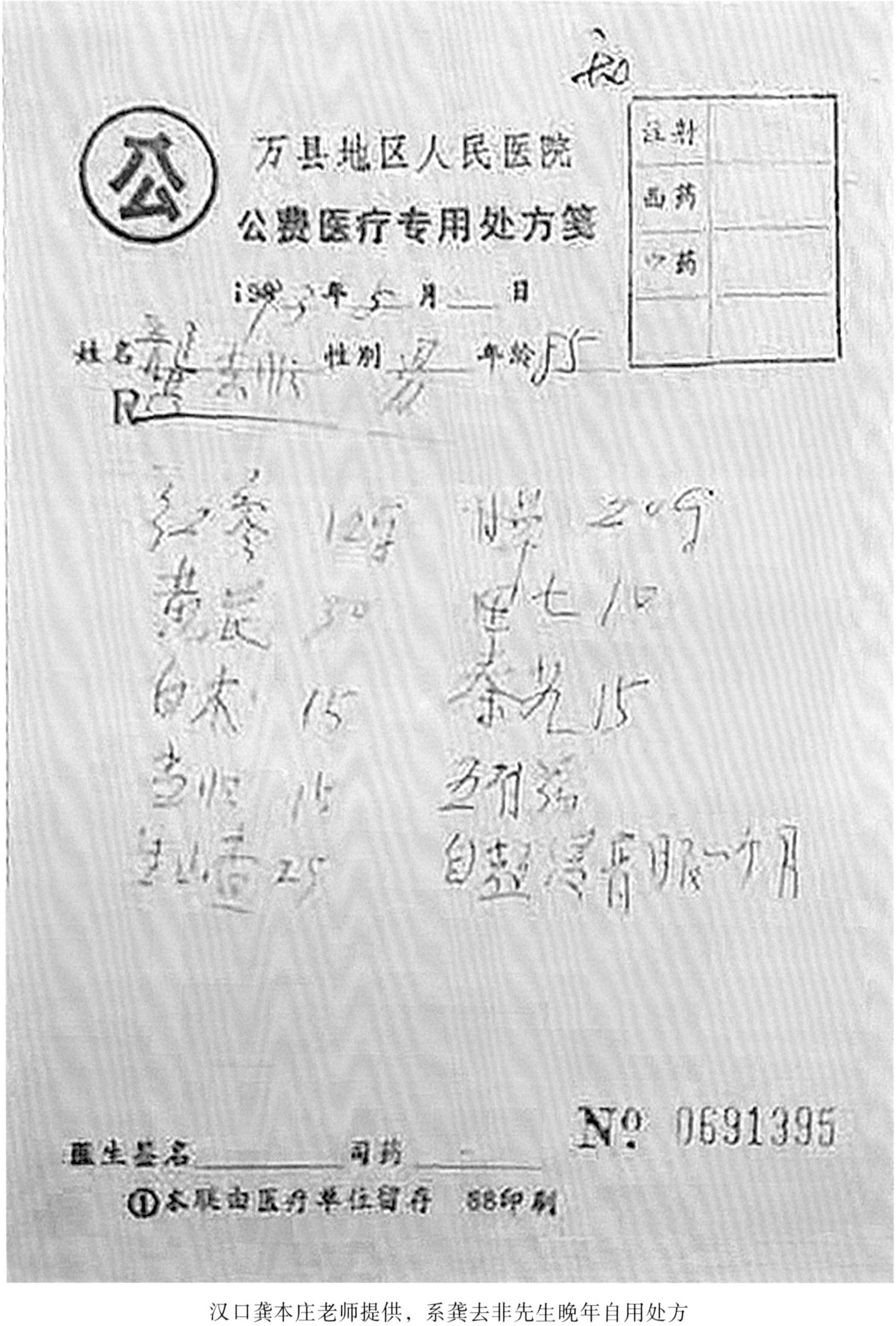

汉口龚本庄老师提供，系龚去非先生晚年自用处方

王文雄

（1900—1996）

福建闽侯人。毕业于福州马尾海军学校。早年自学中医名著，后受业于成都名医顾燮卿。1945 年开始行医，擅长内科杂症，尤其对温病研究造诣较深。20 世纪 50 年代首先提出和运用“卫气营血”理论对败血症进行辨证施治，提高了临床治愈率。历任四川省中医学会常务理事，省医学科学技术评审委员会委员等职。撰有《中西医治疗败血症有关中医辨证论治的初步体会》《脉学心悟举隅》《电子计算机肾病中医辨证施治程序》等。

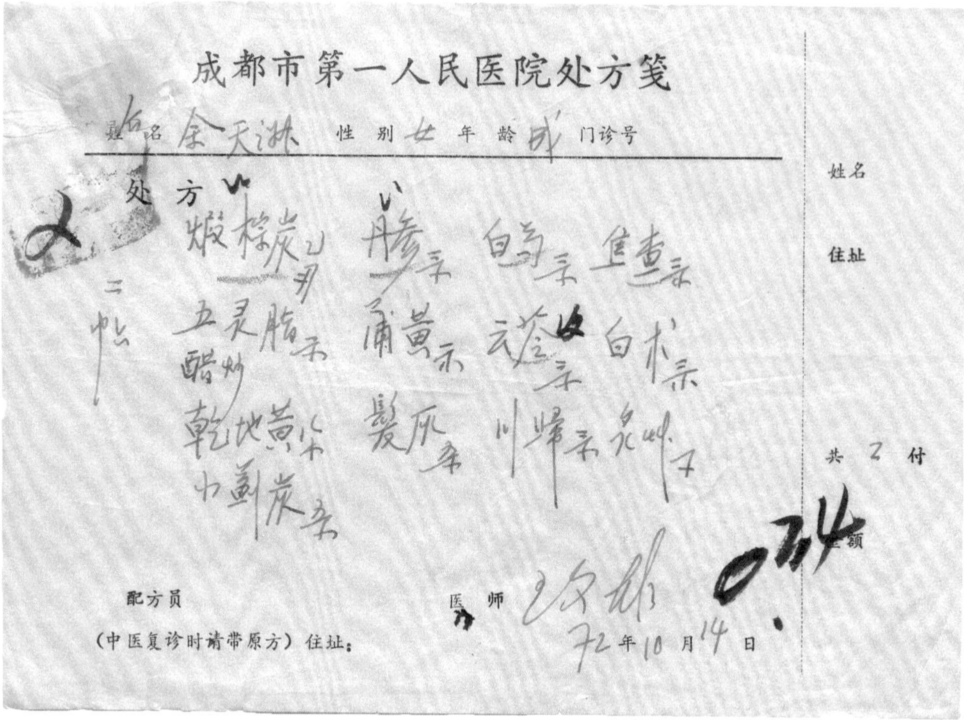

成都市第一人民医院处方笺

姓名 余天淋 性别 女 年龄 门诊号

处方

煅棕炭 丹参 白芍 焦查

五灵脂（醋炒） 蒲黄 云苓 白术

乾地黄 发灰 川归

小蓟炭

配方员 医师 王文雄

（中医复诊时请带原方）住址： 72年10月14日

姓名

住址

共 2 付

金额

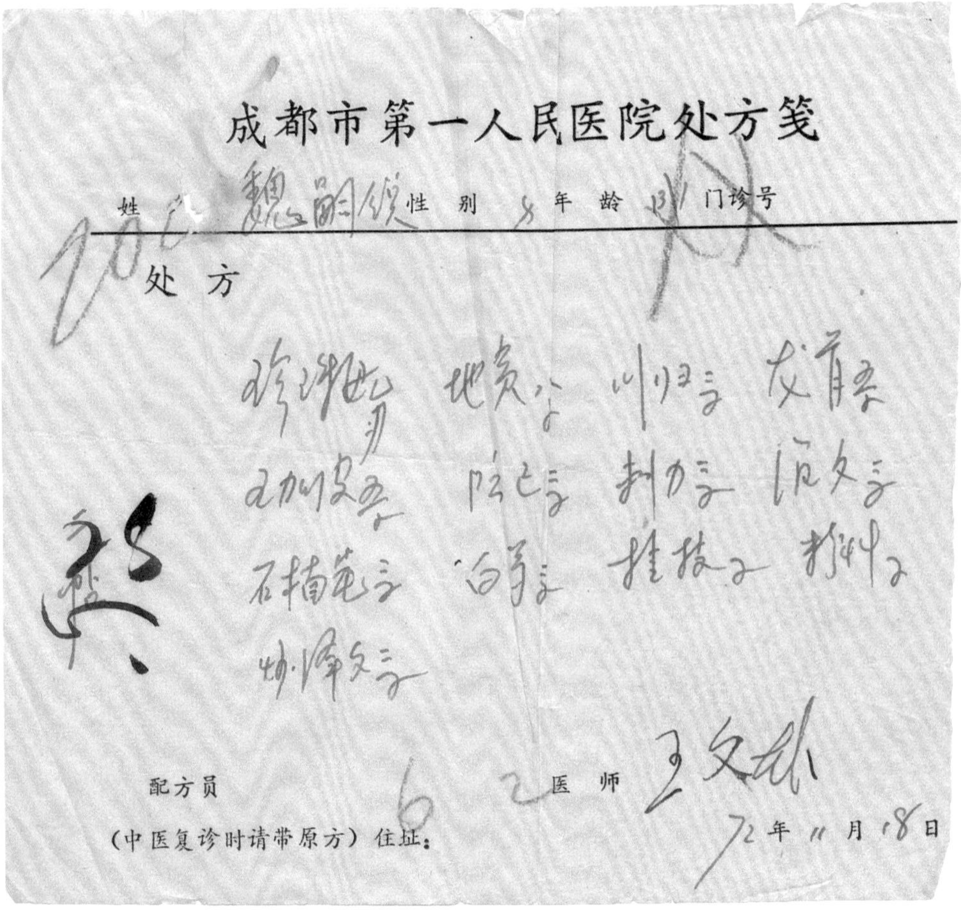

成都市第一人民医院处方笺

姓名 性别 女 年龄 门诊号

处方

配方员 医师 王文雄

（中医复诊时请带原方）住址： 72年11月18日

张锡君

（1913—1999）

江苏无锡人。生于三世中医之家，精于儿科。1936 年毕业于江苏省立医政学院。医理精通，经验丰富，擅长治疗内儿科急重症和疑难病症。曾多次给中央领导人和省市首长会诊，并给国外友人诊治疾病，受到卫生部的表彰。历任重庆第一、二中医医院院长、中华全国中医儿科学会常务理事、重庆市人大常委、第六届全国人大代表等职。著有《古本十四经发挥序》《中西结合防治前列腺炎》等。

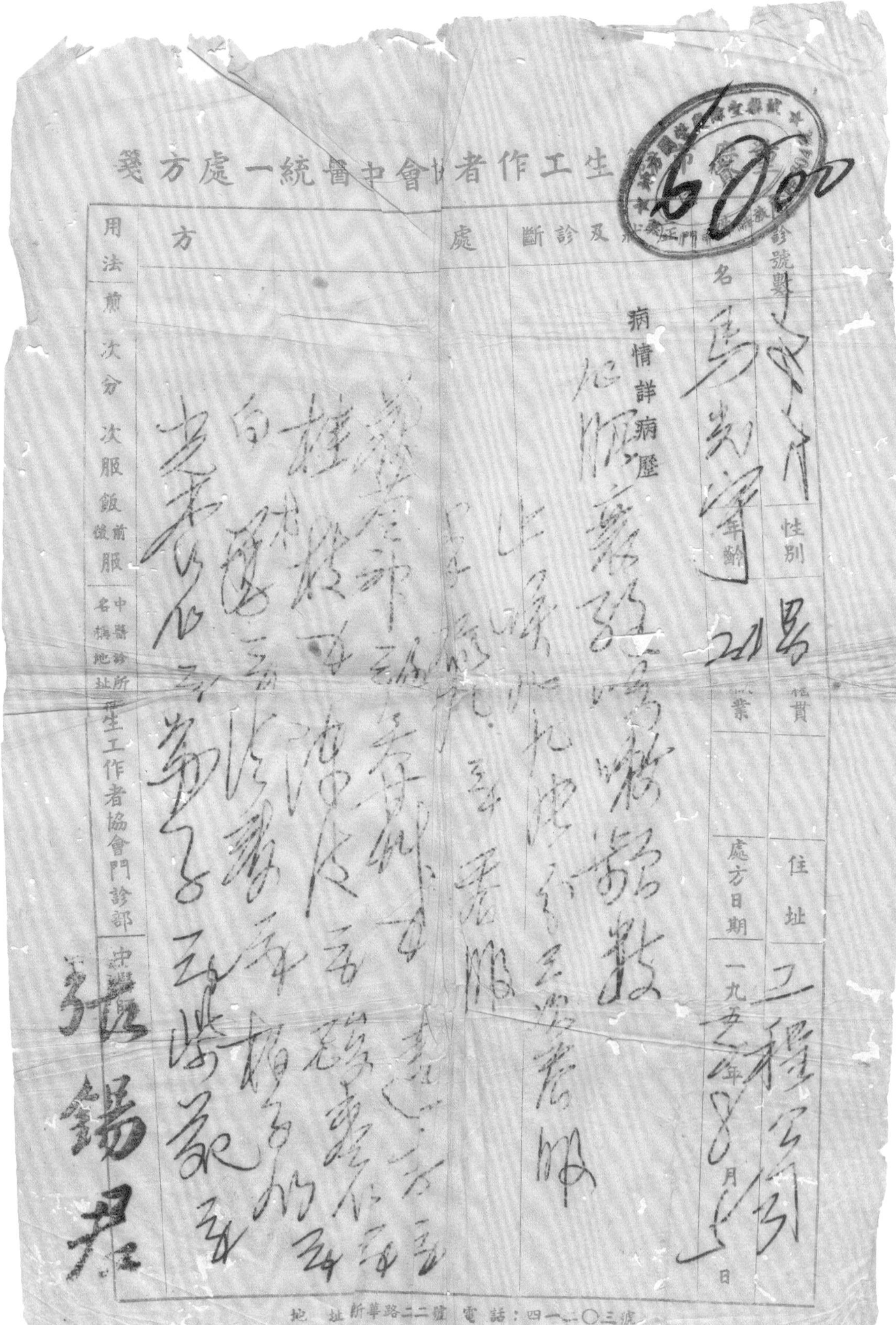

生工作者協會中醫統一處方箋

診號數

名 馬光宇

性別 男

年齡 21

籍貫

職業

住址 工程公司

處方日期 一九五□年8月□日

病歷

病情詳

診斷及

處方

用法 煎 次分 次服 飯前服 飯後服

中醫診所名稱地址 衛生工作者協會門診部

張錫君

地址 新華路二□號 電話：四一二〇三號

廖孔禹

（1919—2002）

广东大埔人。幼承庭训，高中毕业后曾赴南洋印尼、新加坡兄长处习医。20 世纪 40 年代进入同济大学医学院学习。参加过抢救严重威胁军民之传染病如疟疾、伤寒、痢疾、破伤风、白喉、传染性肝炎的临床医疗工作，于 1956 至 1959 年参加卫生部举办的高级研究班学习，后调入成都中医学院、四川省中医药研究院任内科主任，从事教学、医疗、科研工作。曾任中华医学会四川分会理事、四川省中西医结合学会常务理事、中国中西医结合学会肝病专业委员会委员等。参加编著《内儿科学》《中医学基础》《针灸学基础》《常用中草药》《肝病治疗学》等。

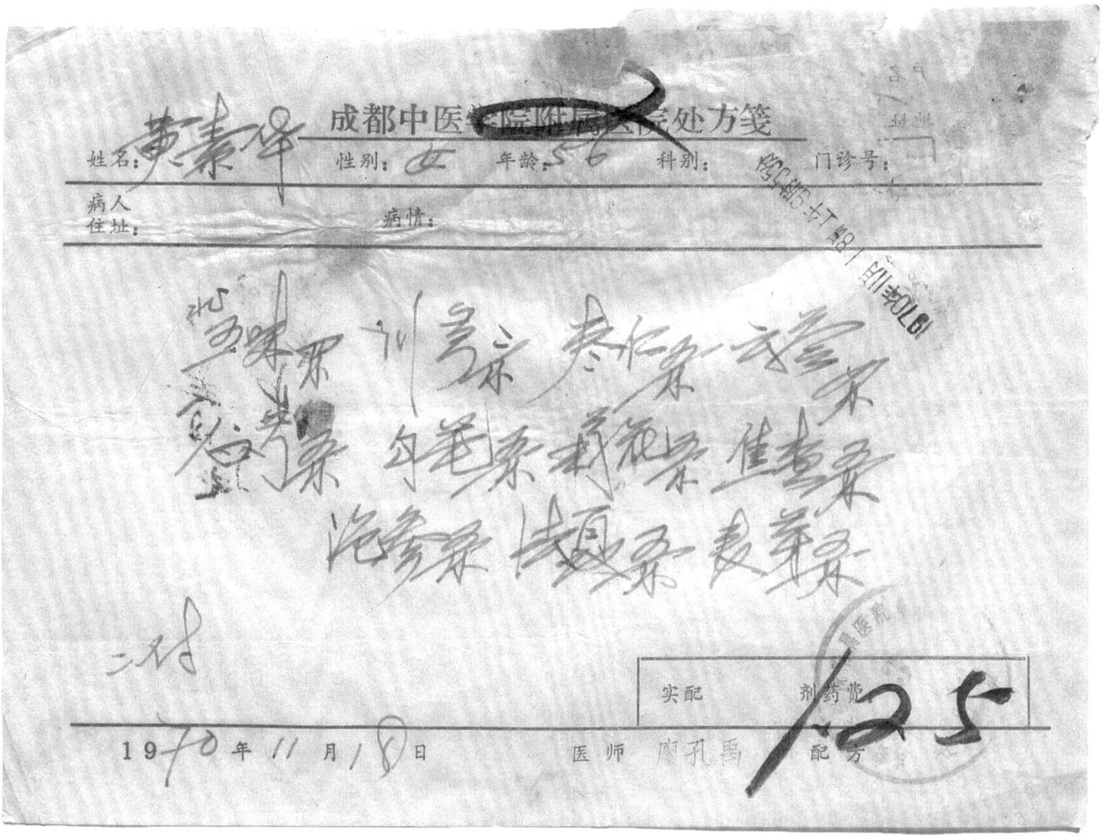
成都中医学院附属医院处方笺

姓名：黄素华 性别：女 年龄：56 科别： 门诊号：

病人住址： 病情：

实配 剂药费 1.25

1970年11月18日 医师 廖孔禹 配方

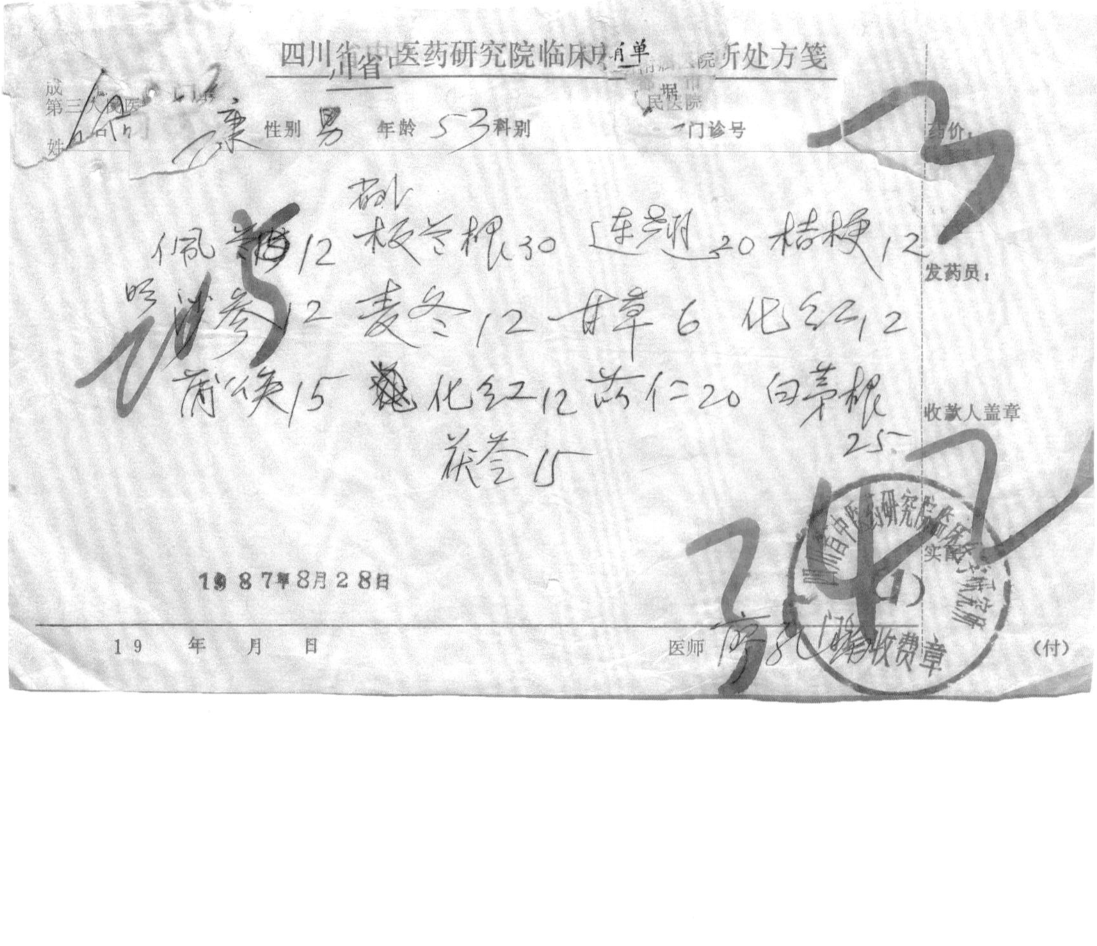
四川省中医药研究院临床研究所处方笺

姓名 性别 男 年龄 53 科别 门诊号

连翘20 桔梗12

麦冬12 甘草6 化红12

化红12 苡仁20 白茅根25

茯苓15

1987年8月28日

19 年 月 日 医师 收款人盖章 发药员 （付）

郁文骏

（1934—2008）

浙江宁波人，中医儿科、肿瘤病专家。1956 年考入成都中医学院医学系，1962 年毕业留校任教。曾师承李斯炽、唐伯渊以及王玉润、王伯岳、江育仁等名师，长于内、儿科杂病的诊治，潜心于癌症的防治研究。历任四川中医学会副会长，省中西医结合抗癌协会名誉会长，国家中医药管理局科技进步奖评委，国家科委国家自然科学奖、国家发明奖和国家科学技术进步奖特邀评委，四川省政协常委，成都中医学院医学系主任，四川省中医药研究院院长等。合著有《内经新识》《四言医学》《内儿科学》《中医病因病机学》《实用中医儿科学》等。

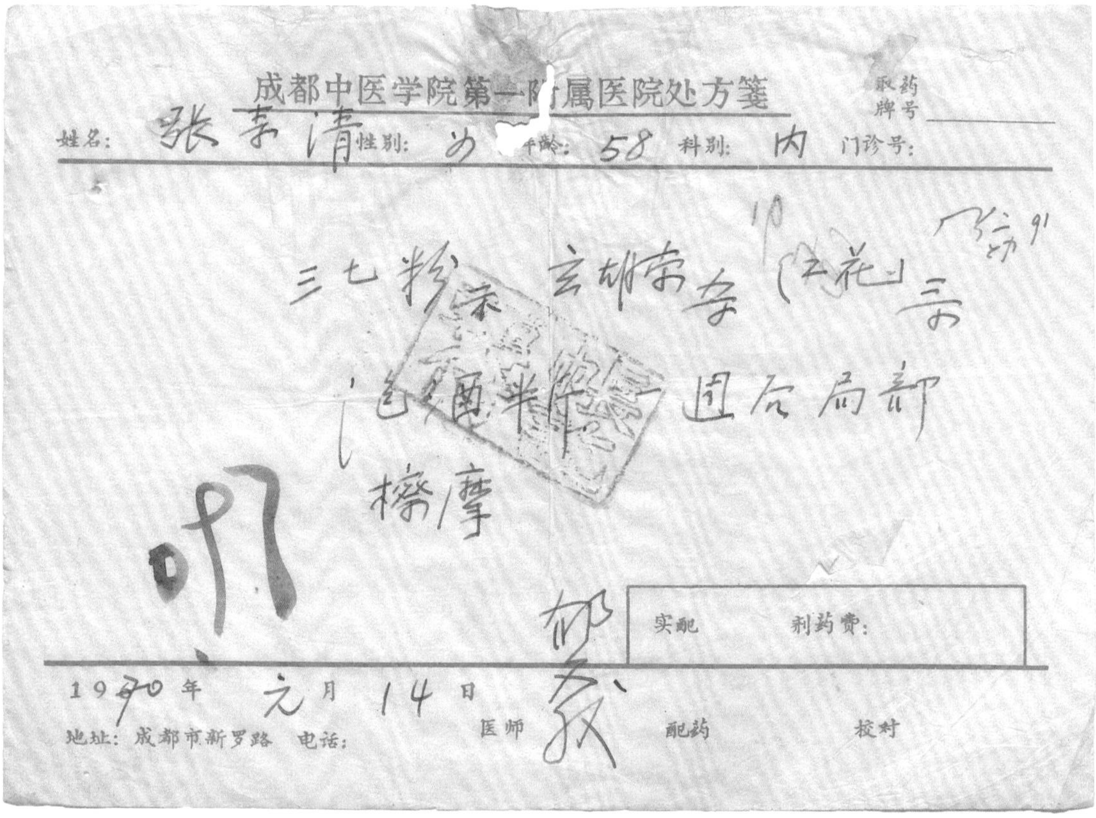
成都中医学院第一附属医院处方笺

取药牌号

姓名：张子清 性别：男 年龄：58 科别：内 门诊号：

三七粉

按摩

实配 剂药费：

1970年 元月 14日

地址：成都市新罗路 电话：

医师 配药 核对

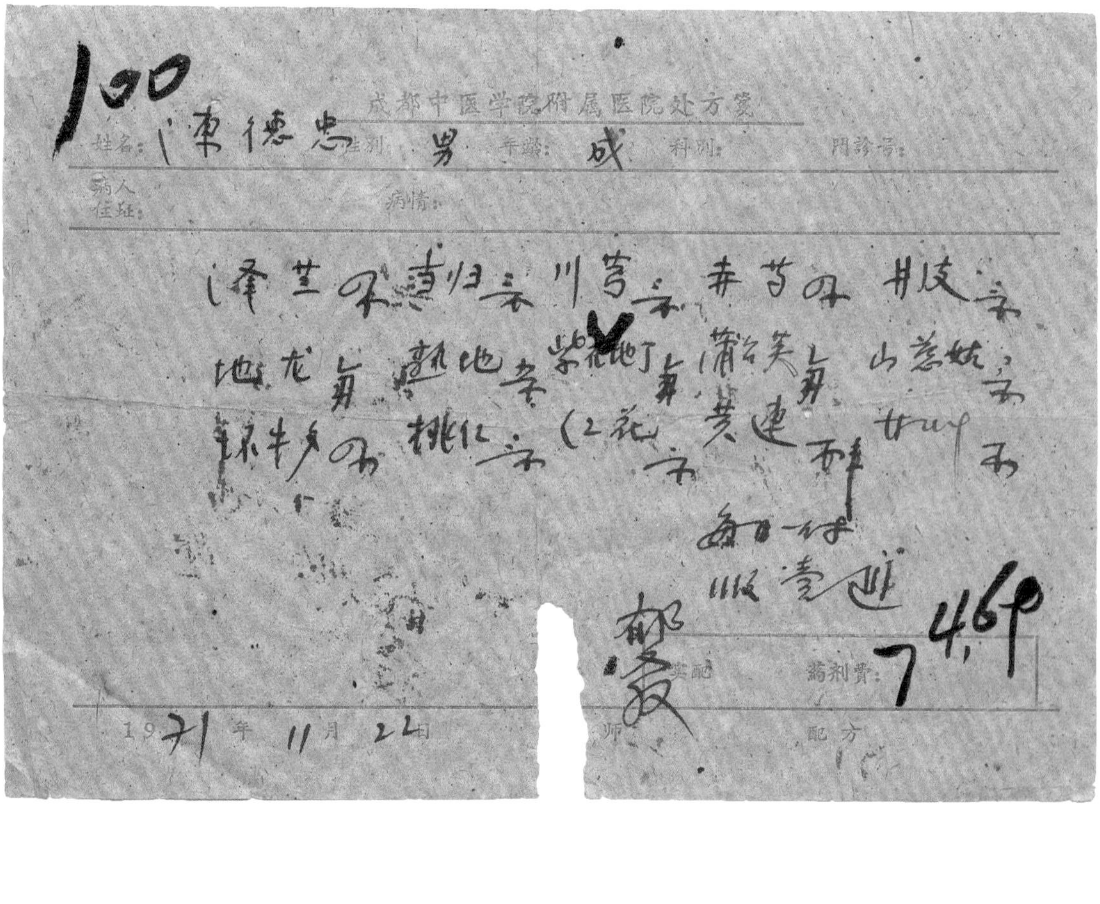
成都中医学院附属医院处方笺

姓名：陈德忠 性别：男 年龄：成 科别： 门诊号：

病人住址： 病情：

实配 药剂费：7.46

1971年 11月 22日

医师 配方

四、省内各地

除前述三种情况之外的四川各地近现代医家，则成都、重庆两市最为集中。1997年前重庆隶属四川，渝城医名卓著者如唐阳春、龚志贤、熊寥笙、张锡君、宦世安、陈源生等，不一而足。晚清民国年间何仲皋、何龙举父子在成都办中医学堂长达近40年，仅何龙举就五迁校址，六更校名，苦心经营（《四川名医传》语），令人钦佩。双流张骥弃官从医，民国年间开办“义生堂”药号，辑著《汲古医学丛书》16种。成都中医学校于1958年成立，荟萃本市名老中医，如“甘神针”甘定中，“曾火神”曾彦适，擅长温病的“何温症”何伯埙，擅长内科的张文耀，“赵小儿”赵耘农，擅长妇科的“缪半仙”缪东初，精通《内经》、长于内科的冶治民，丹道医家张觉人，人称 “八大金刚”。此外，精于眼科的徐庶瑶先在该校教授眼科和妇科，后任该校副校长。四川省人民医院中医科熊梦周的儿科、童辉之妇科亦闻名蓉城。成都市中医院、成都市第一人民医院的中医医家亦颇具实力，如眼科朱震川、朱洪文父子，内科王文雄等。另外，成都铁路医院外科廖蓂阶、高诚宗，成都市痔漏专科医院黄济川同属四川闻名遐迩的中医大家。万县原归四川，晚清时王文选不仅名闻川东，甚至远及内江、重庆、湖北等地，近现代有名医冉雪峰、李重人、王渭川、龚去非、郑惠伯等。乐山地区前有陈鼎三，后有江尔逊，绵阳则推李孔定，泸州前有王仁叟、后有张君斗，都是风云一时之医林人物。

综上可见，四川“中医之乡”的美名，实至名归。巴蜀名医，人才济济。

卢铸之

（1876—1963）

又名禹臣，四川德阳人。少时习医于颜龙臣，复师从郑钦安。对《周易》《内经》《难经》以及仲景与后贤之学说俱悉心钻研，取其所长，医术精湛。其学继承郑氏思想，强调阳主阴从，人生立命在于以火立极，治病立法在于以火消阴，崇尚仲景和其师郑钦安“温扶阳气”之法，擅长运用姜（生、干姜）、桂（桂枝、肉桂）、附（生、熟附子）等辛温扶阳重剂，有“卢火神”之称。医德高尚，常为穷苦患者施诊送药，甚至资助其生计。国画大师齐白石曾为之镌刻“金寿老人”章。著有《郑寿全先生医书集注》《金匮要略恒解》《卢氏医学心法》等。

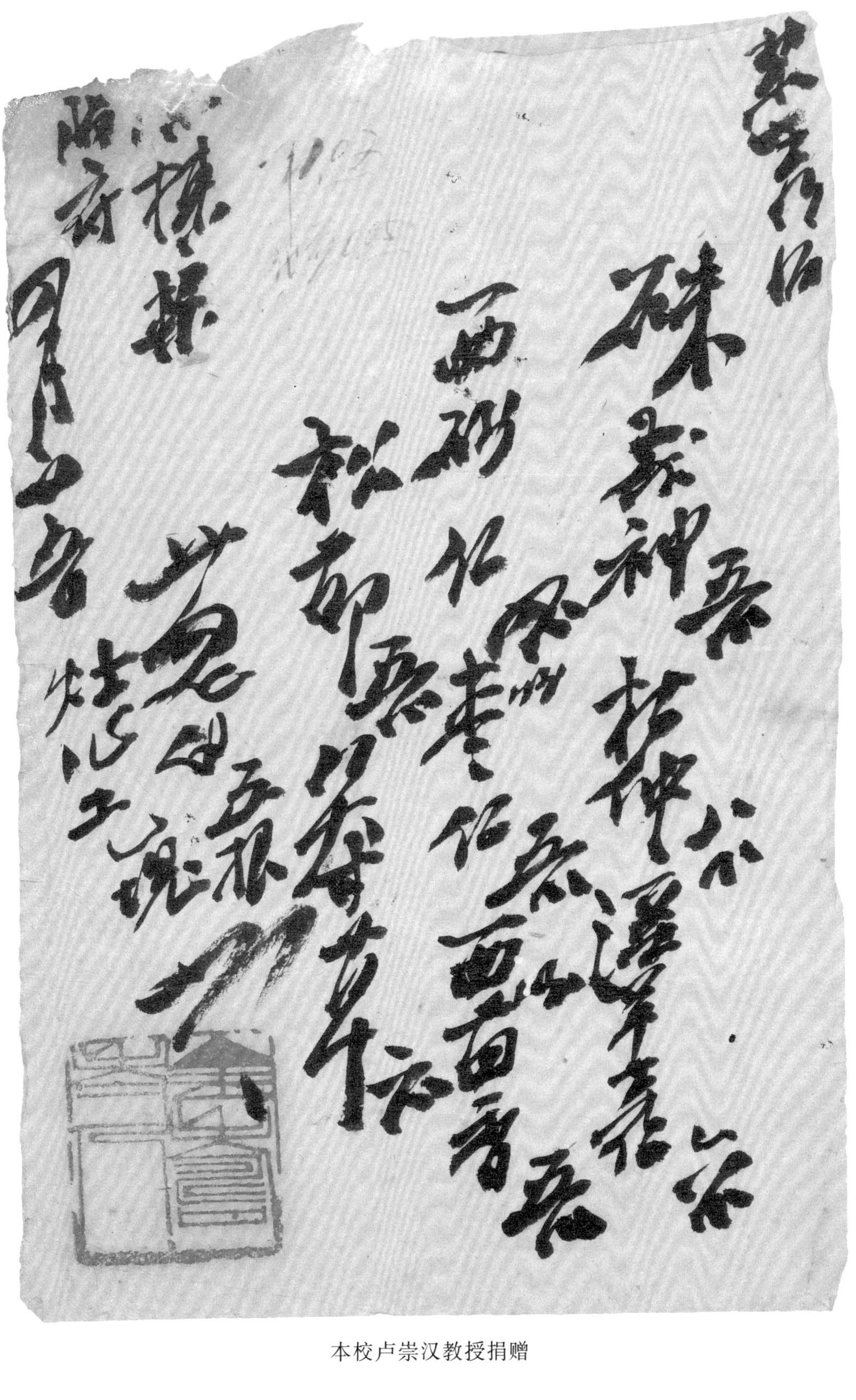

本校卢崇汉教授捐赠

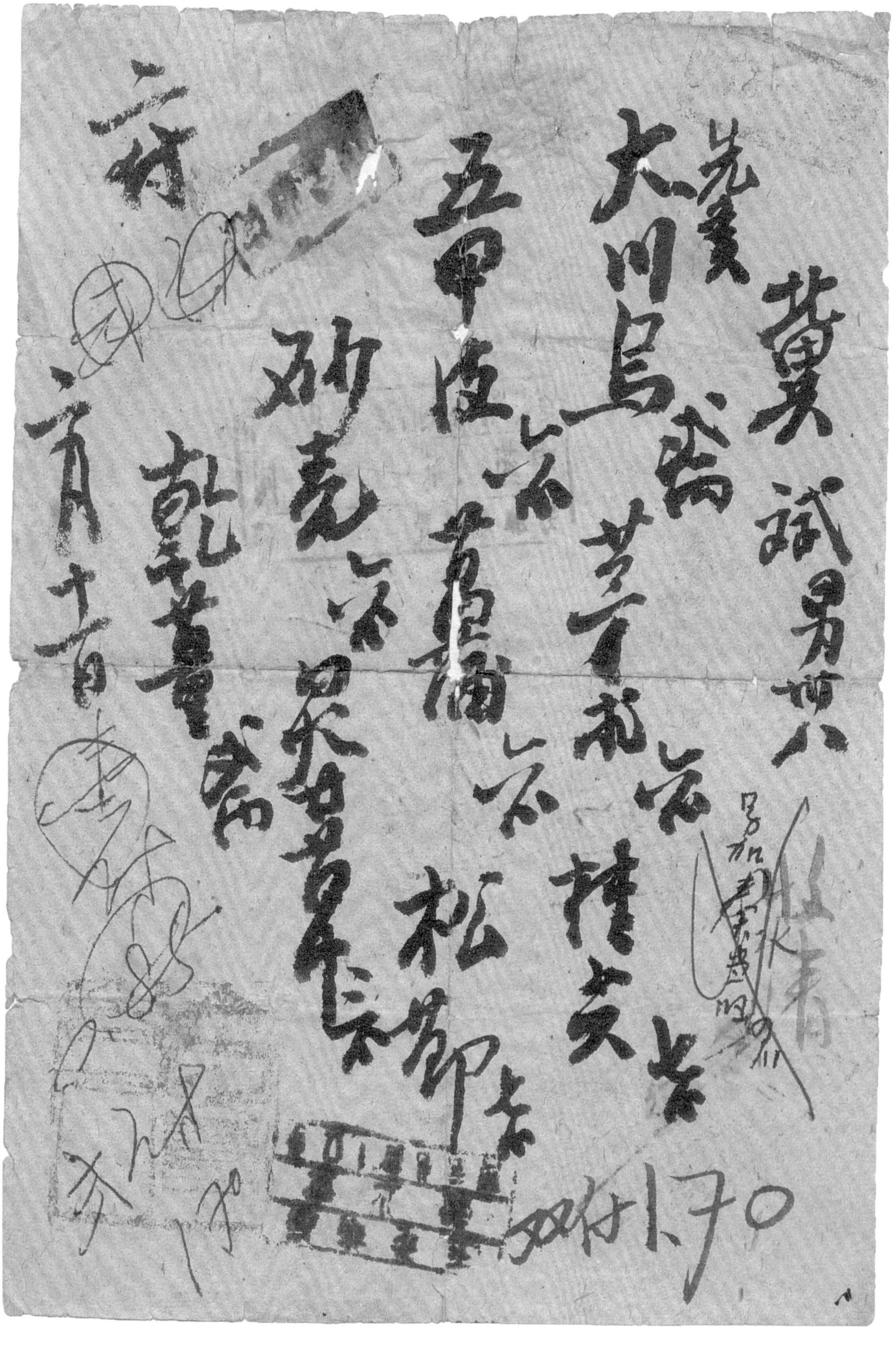

收吾弍　男　廿八歲

大川月戊丙五　賓札六公　南藤壹

王甲安七公　萬信壹　桂夫八公

石益台八公　桃節七公　羊合壹

桂八公　兌革三元　平萬戊丙五

九川　民

弍仟

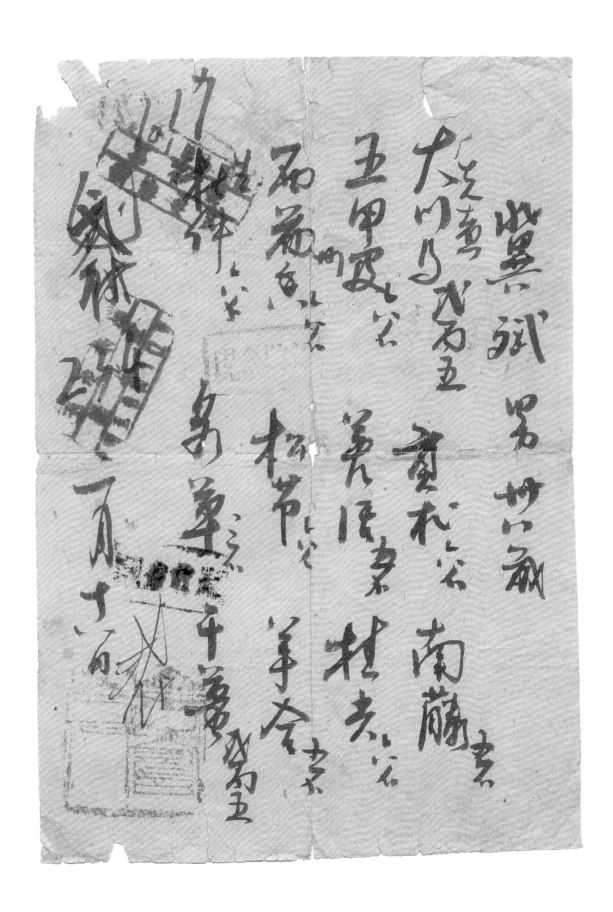

一月十日

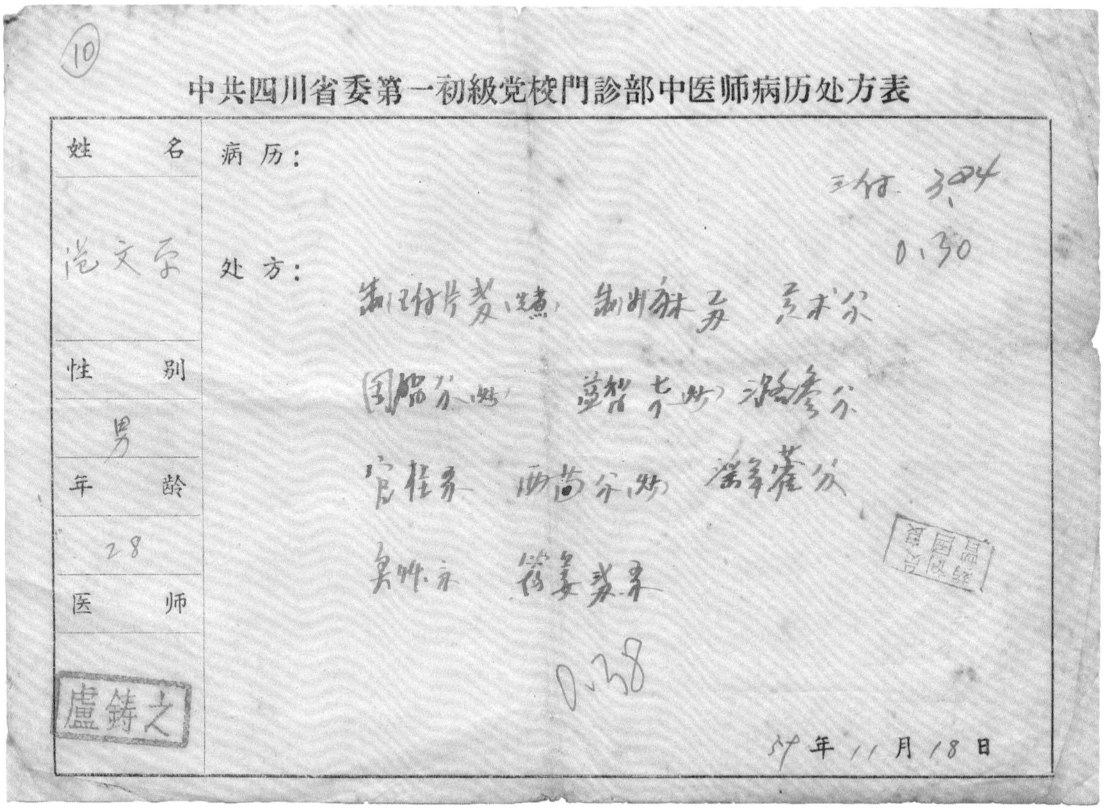

⑩

中共四川省委第一初級党校門診部中医师病历处方表

姓名	病历：
范文学	三付 304 0.30
性别	处方：
男	制川附片 [illegible]（先煮） 制川朴 [illegible] 茅术 [illegible]
年龄	[illegible]（炒） [illegible]（炒） [illegible]
28	官桂 [illegible] 西茴 [illegible]（炒） [illegible]
医师	炙甘草 [illegible] 筠姜 [illegible]
盧鑄之	0.38
	57年11月18日

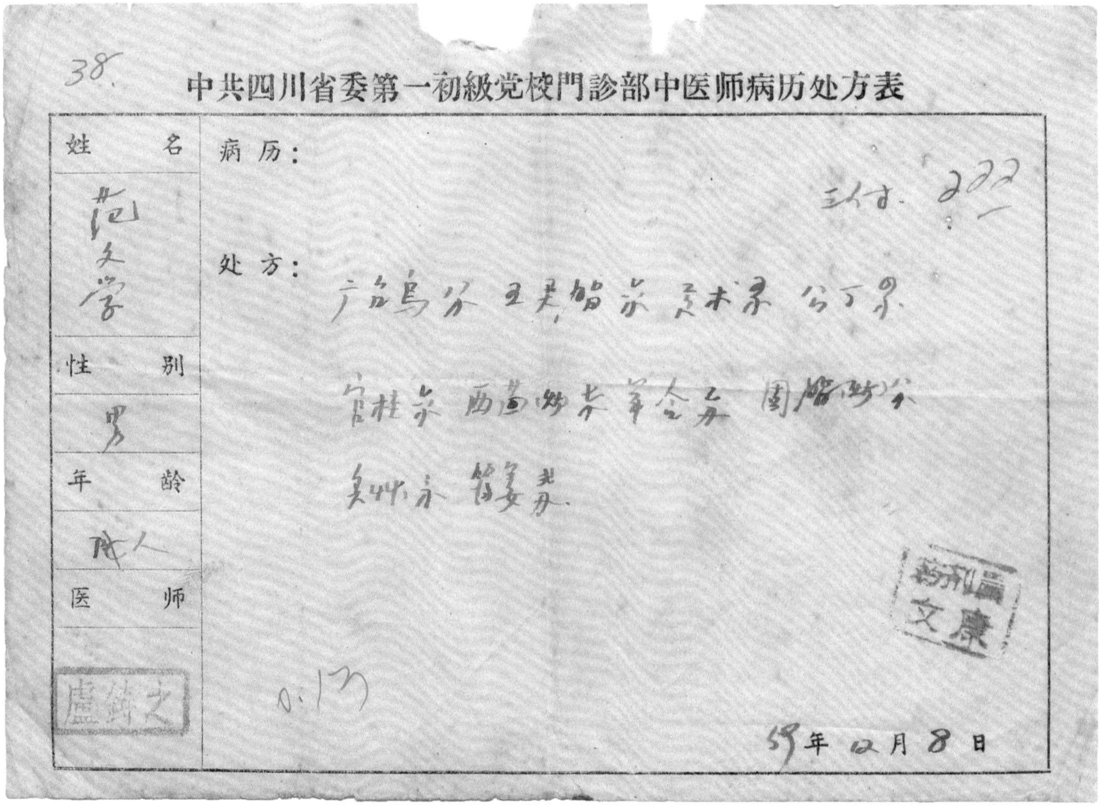

38

中共四川省委第一初級党校門診部中医师病历处方表

姓名	病历：
范文学	三付 222
性别	处方：
男	广台乌 [illegible] [illegible] 茅术 [illegible] [illegible]
年龄	官桂 [illegible] 西茴（炒） [illegible] [illegible]
成人	炙甘草 [illegible] 筠姜 [illegible]
医师	文康
盧鑄之	0.133
	57年12月8日

熊雨田
（1912—1963）

字岂沛，重庆人。受其父熊吉之影响，耳温目染，幼时每日未及鸡鸣，即庭前诵读四书五经，稍长即闭门苦读《内经》《难经》《伤寒》《温病”等。其中《伤寒》《金匮》《温病》等名著皆能“包本”背诵，除跟随熊吉之学习喉科外，曾拜重庆一沈姓名医学习中医内科，稍后远赴泸州向一陈姓名医学习针灸。既承家传，又采各家之长，既有坚实的中医基础理论，又熔中医各科一炉于耳鼻喉，在学术上独树一炽，造诣颇深，博学多识，声望卓著。民国时期行医于重庆永生堂。曾任重庆市人民代表、政协委员，中华医学会耳鼻喉科学会理事、副主任委员，中国科学院四川分院中医中药研究所特约研究员，重庆第二中医院副院长等。

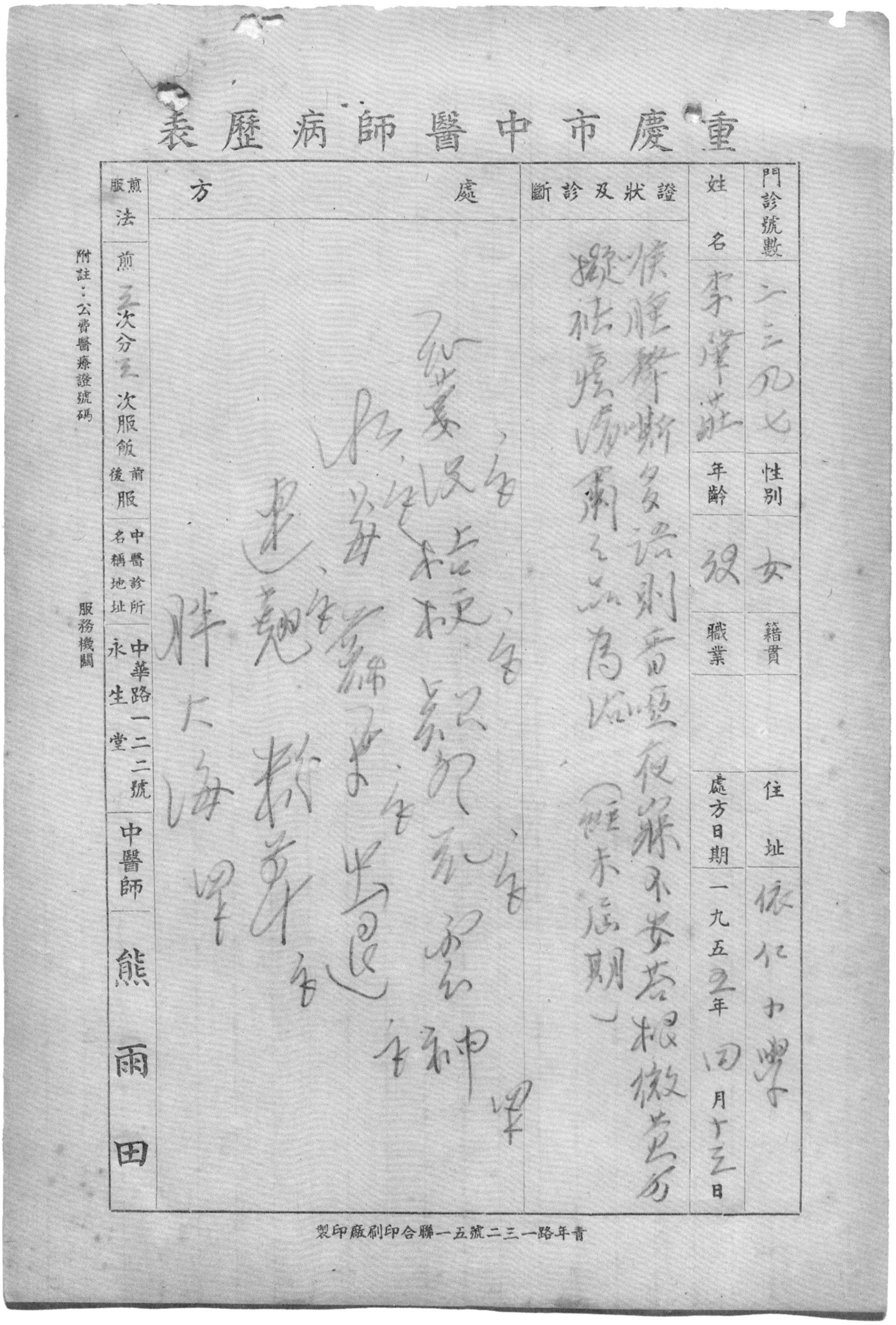

重慶市中醫師病歷表

門診號數	二三九七
姓名	李肇莊
性別	女
年齡	[illegible]
籍貫	
職業	[illegible]
住址	依仁小學
處方日期	一九五三年四月十三日

證狀及診斷：喉腔痒嗽，多语则音哑，夜寐不安，苔根微黄，另拟祛痰清肃之品为治（经未应期）

處方：

麦冬、沙参、苦桔梗、京川贝、云茯神、[illegible]

杏仁、生紫菀、款冬、炙远志

建曲、枳壳

胖大海

煎服法：煎三次分三次服，飯後服

中醫診所名稱地址：中華路一二二號 永生堂

中醫師：熊雨田

附註：公費醫療證號碼

服務機關

青年路一三二號五一聯合印刷廠印製

本校熊大经教授提供

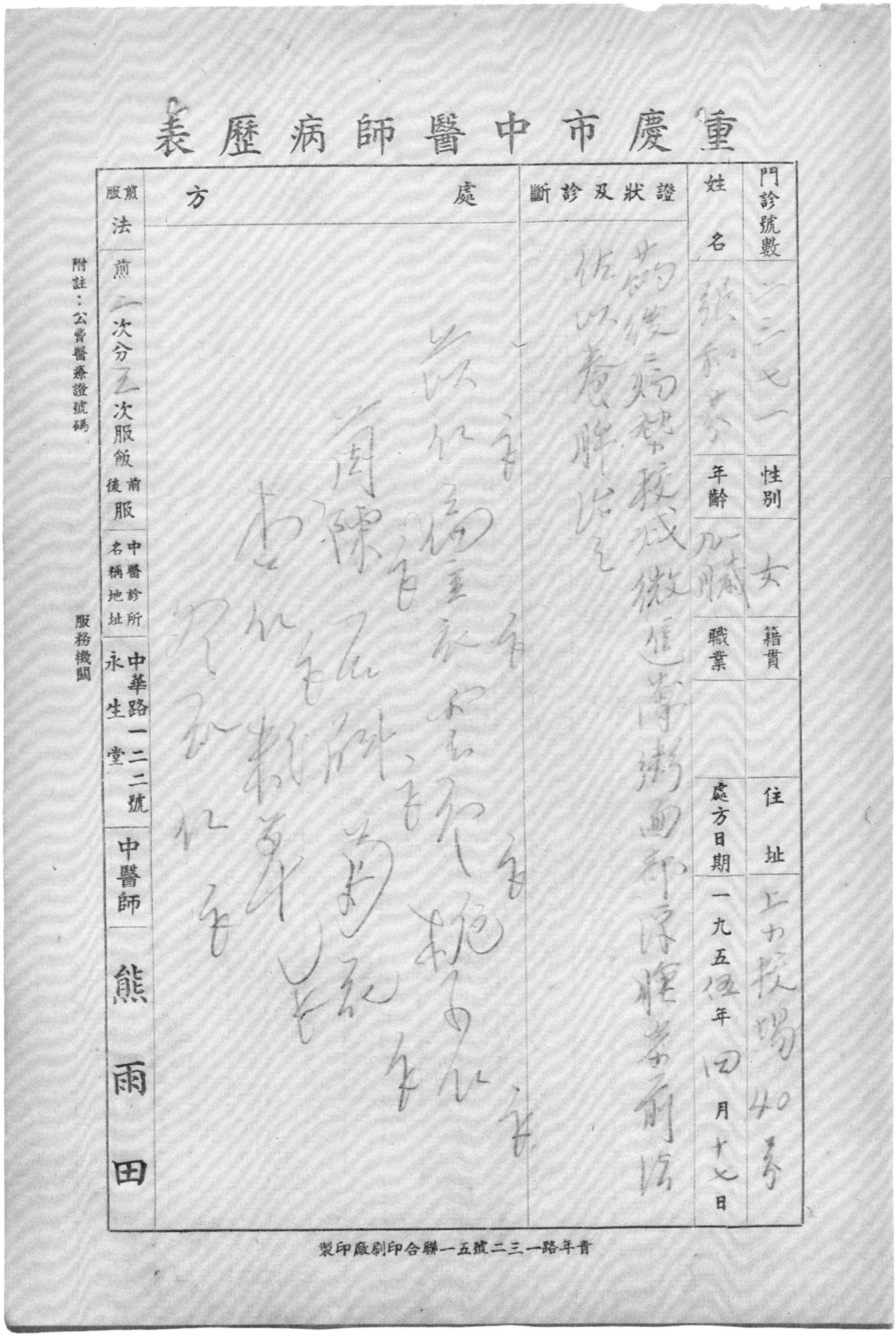
重慶市中醫師病歷表
門診號數
姓名
性別
女
年齡
籍貫
職業
住址
處方日期
一九五伍年四月十七日
證狀及診斷
處方
煎服法
煎二次分二次服飯前後服
中醫診所名稱地址
中華路一二二號
永生堂
中醫師
熊雨田
附註：公費醫療證號碼
服務機關
青年路一三二號五一聯合印刷廠印製

本校熊大经教授提供

曾彦适

（1899—1966）

名存孙，四川成都人，毕业于上海圣约翰大学，古文造诣甚深。20世纪30年代初，拜师蔡玉林、沈绍九、彭香谷，刻苦好学，精于内、妇、儿科，尤善温补，有“火神”之誉。他广采先贤，遍求时人，熔古今于一炉，常于疑难处别出心裁，屡获奇效。注重辨证施治，常言：“辨证施治是中医诊治疾病的重要环节，舍此则无特效方、特效药言。”强调：“脾肾之阳，为人体阳气之源，卫气营血之生莫不仰赖之。故直温脾肾，即温吾人阳气之源，若妄施苦寒，则伐其生生之机，断其营养之路，万不可从。”

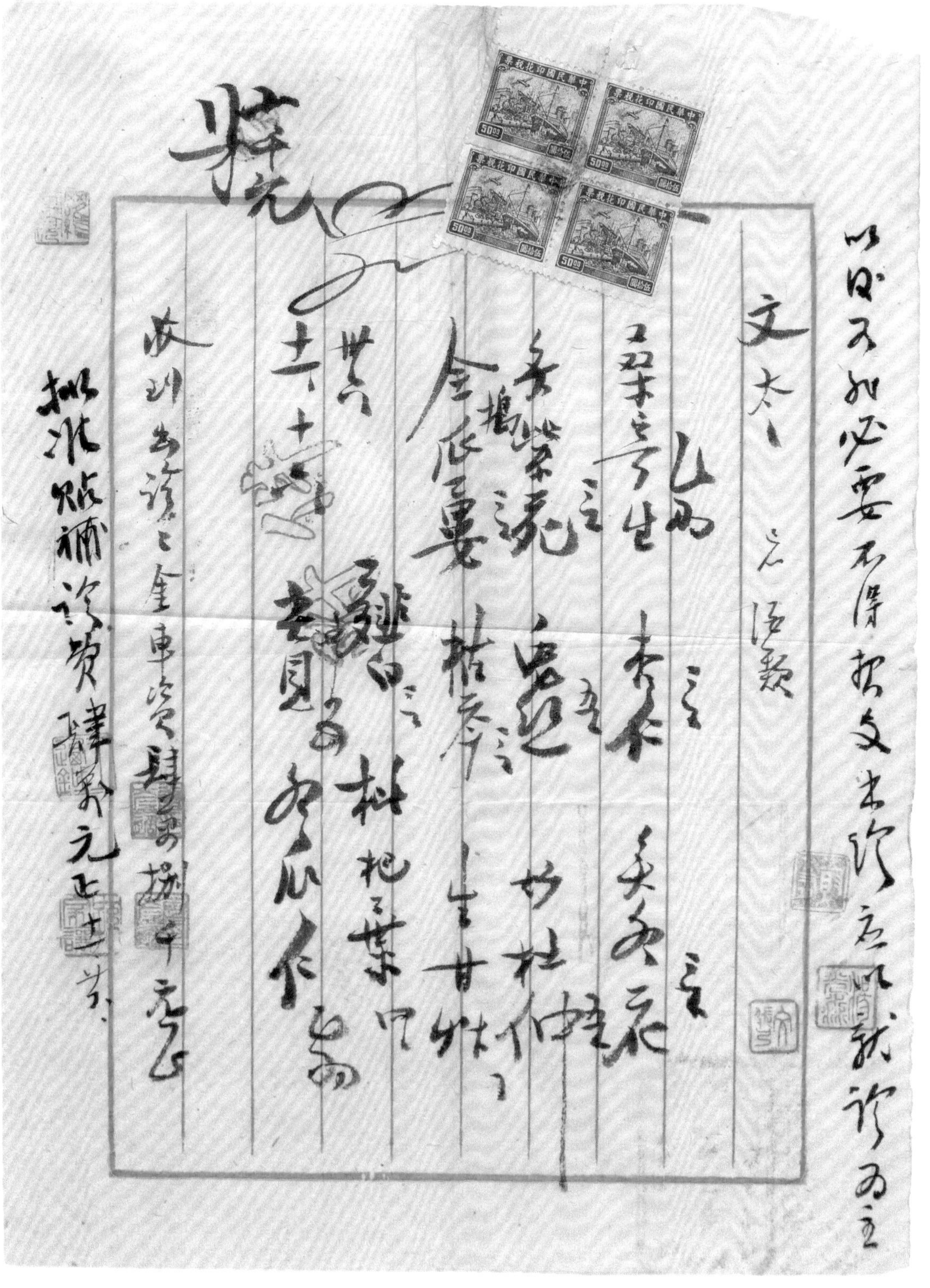
中華民國印花稅票

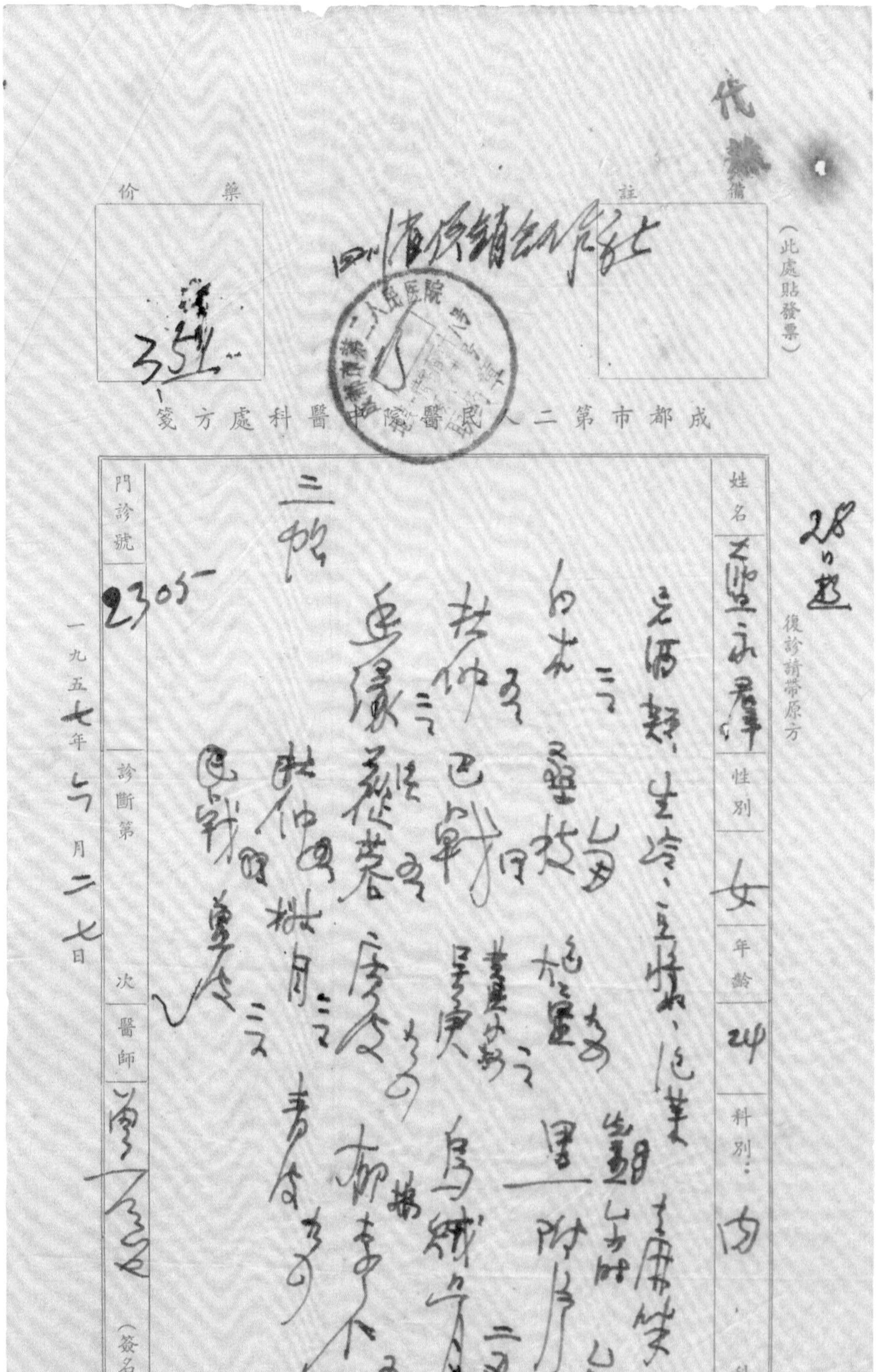
代

藥價 3.51

備註

（此處貼發票）

成都市第二人民醫院中醫科處方箋

姓名

性別 女

年齡 24

科別：內科

門診號 23055

診斷第 次

醫師（簽名）

一九五七年6月二七日

復診請帶原方

二診

白术三 杜仲五 巴戟 續斷三 菟絲子 狗脊 烏賊骨 ……

地址：門診部慶云南街　　住院部四聖祠北街17號

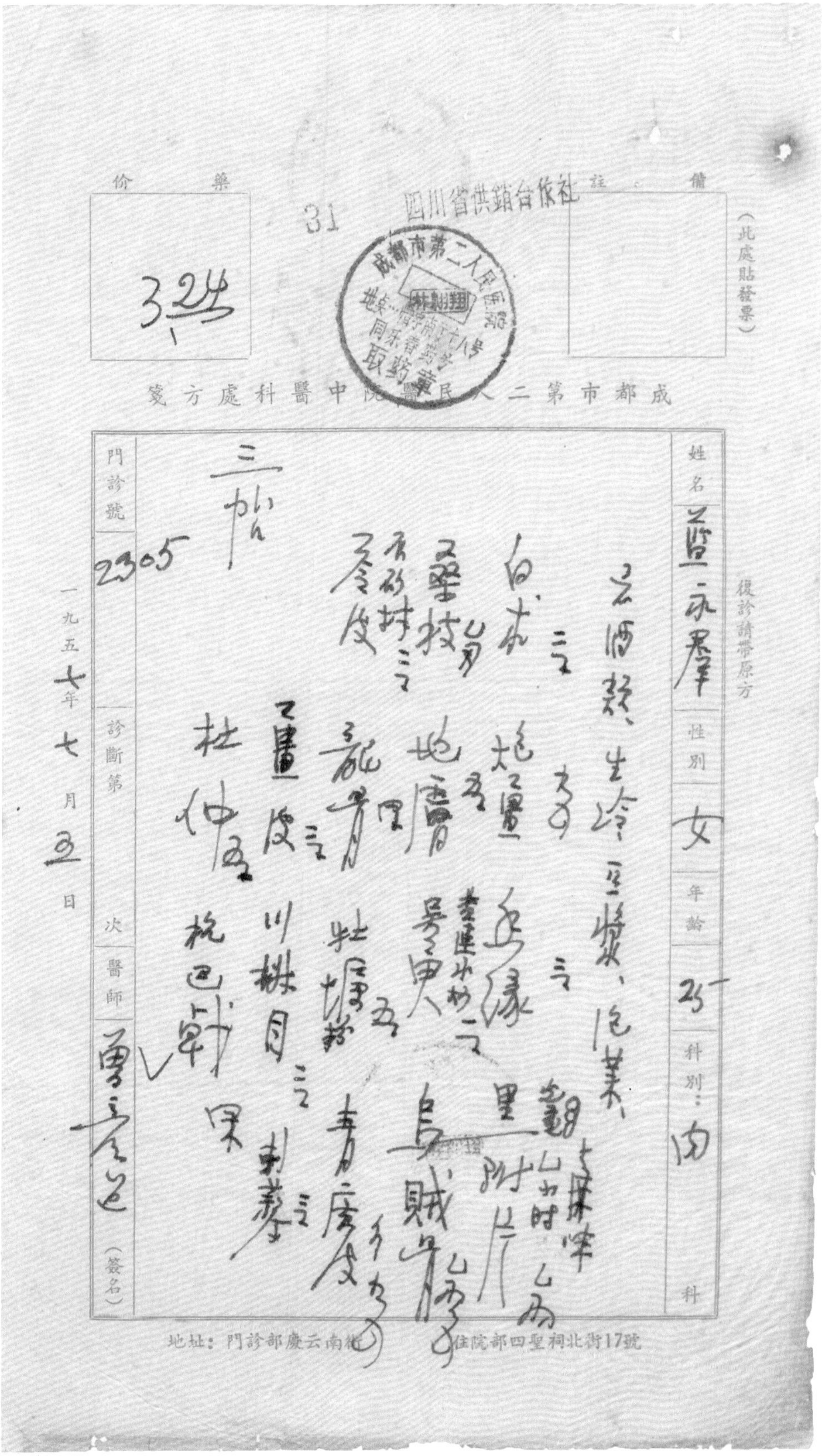

藥價　3.24

四川省供銷合作社　31

成都市第二人民醫院……取藥章

備註（此處貼發票）

成都市第二人民醫院中醫科處方箋

門診號	2305
姓名	董永群
性別	女
年齡	25
科別	內科
診斷第　次	
醫師（簽名）	

二帖

復診請帶原方

一九五七年七月五日

地址：門診部慶云南街　住院部四聖祠北街17號

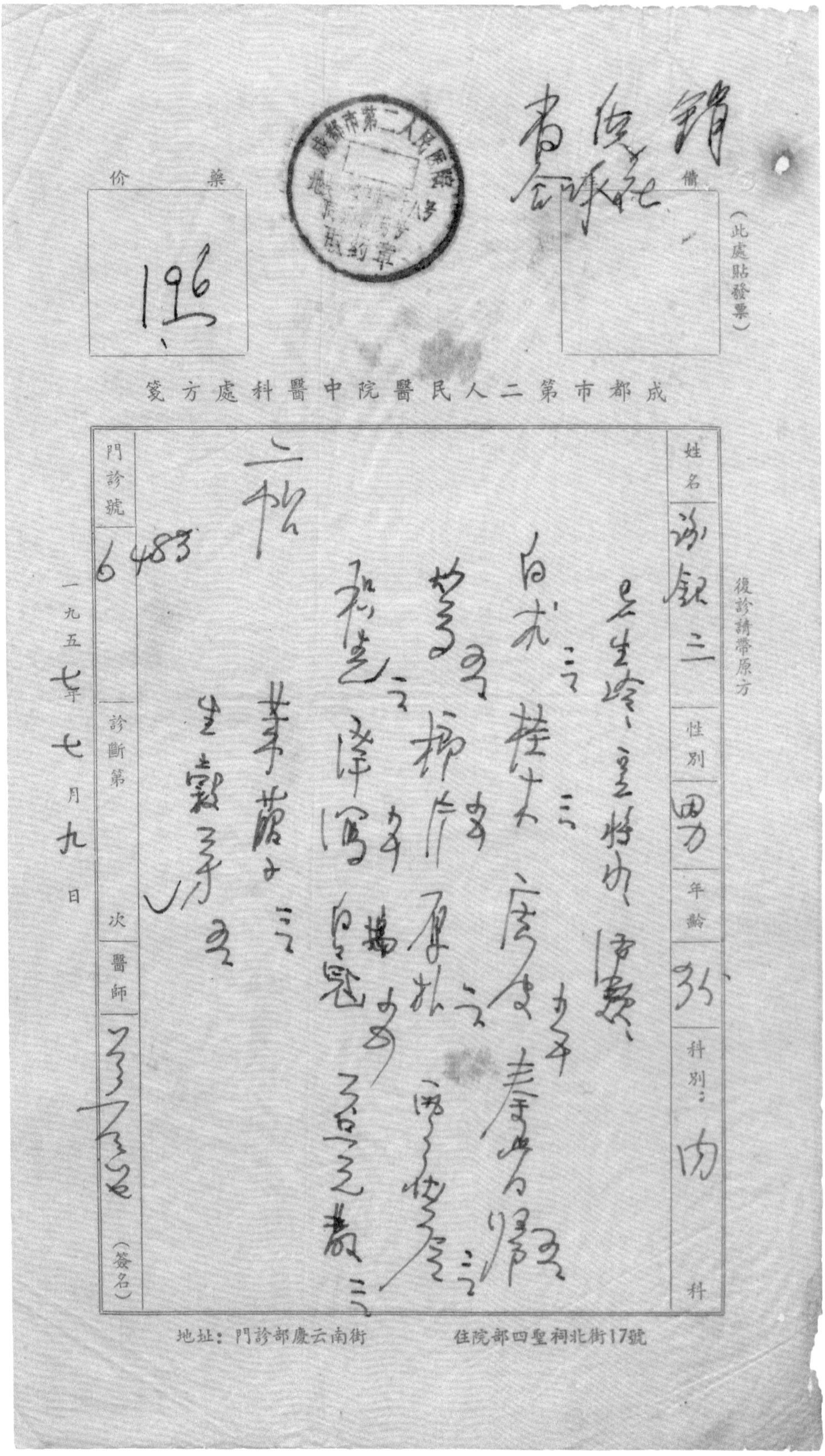

成都市第二人民醫院中醫科處方箋

藥价：196

備（此處貼發票）

姓名　　　　二
性別　男
年齡
科別：內
門診號　6483
診斷第　次
醫師（簽名）
一九五七年七月九日
復診請帶原方

白朮 三

二帖

地址：門診部慶云南街　　住院部四聖祠北街17號

童辉之

（1880—1972）

四川成都人。出生于中医世家，著名中医妇科医家。幼年随父童华松习医于成都指挥街真源堂，并就读成都唯一中医学堂，18岁独立诊治内、妇、儿各科疾病，尤以妇科闻名。1949年后到四川省人民医院中医科工作。

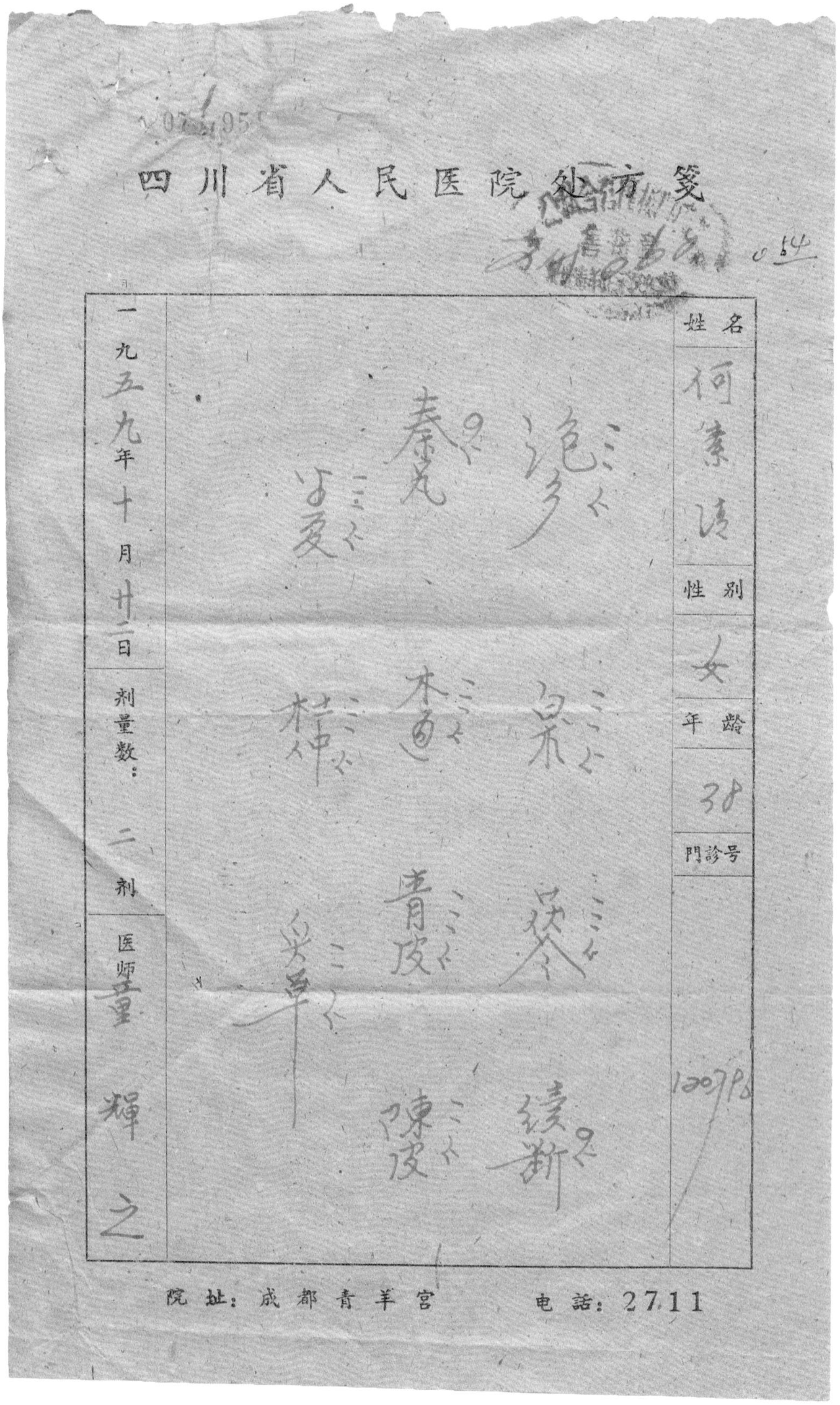
四川省人民医院处方笺
姓名 何素清
性别 女
年龄 38
門診号
一九五九年十月廿二日
剂量数：二剂
医师 董輝之
泡参
秦艽
寸冬
白术
木通
茯神
茯苓
青皮
甘草
续断
陈皮
院址：成都青羊宫
电話：2711

张澄庵

（1898—1974）

名镜澄，四川华阳人。中医杂病专家。自幼沉静善悟，喜好医学。师从刘芷塘、沈绍九，常请教于唐伯渊、曾彦适等师兄，技艺大有长进，被称为沈门四大弟子。中华人民共和国成立后，张澄庵受聘于成都市第一人民医院，对治疗肿瘤、肝炎、肾炎、神经系统疾病和其他一些疑难重症，有独特的见解。1958 年受聘任中国医学科学院中医研究所特约研究员。曾任四川省人民代表大会代表、四川省政协委员会委员等。

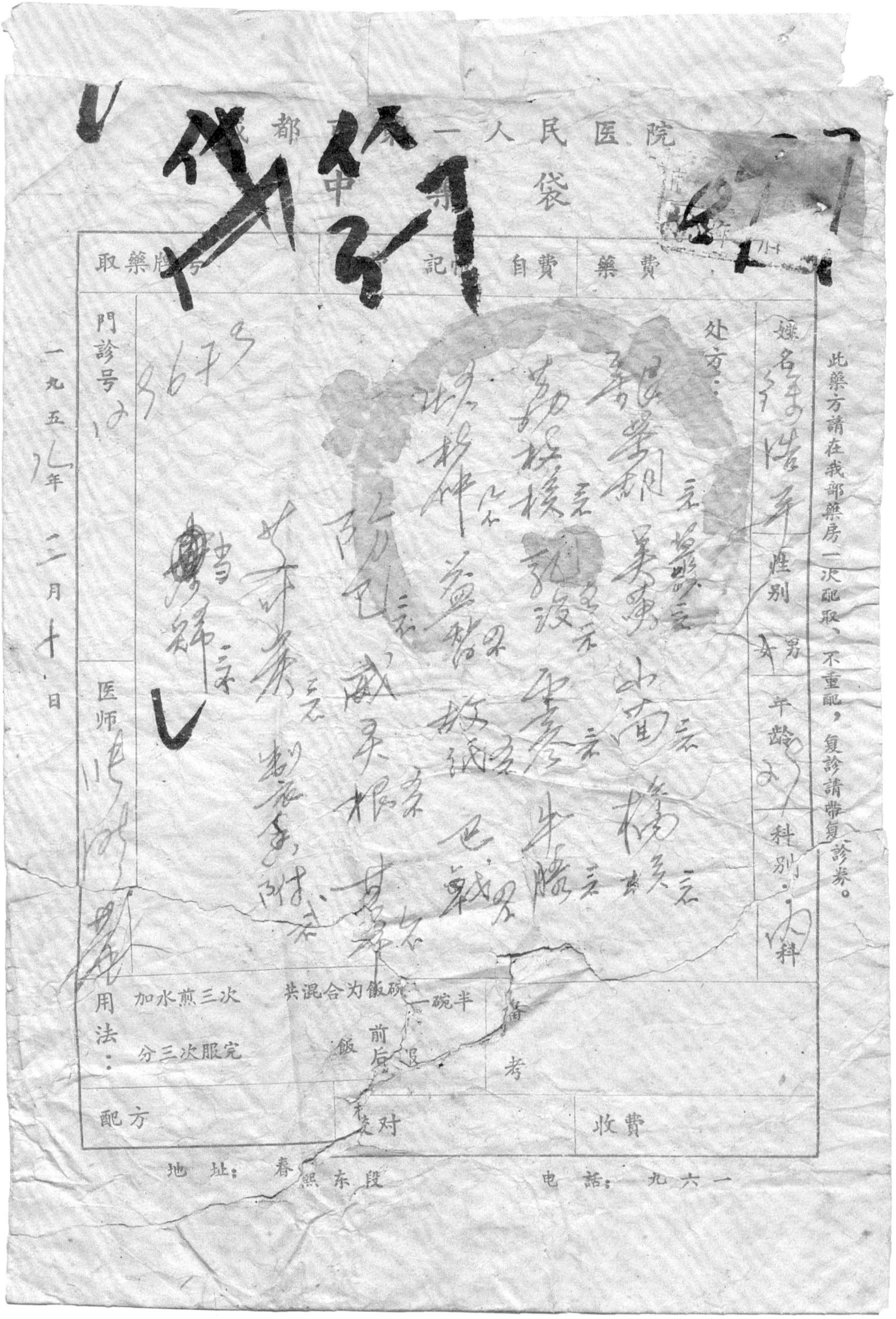

成都市第一人民医院

中藥袋

取藥牌号	記帳	自費	藥費

門診号

处方：

姓名

性别　男　女

年龄

科别　内科

此藥方請在我部藥房一次配取，不重配，复診請帶复診券。

一九五八年二月十日

医师

用法：加水煎三次　共混合为飯碗一碗半　分三次服完　飯前后服

备考

配方	校对	收費

地址：春熙东段　　电話：九六一

何伯勋

（1892—1977）

名昭文，四川彭山人。少时尝习医籍，在四川公立法政专科学校毕业后，潜心医学，并拜彭县名医周耿光为师，后拜师于名医沈绍九。1928 年始于成都行医。与李斯炽、谢铨镕等筹建四川国医学院，任副院长。建国后，曾在四川省建工局、成都市第一人民医院供职。1958 年调成都中医学校任教务主任。治学严谨，学识渊博，精于诊治，专长内科，尤善治温病，临证多能决疑，胆识过人，世有“何温证”之称。著有《温病学》一书，遗稿有《治疗温病经验录》《临证经验辨证录》《四家医案分析》等。

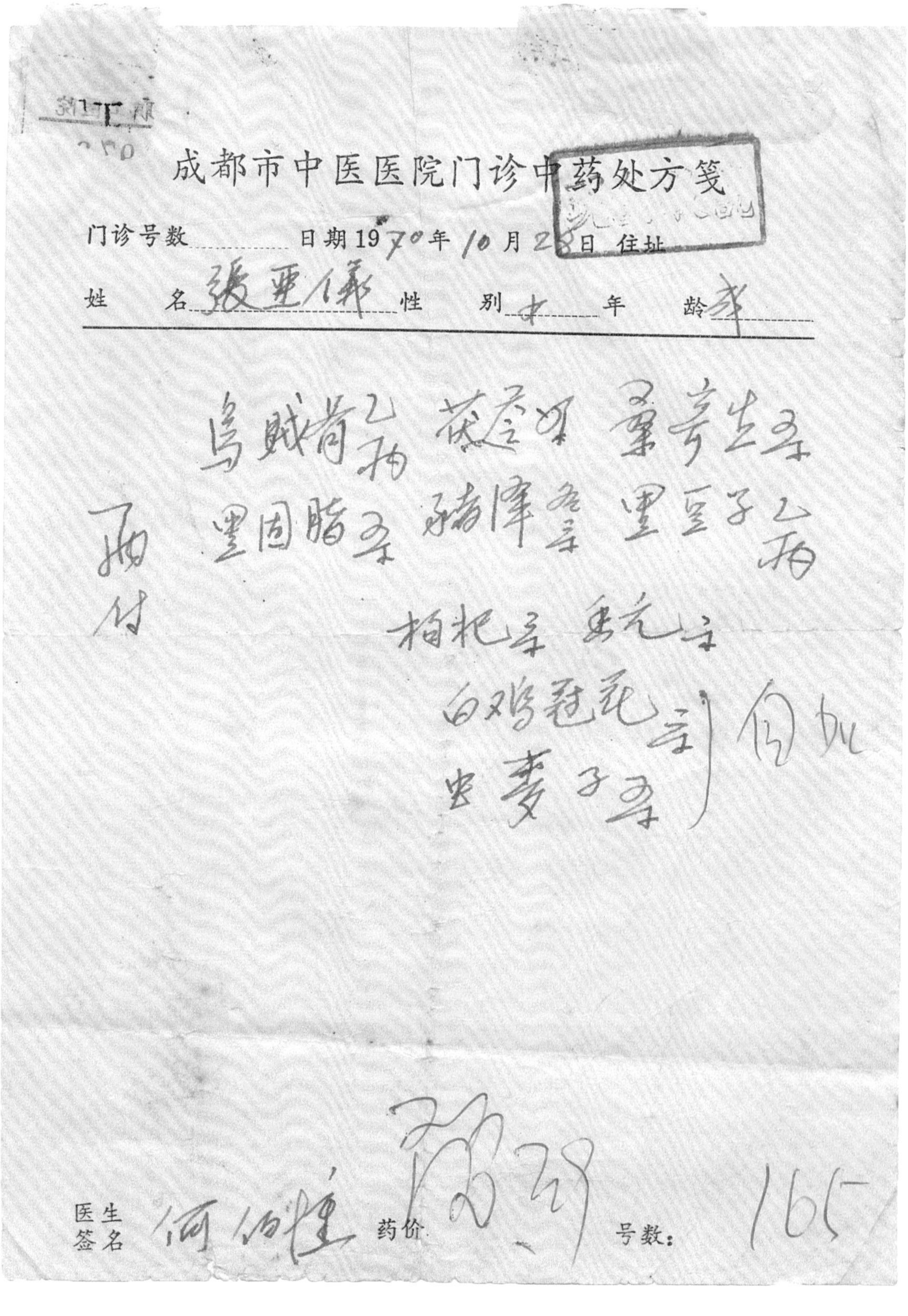

成都市中医医院门诊中药处方笺

门诊号数 日期1970年10月28日 住址

姓名 張亞儀 性别 女 年龄 [illegible]

乌贼骨二两 茜草四钱 桑寄生五钱

黑固脂五钱 猪[illegible]五钱 黑豆子二两

两付

枸杞五钱 桂元五钱

白鸡冠花五钱

[illegible]麦子五钱

何加

医生签名 何伯[illegible] 药价 [illegible] 号数：165

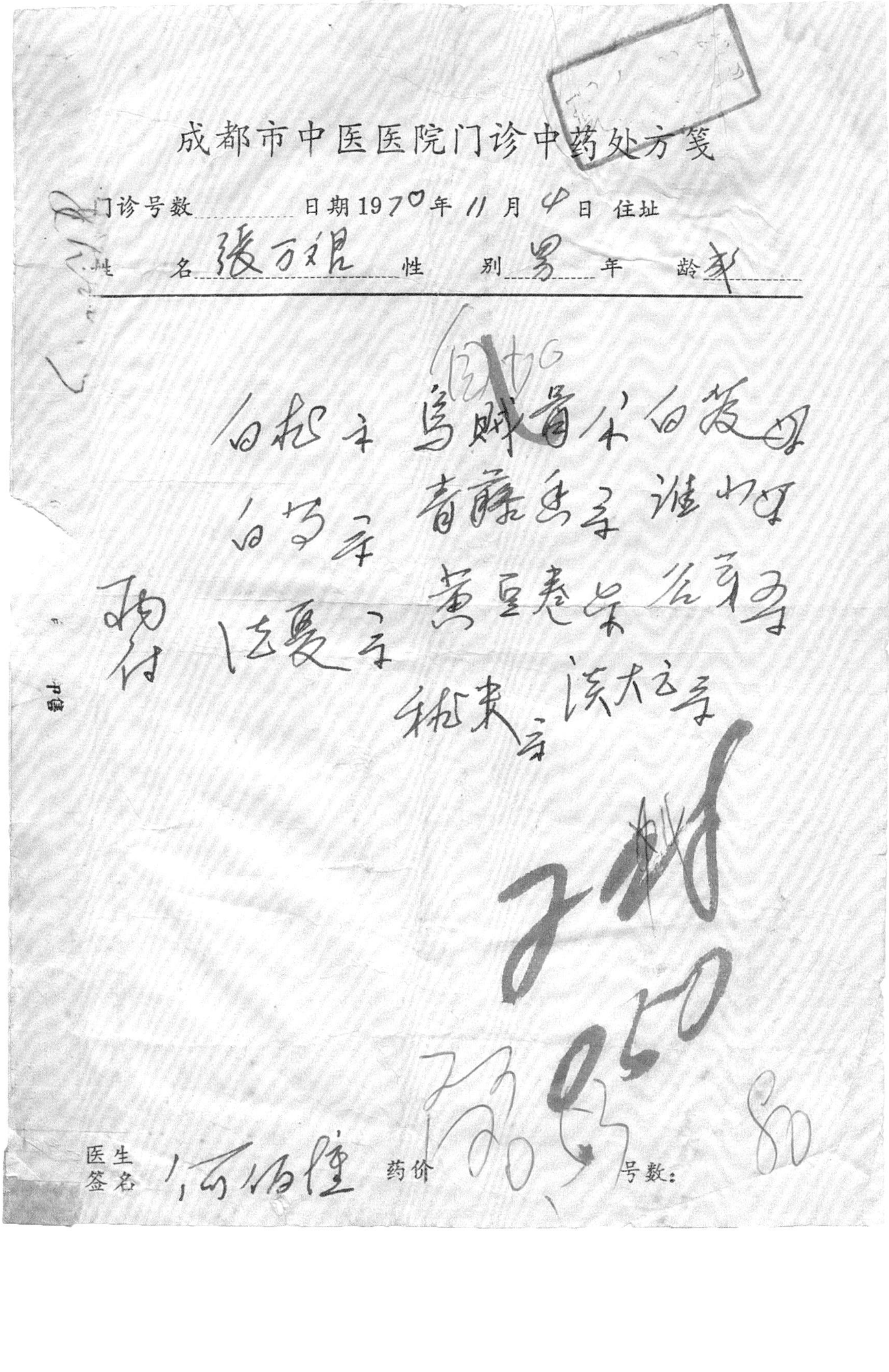
成都市中医医院门诊中药处方笺

门诊号数　　日期1970年11月4日 住址

姓　名 張方琨　性　别 男　年　龄

白术三　乌贼骨八　白芨四

白芍三　青藤香三　淮山四

法夏三　黄豆卷六　谷芽四

秫米三　淡大云三

医生签名　　药价　　号数：

朱震川

（1898—1978）

四川苍溪人。家传世医，少时随父习医，深究中医学理论，得祖传中医眼科精髓。1918 年独立行医。抗战后，设医馆于成都，医名渐显。1956 年在成都市第一人民医院任中医眼科医师，兼任中国科学院四川分院特约研究员及成都市盲协委员等职。毕生从事中医眼科临床研究，对急重症目疾的诊治，多能应手取效。献出“珍珠眼药”“硇砂眼药”“清利丸” 等秘方和制药技艺，经验证投产，畅销省内外。

成都市第一人民医院門診中藥处方箋

門診号数 日期196 年 8月21日 住址

姓 名 冯長权 性 别 男 年 龄 成

菊花 三钱 枯芩 三钱 連召 四钱 知母 三钱

青蒿 四钱 刺力 四钱 滑石 五钱 [illegible]世 三钱

花粉 四钱 將軍 三钱 車前草 五钱

二付

037

朱震川

医生签名:

姓 名

中藥共 付 每付单价 藥費金額

住 址:

此联为取藥凭証請勿遺失

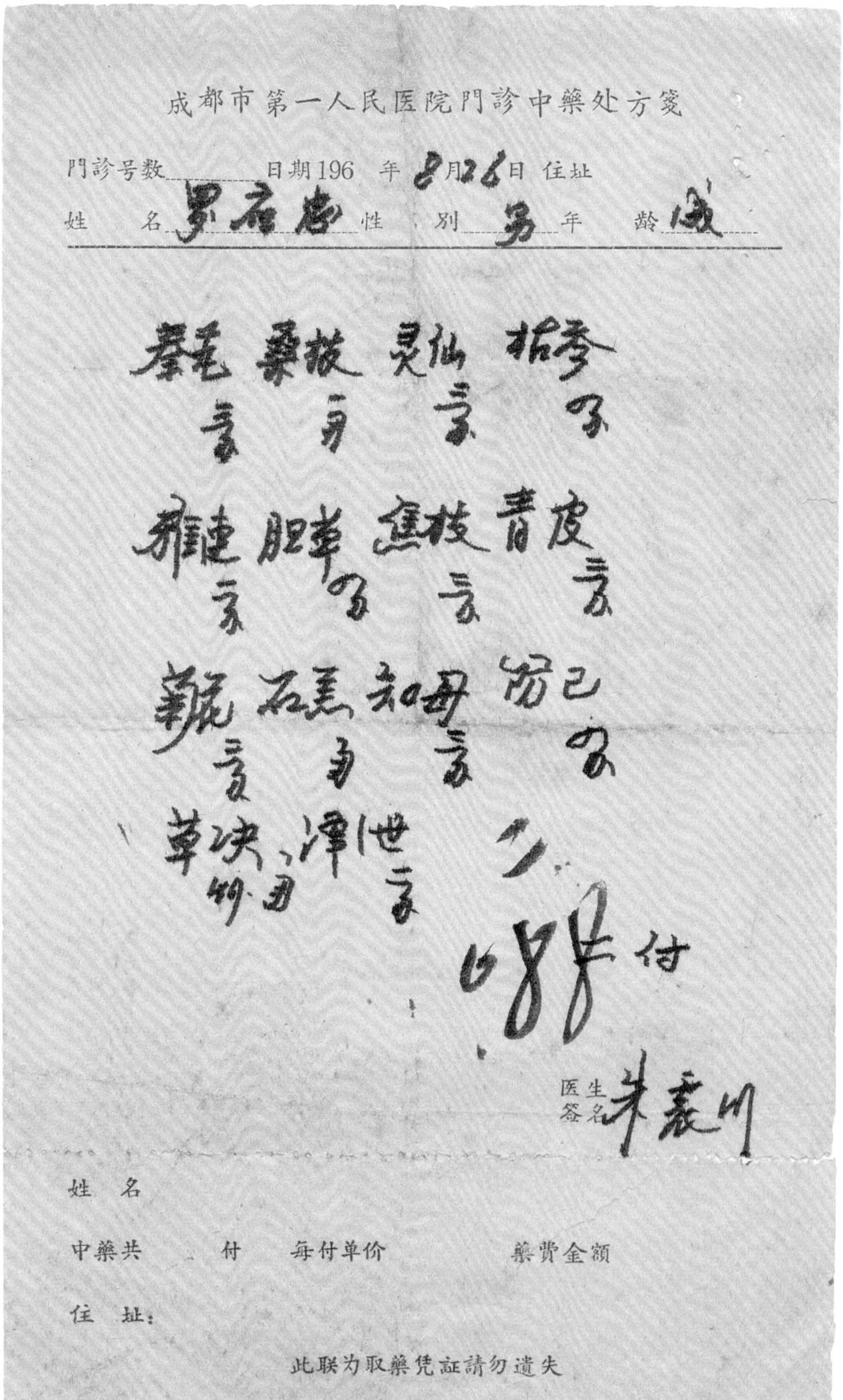

成都市第一人民医院門診中藥处方箋

門診号数 日期196 年 月 日 住址

姓 名 性 别 年 龄

医生签名

姓 名

中藥共 付 每付单价 藥費金額

住 址:

此联为取藥凭証請勿遺失

朱洪文

（1921—？）

四川成都人。擅长中医中药治疗眼科常见病及疑难病。生于中医世家，自幼随父朱震川习医，学习祖传中医眼科技术（制作眼药、手术治疗砂眼、睫毛内倒、翼状胬肉等）。在工作中注意汲取现代医学知识，临床采用西医眼科检查手段，诊察内、外眼疾患，用中医学的理法方药治疗各种眼疾，取得较好疗效。曾任成都市中西医结合医院主任医师、成都市中医学会理事。

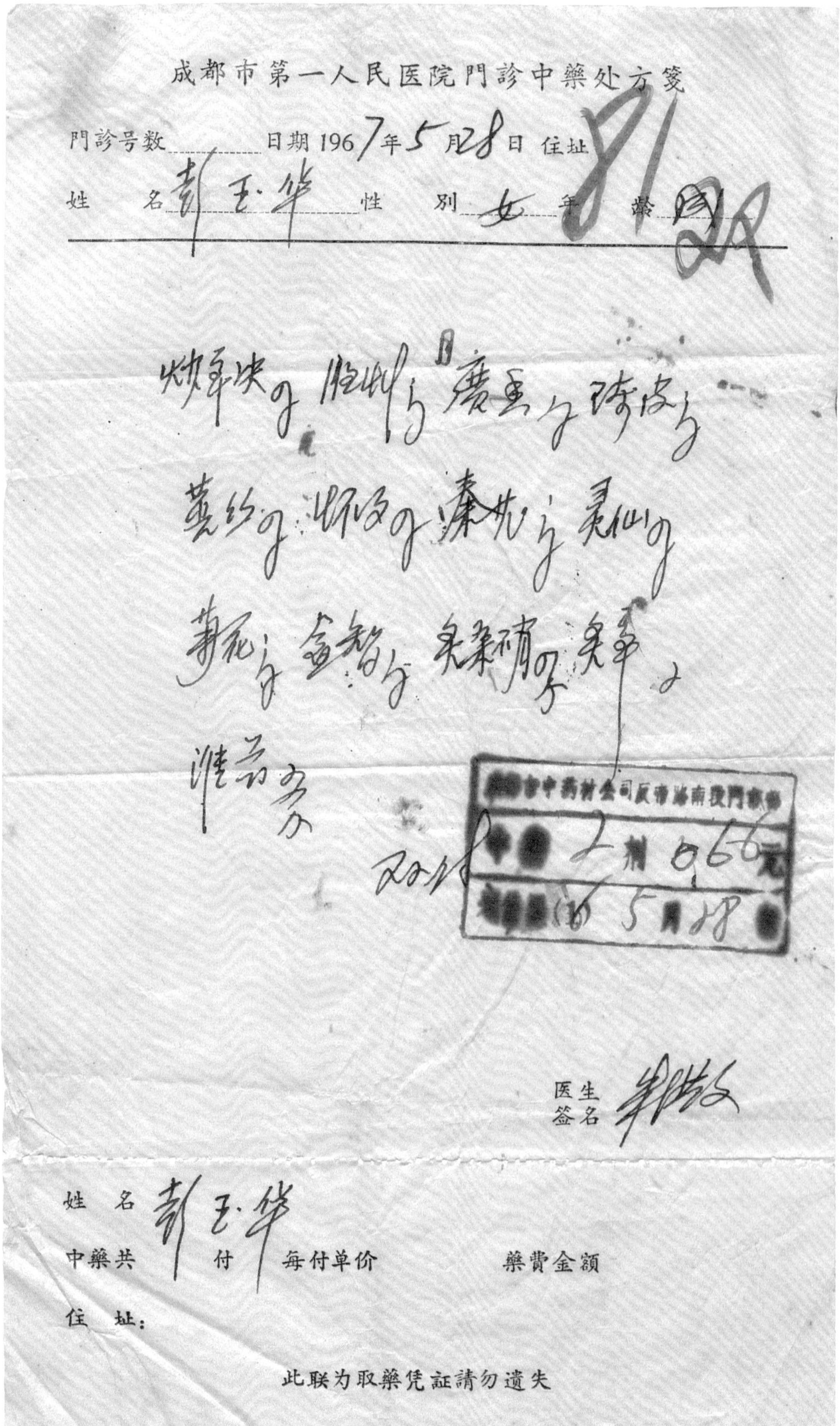

成都市第一人民医院門診中藥处方箋

門診号数 日期 1967年5月28日 住址

姓名 彭玉华 性别 女 年龄

医生签名

姓名 彭玉华

中藥共 付 每付单价 藥費金額

住址：

此联为取藥凭証請勿遺失

2剂 0.66元

5月28

田鹤鸣

（1883—1980）

成都著名民间医生，业医于成都青羊宫附近。遵仲景金匮肾气丸水火既济、补泻变化之法，用药少而精。善于运用伤寒诸方，每于平凡中见奇效，一般不超过八味，却疗效卓著，故乡人美之曰“田八味”。著有《伤寒表释》一书。

大黄 9克 乾姜 9克 龍骨 9克 牡蠣 三克

甘草 六克 桂枝 三克 寒水石 六克 紫石英 六克

石羔 六克 滑石 六克 白石脂 六克 赤石脂 六克

田鹏鳴 診

一九六七年〇月十〇日

董永華

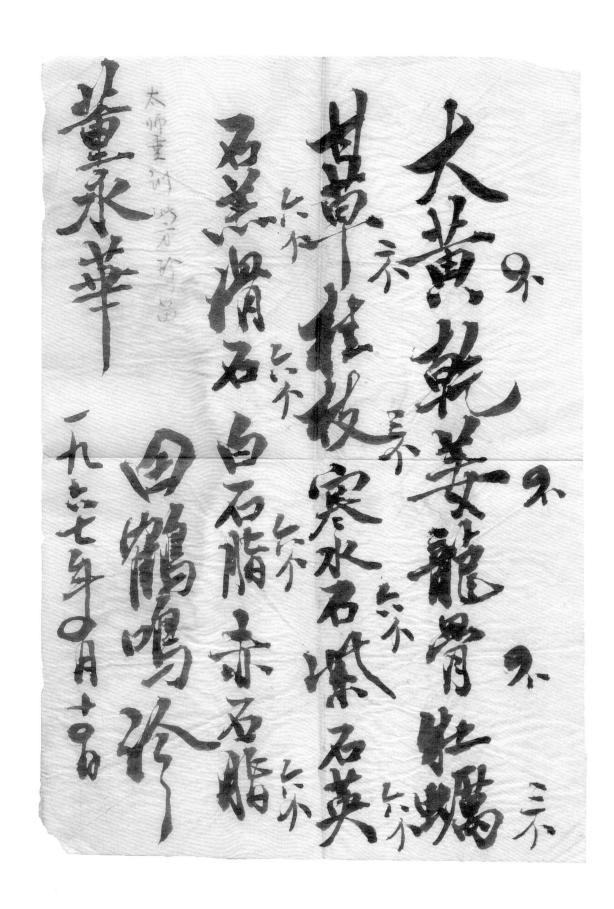

太师董润珊方珍留

大黄家村草平 存

田鹤鸣 存

黄绍云 兄

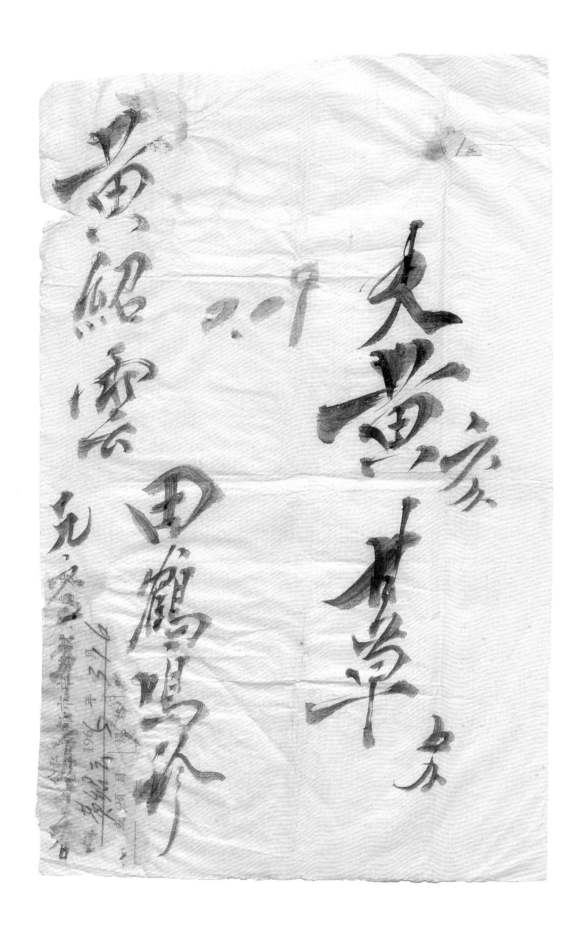

1965年3月

少云

炙草 四钱　桂枝 三钱　泡参 六钱　麦冬 三钱

五味 三钱　麻仁 五钱　生地 八钱　大枣 四枚

生姜 三钱　阿胶 四钱（此味另化冲药服）

田鹤鸣 诊

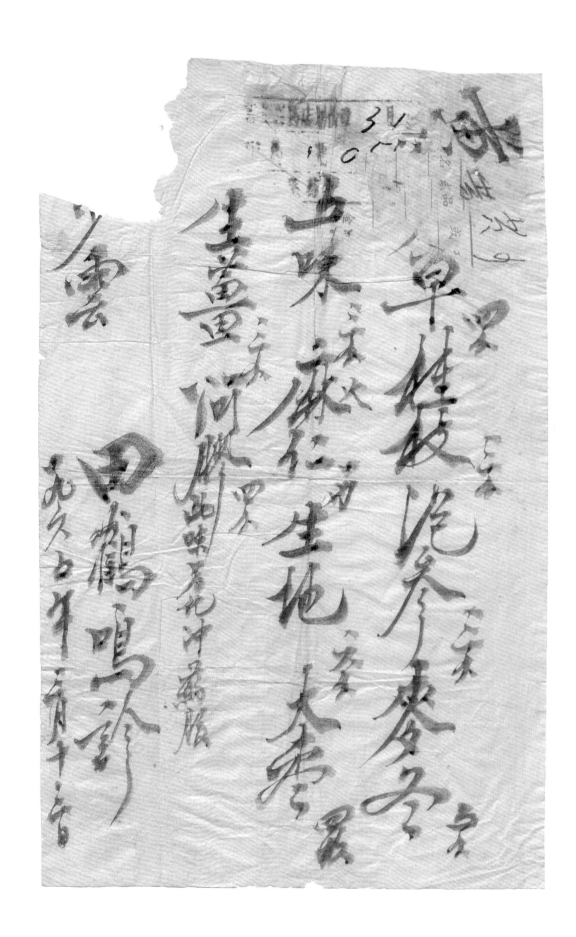

九六七年十一月十二日

徐梓柏

（1886—1982）

四川成都人。其父徐寿轩为清末民初成都名医，精于儿科。自幼随父学医，经清末都督府考试及格后，悬壶于成都东门红石柱。在中医儿、内、妇科等方面均有独到之处，尤其擅长诊治不能言语之“哑幼”病儿。曾参加创办成都国医公会、《四川医药特刊》杂志。建国后，任成都市第三人民医院中医科主任。后任成都中医学会副理事长，四川省第三届人大代表、四川省第四届政协委员等职。著有《哑幼十讲》。

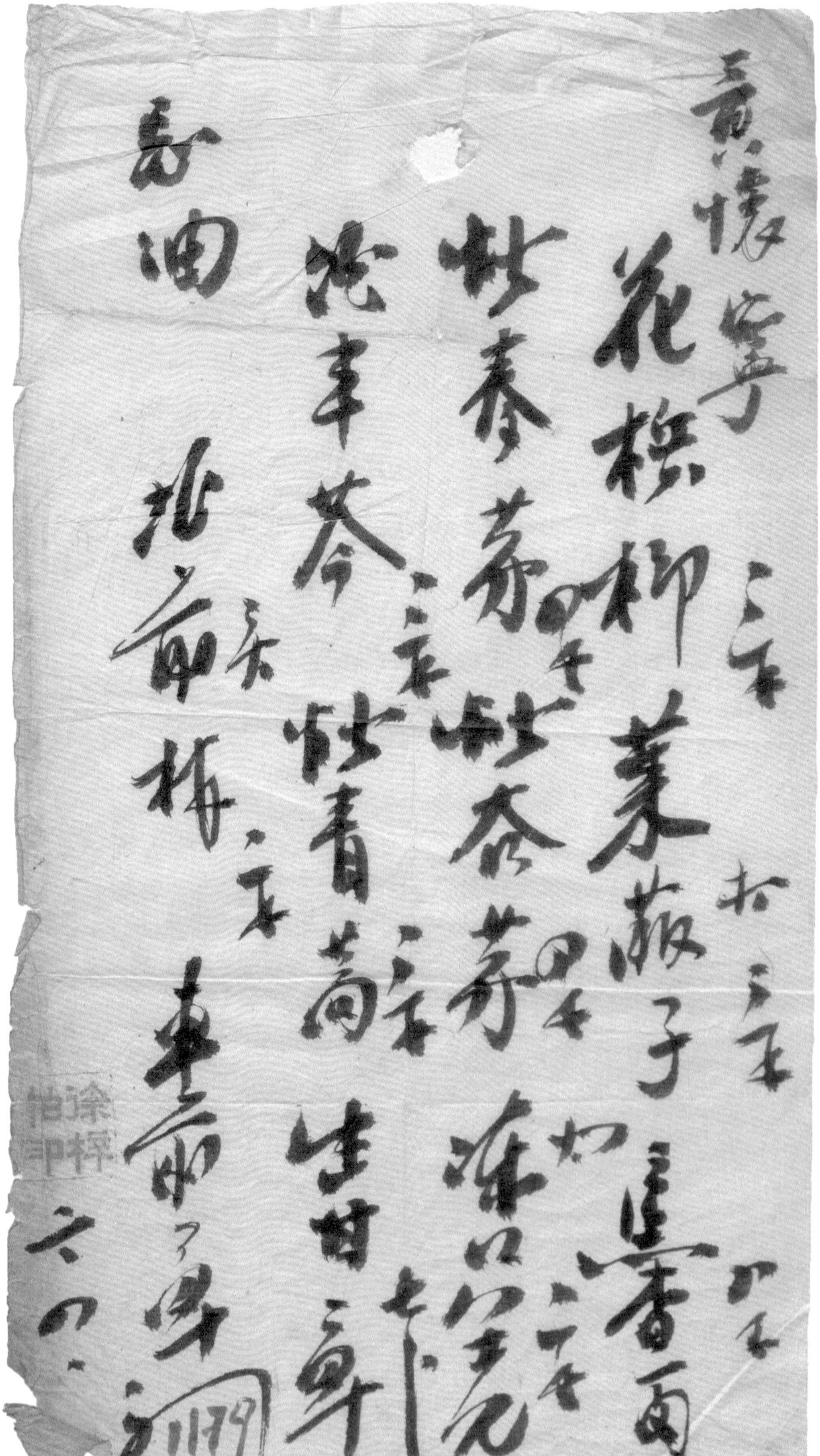
徐梓怡印

鑒侯兄

油厚朴 八斤 北細辛 四斤 黄梅花 四兩

鐵土口更 八斤 生秦艽 四兩 北秦艽 三斤

全瓜蒌 搖 八斤 山枝仁 四斤 生甘草 六斤

六千

長油 桑寄生 舒筋草 四兩

六、廿四

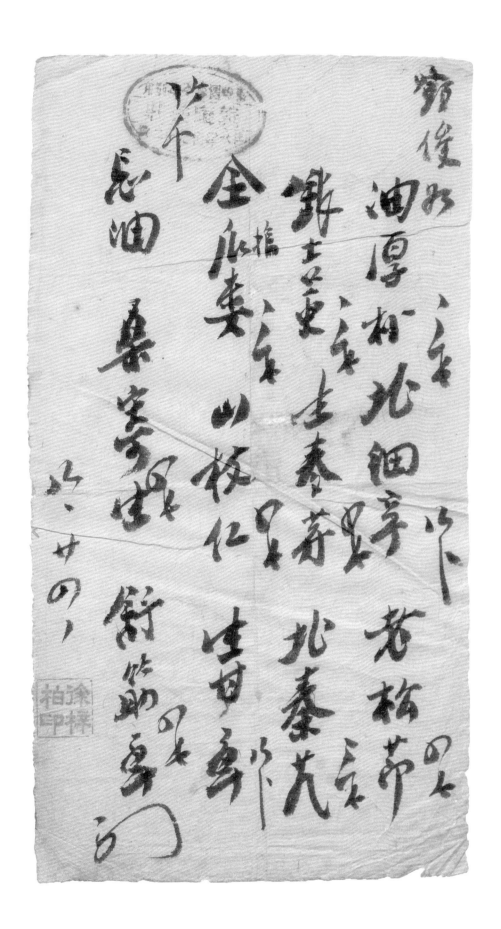

徐擇柏印

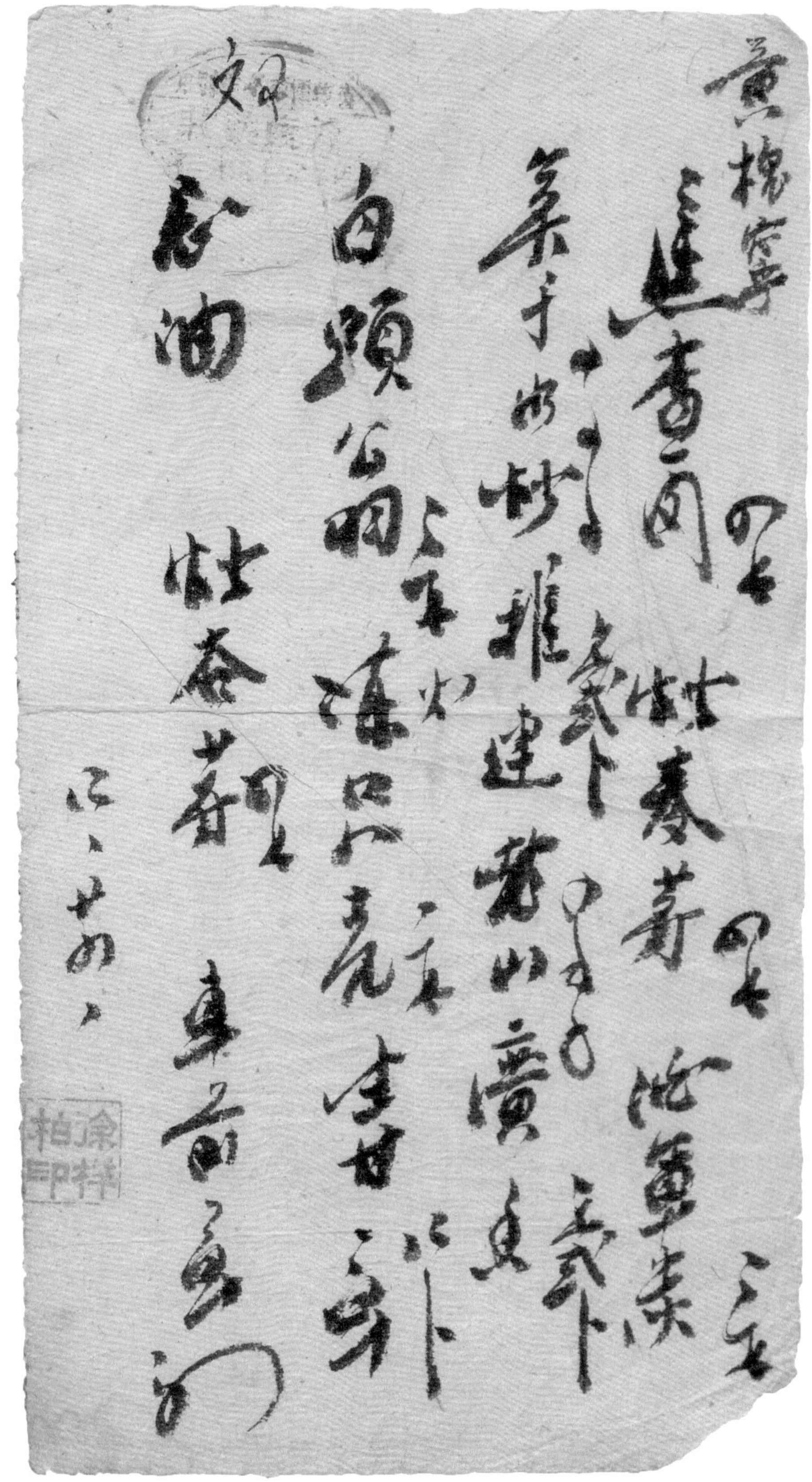
徐梓柏印

刘伯尧

（1894—1982）

四川德阳人。1916 年随父行医，1919 年迁到德阳县城开办医馆，组方用药的原则为“一力拨千斤，轻灵稳妥”。他善用经方和温病时方，加减化裁，得心应手。先后被遴选到四川省中药研究所，成都中医学院附属医院，四川省中医研究所等单位从事医学教学和科研工作。著有《淋症》《热疫霍乱》《辨证论治与临床实践》等。

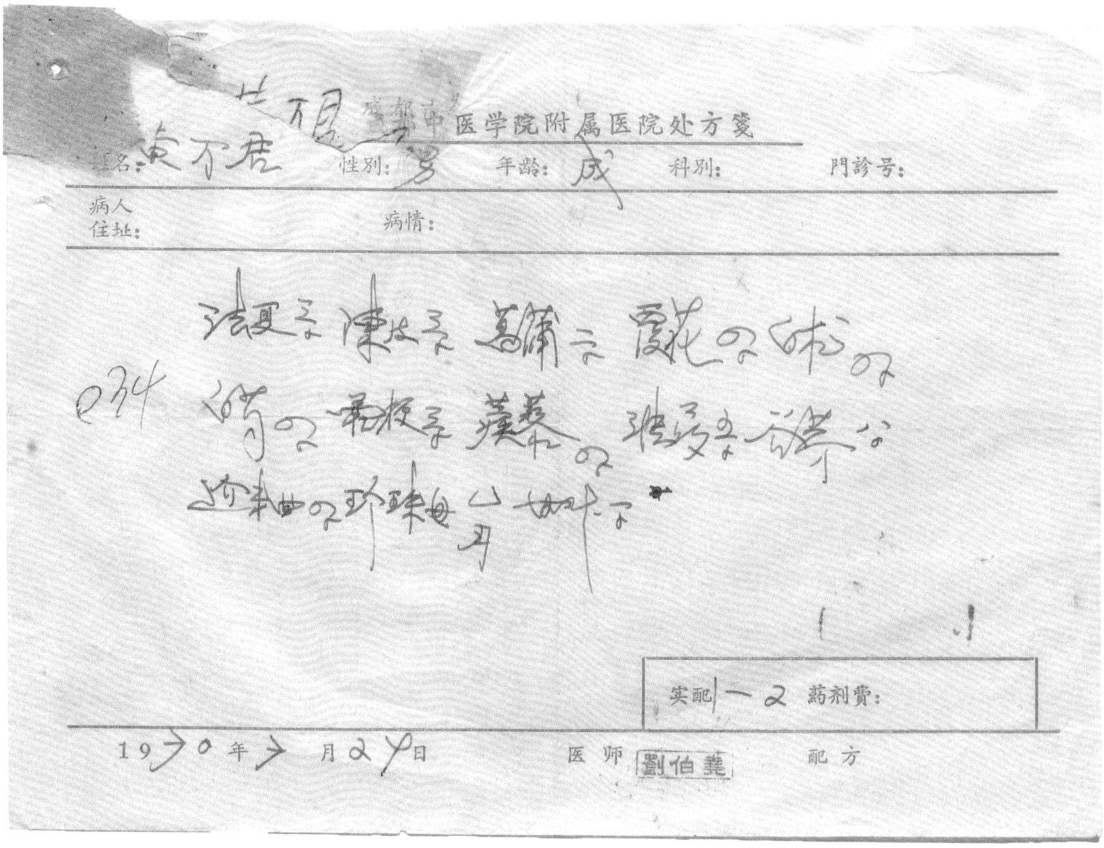
成都中医学院附属医院处方笺

姓名：黄不君　性别：男　年龄：戌　科别：　門診号：

病人住址：　病情：

法夏三钱　陈皮三钱　菖蒲二钱　葛花四钱　白术四钱

茯苓四钱　姜板三钱　藿香四钱　北豆蔻三钱　谷芽一两

甘草二钱

实配　一2　药剂费：

1970年7月24日　医师 劉伯堯　配方

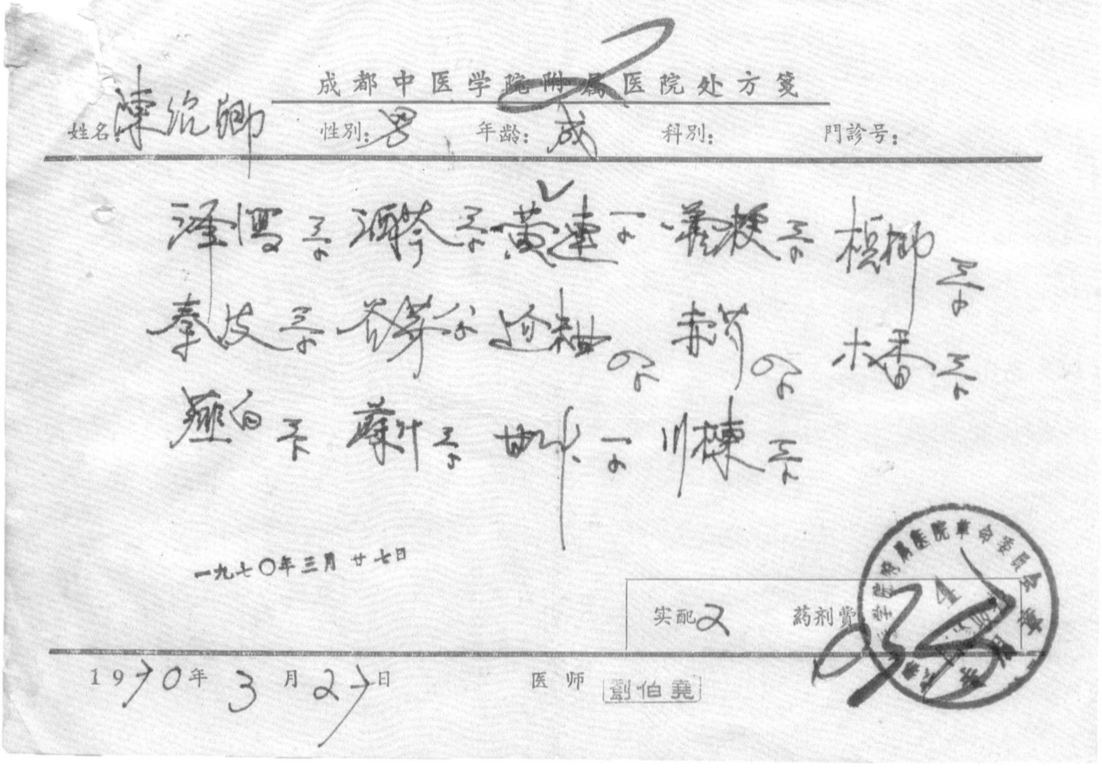
成都中医学院附属医院处方笺

姓名：陈悦卿　性别：男　年龄：戌　科别：　門診号：

泽泻三钱　酒芩三钱　黄连一钱　姜板三钱　槟榔三钱

桑皮三钱　谷芽一两　甘草四钱　赤芍四钱　木香三钱

白芷三钱　苏叶三钱　甘草一钱　川楝三钱

一九七〇年三月廿七日

实配2　药剂费

1970年3月27日　医师 劉伯堯

徐庶遥

（1909—1984）

四川乐山人。青年时从师学习中医眼科，经多年钻研及临证实践，治愈眼疾患者无数。博览中医经典文献，旁及各家著述，对内科、妇科亦有精深造诣。曾受聘为成都国医学院教务主任，兼授眼科课。1951 年调成都市第一人民医院，先后任妇科医师、内科主任医师，后任成都中医学校副校长。著有《徐氏眼科学》。

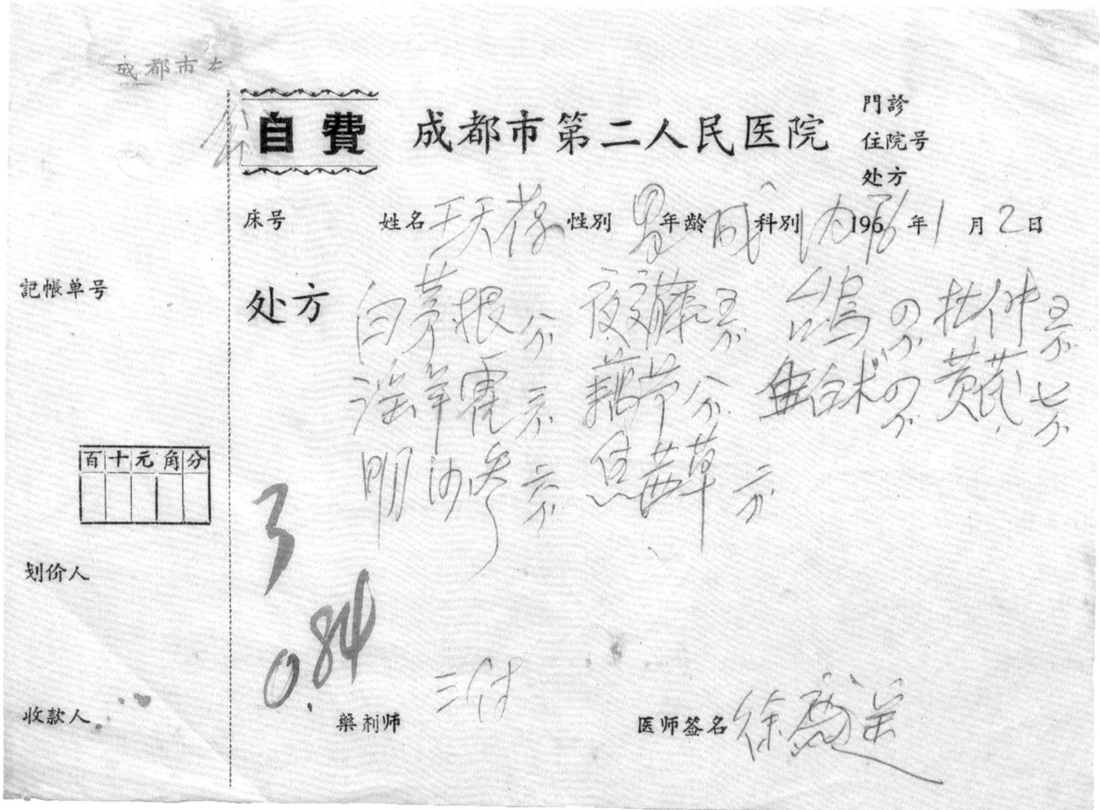

成都市

自費 成都市第二人民医院

門診
住院号
处方

床号 姓名 王天存 性别 男 年龄 科别 内科 196 年 1 月 2 日

記帳单号

处方 白茅根 夜交藤 杜仲 法半夏 白术 黄芪 明沙参 炙甘草

百	十	元	角	分

3

0.84

三付

划价人

收款人

藥剂师

医师签名 徐葆远

甘定中

（1906—1990）

四川蓬溪人。受业于祖父甘召卿。1935 年赴射洪县拜任俊升门下，修习针灸。长于多种急慢性疾患的针药治疗。1959 年调成都中医学校主授针灸课，兼任中华全国中医学会成都分会针灸学会委员。其性耿直，学风谨严，善于教学，勤于著述。著有《针灸治疗下肢痿缩》《中国医学史简编》《冲脉问题解答》《任十四经穴位分寸歌》《环谷穴探讨》及《针灸学讲义》等。

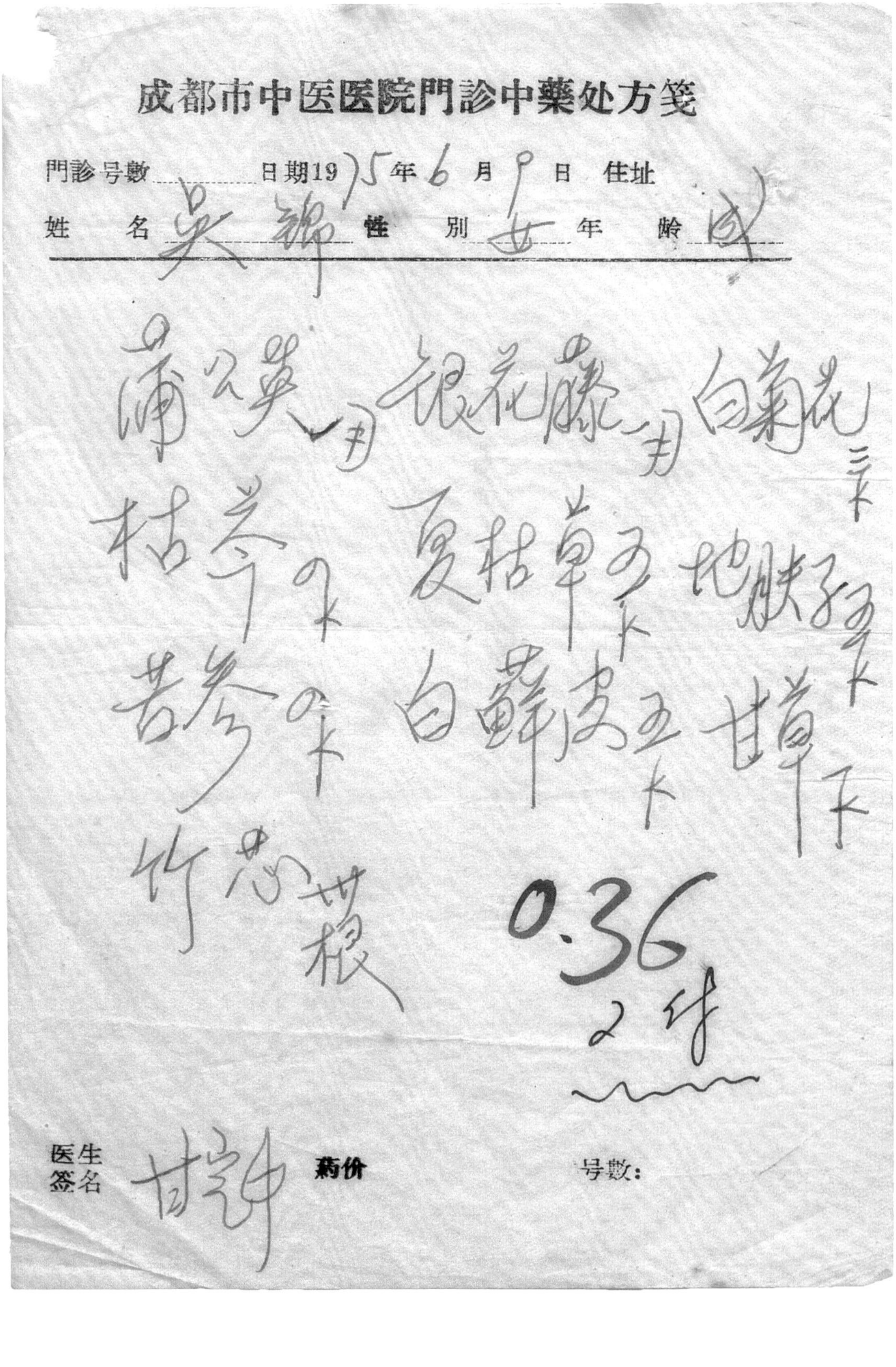

成都市中医医院門診中藥处方箋

門診号數　　日期1975年6月9日　住址

姓　名　吴锦　性　别　女　年　龄　[illegible]

蒲公英一両　银花藤一両　白菊花三钱

桔梗四钱　夏枯草五钱　地肤子五钱

苦参四钱　白藓皮五钱　甘草一钱

竹心廿根

0.36

2付

医生签名　甘[illegible]　藥价　　号數：

熊梦周

（1912—1991）

原名熊永福，又名熊文，字梦周，四川安岳人。中医儿科专家。熊氏家学渊源，三代习医，熊氏医馆名气也与日俱增，熊家收匾额二三十块，其中有“华佗再世”“扁鹊复生”“父子良医”“妙手回春”等。1956 年受聘于四川省人民医院，任中医科儿科医师、主任医师、中医科主任，主要从事儿科临床，对小儿麻疹、泄泻、热病、肺炎的诊治有较好的疗效，有“熊小儿”之称。

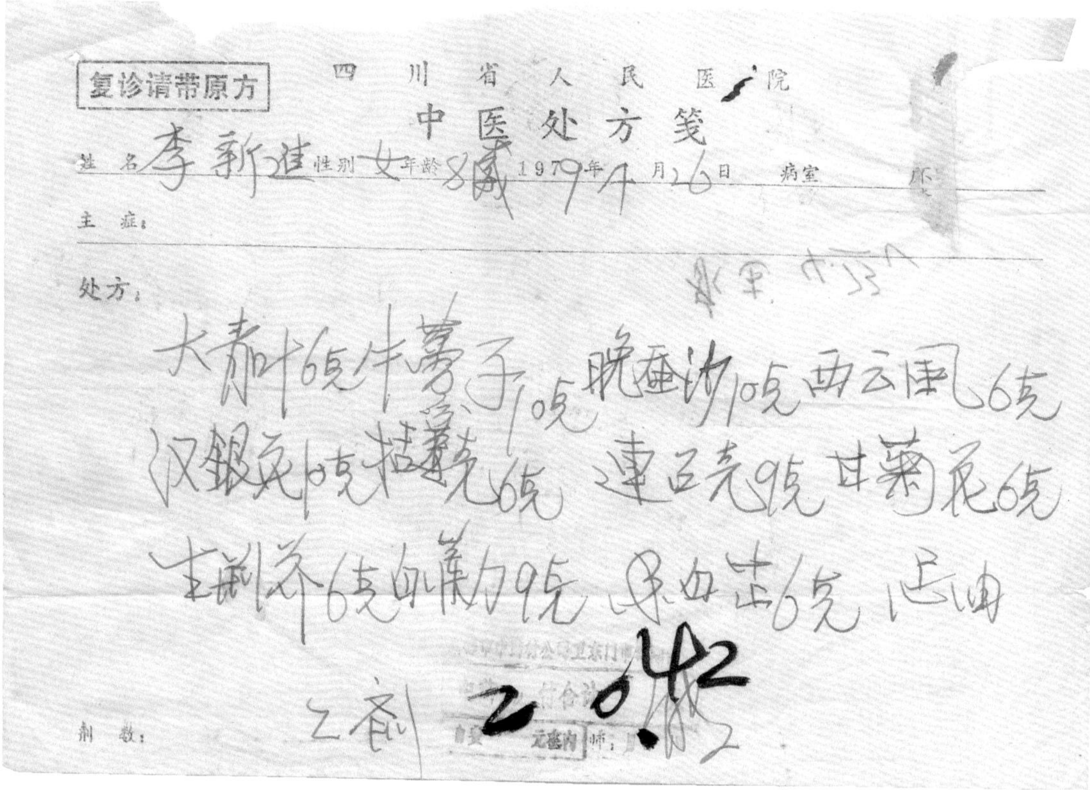

复诊请带原方

四川省人民医院

中医处方笺

姓名 李新进 性别 女 年龄 8岁 1979年7月26日 病室

主症：

处方：

大青叶6克 牛蒡子10克 晚蚕沙10克 西河柳6克

银花10克 桔梗6克 连召壳9克 甘菊花6克

生荆芥6克 白蒺藜9克 紫草6克 忌油

剂数： 二剂 2.42 医师：[illegible]

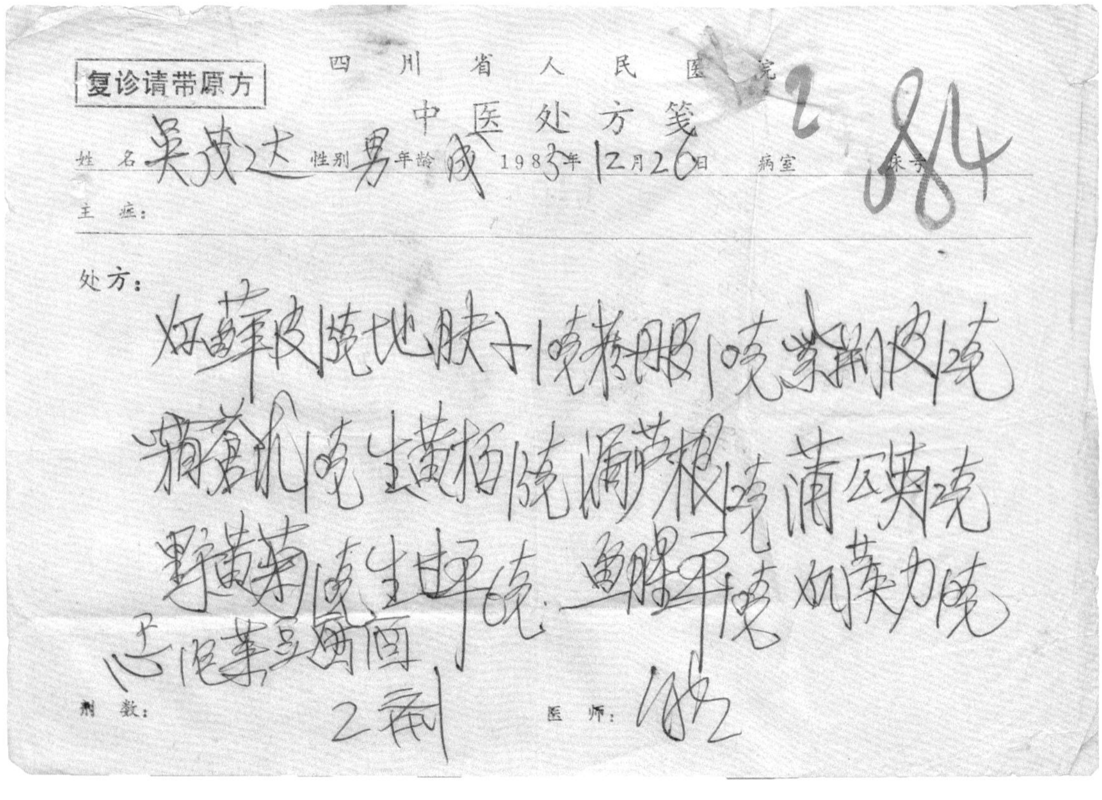

复诊请带原方

四川省人民医院

中医处方笺

姓名 吴茂之 性别 男 年龄 [illegible]岁 1983年12月26日 病室 床号 884

主症：

处方：

炒白鲜皮10克 地肤子10克 粉丹皮10克 紫荆皮10克

炒苍术10克 生黄柏10克 漏芦根10克 蒲公英10克

野菊花10克 生甘草6克 鱼腥草10克 白蒺藜10克

忌油荤豆瓣酱

剂数： 2剂 医师：[illegible]

傅灿冰

（1917—1993）

重庆江津人。家传世医，自幼随父临证，尽得家传。1937 年底挂牌行医，曾任江津专区人民医院中医科主任，江津专区人民医院副院长，成都中医学院内二科主任。1979 年受命筹建四川省中医研究所并担任所长，历任中华全国中医学会理事、内科分会顾问、四川省劳动模范等，享受国务院政府特殊津贴。业医五十余载，精于内科诸症的治疗，在治疗脾肾疾病方面造诣颇深，尤其在治疗慢性肾炎、尿毒症方面颇有建树且疗效卓著。

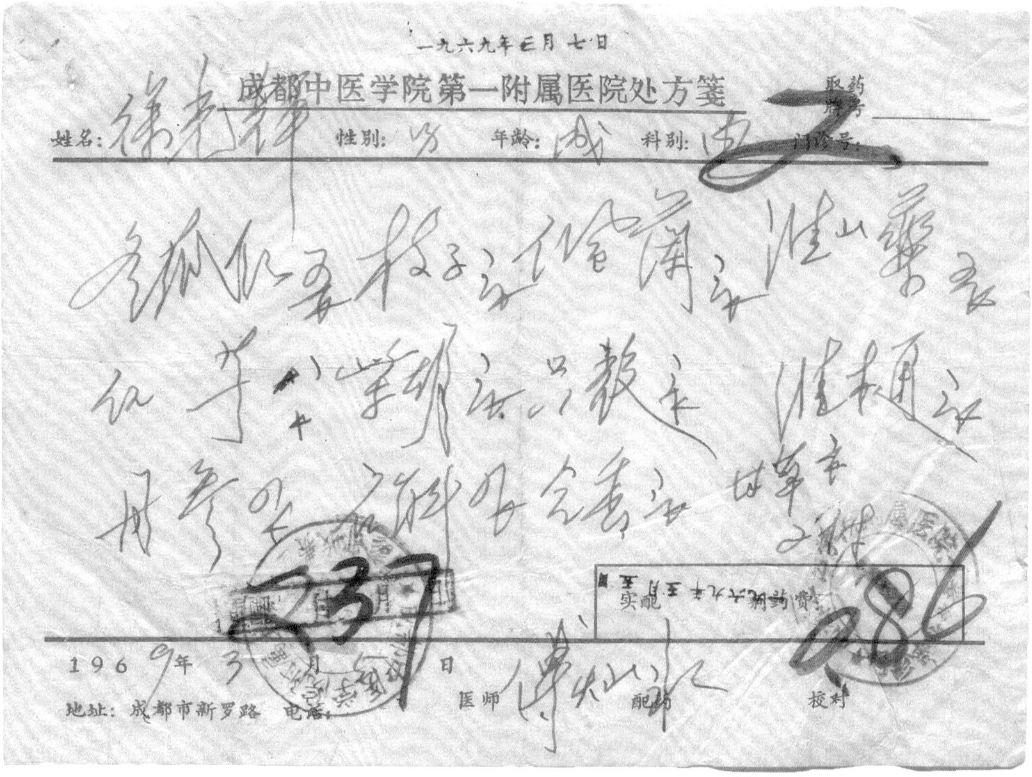

一九六九年三月七日

成都中医学院第一附属医院处方笺

取药牌号

姓名：　性别：　年龄：　科别：　门诊号：

实配

196 9年 3 月 日

地址：成都市新罗路 电话　医师 傅灿冰　配药　校对

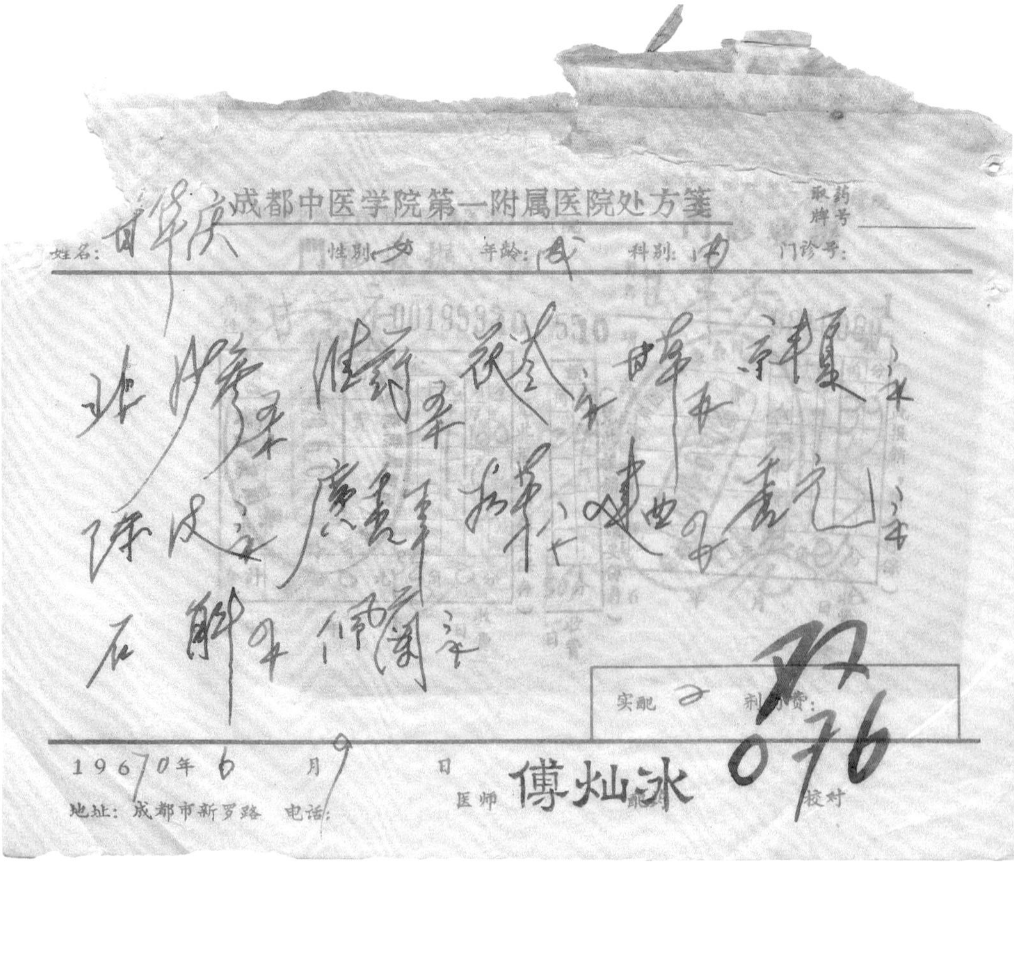

成都中医学院第一附属医院处方笺

取药牌号

姓名：　性别：　年龄：　科别：　门诊号：

实配　剂药资

1970年 6 月 9 日

地址：成都市新罗路 电话　医师 傅灿冰　配药　校对

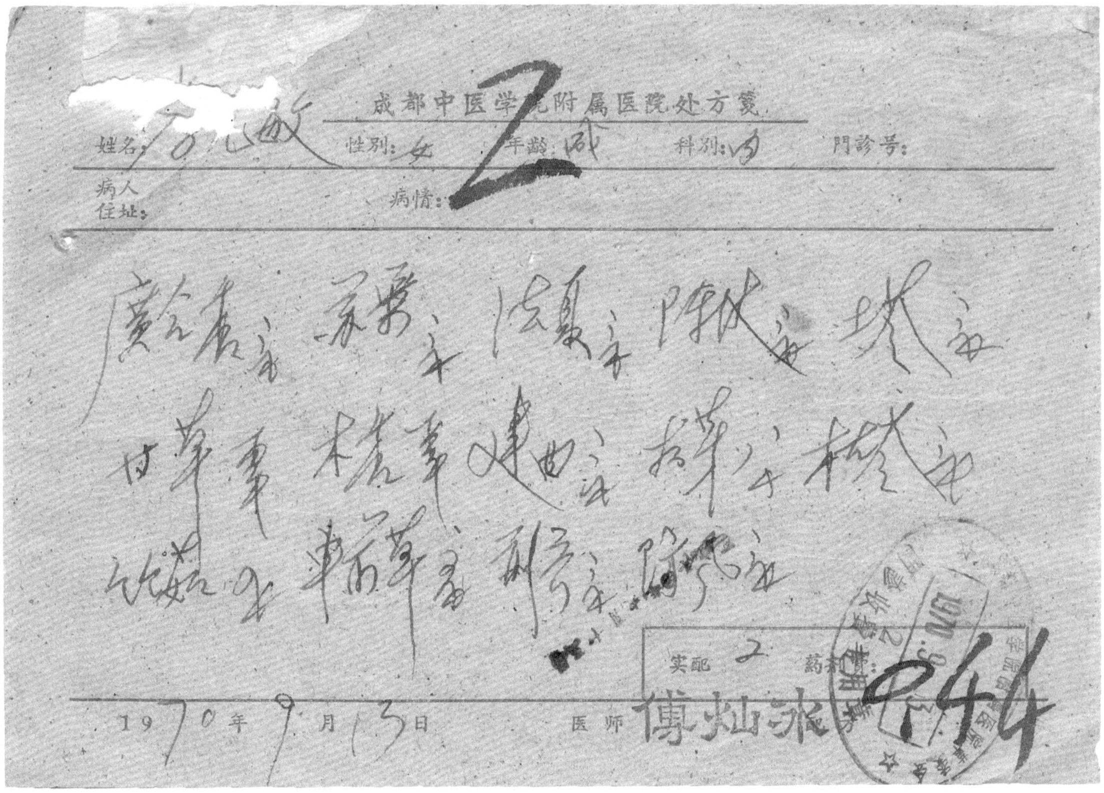
成都中医学院附属医院处方笺

姓名： 性别：女 年龄： 科别： 門診号：

病人住址： 病情：

实配 药

1970年9月13日 医师 傅灿冰

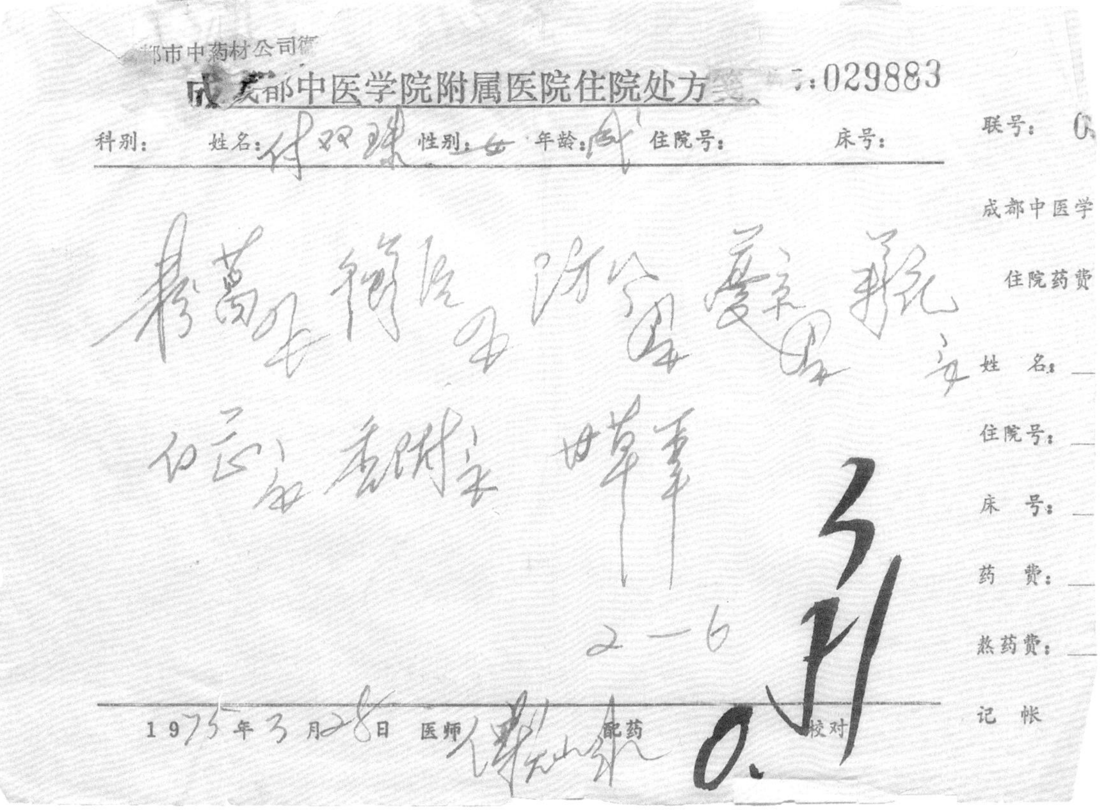
都市中药材公司衛

成都中医学院附属医院住院处方笺 029883

科别： 姓名： 性别：女 年龄： 住院号： 床号：

联号：

成都中医学

住院药费

姓名：

住院号：

床号：

药费：

熬药费：

记帐

1975年3月28日 医师 配药 校对

缪东初

（1913—1994）

四川成都人。随父学医，后拜缪凤岚、缪切修为师，研读医经典籍颇尽心力。1929 年开始行医，不计贫富，不舍昼夜，病家有呼则往，很受群众欢迎。精于妇科。1960 年调成都中医学校执教，兼任四川省中医学会常务理事、省中医药管理局顾问等职。学风严谨，医术精湛，治病多奇验。撰有《冲脉之探讨》《经期综合症》《更年期诸证》《千金方前四卷妇人科的研究》《论傅山女科》《金匮妇人杂病的经验》等论著。

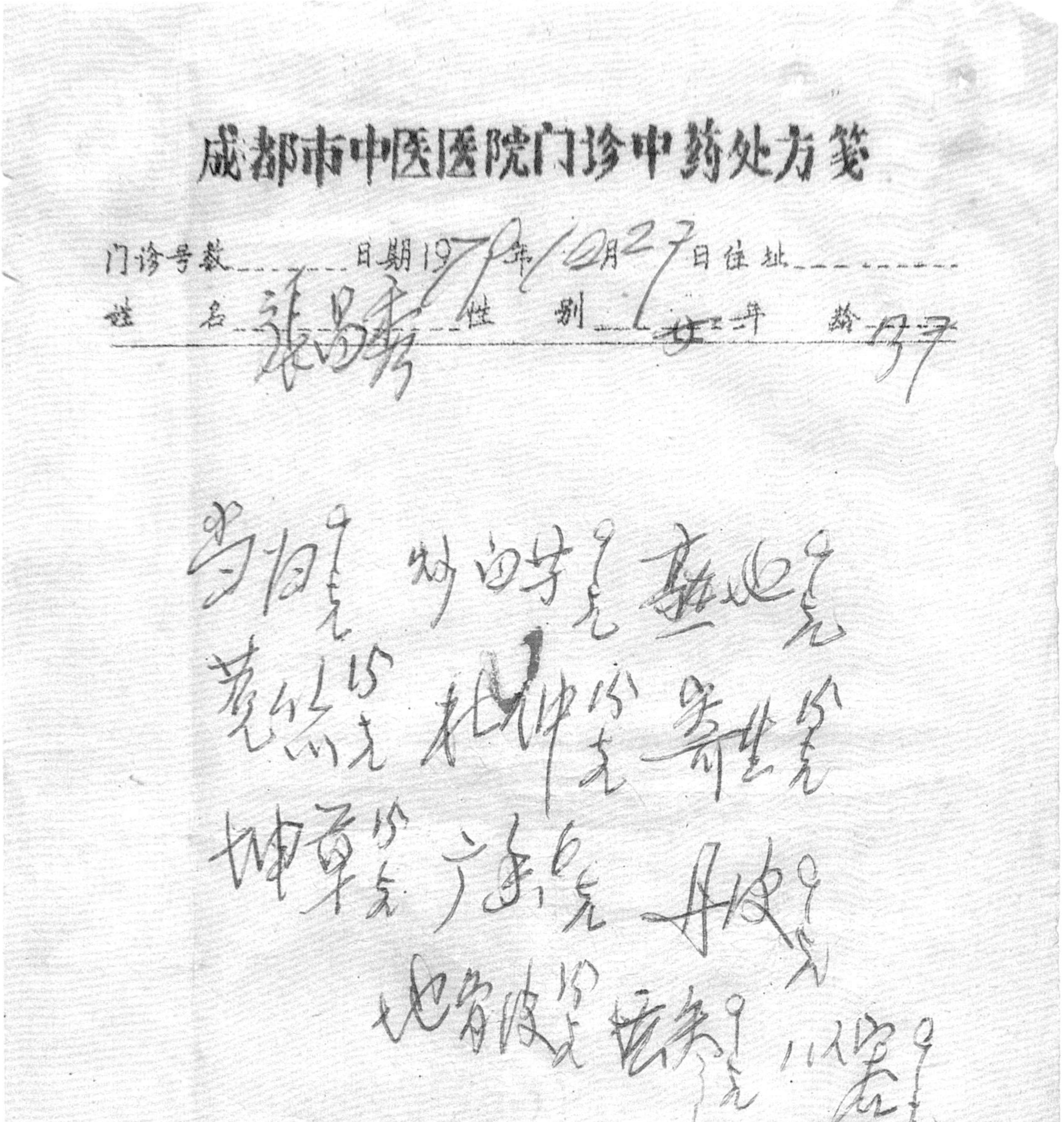
成都市中医医院门诊中药处方笺
门诊号数 日期1978年10月27日 住址
姓名 张昌秀 性别 女 年龄 37
当归 炒白芍 熟地
黄芪 杜仲 寄生
坤草 广香 丹皮
地骨皮 [illegible] 川断
3付
医生签名
药价
号数
1.20

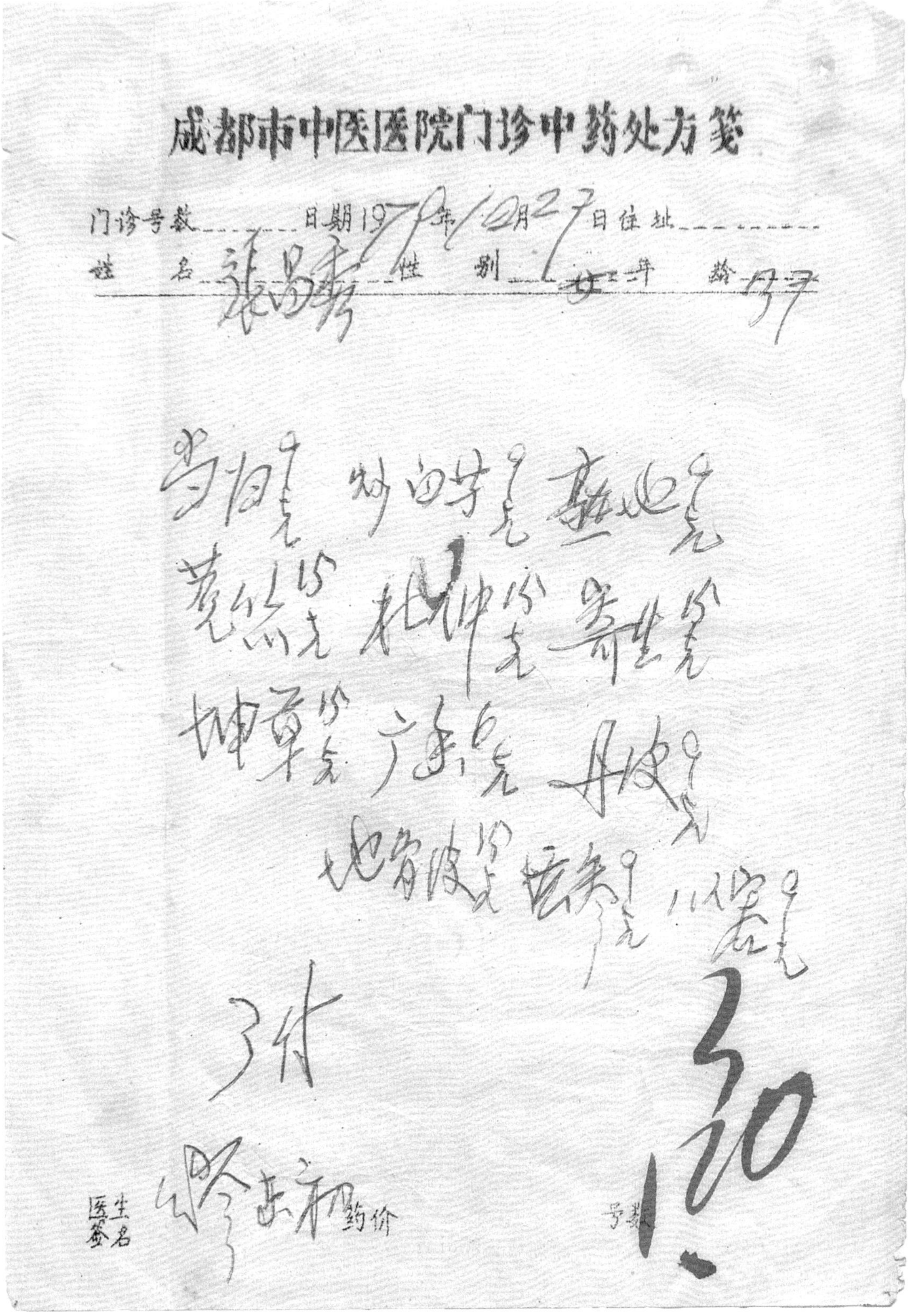

寇煜光

（1911—1999）

四川绵竹人。著名儿科专家，成都“四小儿”之一，成都市名老中医。曾师从李忠贤，精通内、妇、儿、针灸各科，尤擅长小儿科。20世纪40年代，在成都创立“仁和堂”，被誉为“寇小儿”。由于疗效显著，先后为国务院副总理陈毅元帅、著名画家张大千、张采芹、朱佩君等诊治。

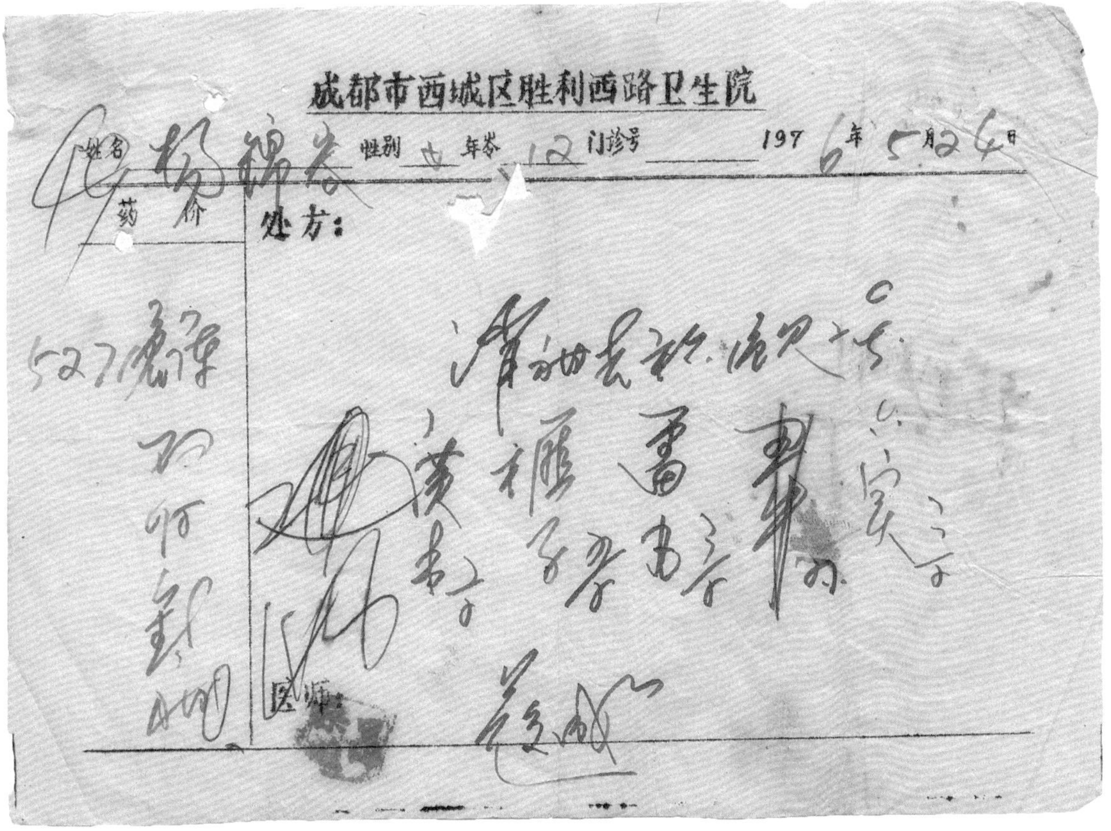
成都市西城区胜利西路卫生院

姓名 杨锦蓉　性别 女　年龄 12　门诊号　197 6 年 5 月 24 日

药价　处方：

医师：

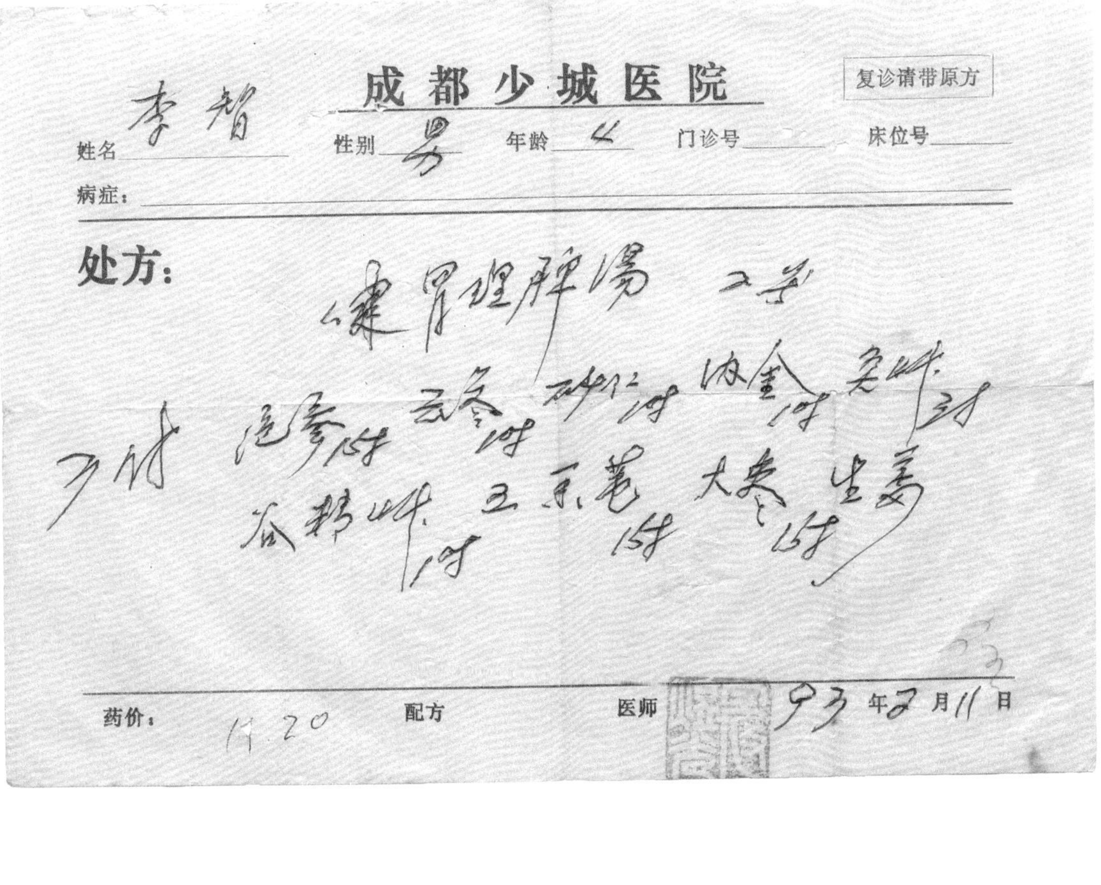
成都少城医院　复诊请带原方

姓名 李智　性别 男　年龄 44　门诊号　床位号

病症：

处方：

健胃理脾汤

药价： 11.20　配方　医师　93 年 2 月 11 日

江尔逊

（1917—1999）

四川夹江人。乐山市人民医院主任。15 岁时师从蜀中名医陈鼎三，1947 年以后先后师从陈逊斋、承淡安研习中医内科与针灸，医理精湛，学验宏富，在治学方法与临证思维上扎根临床，远绍经典，参验先贤，融会贯通。推崇方证对应，讲究病证合勘，善用经方，不薄时方。尤擅用仲景学说治疗疑难重证。1990 年被评为首批全国老中医药专家学术经验继承工作指导老师。著有《桂枝汤类方证应用研究》等。

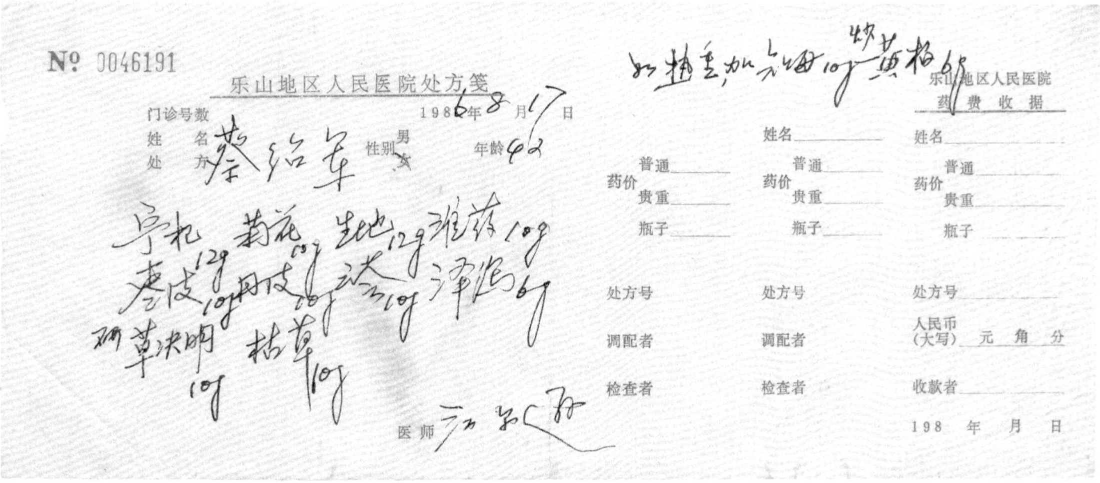
№ 0046191
乐山地区人民医院处方笺
门诊号数　　1986年 8 月 17 日
姓名 蔡绍华　性别 男 女　年龄 42
处方
杞子12g　菊花10g　生地12g　淮药10g
枣皮10g　丹皮10g　茯苓10g　泽泻6g
草决明10g　枯草10g
医师 江长康

姓名
药价 普通 贵重 瓶子
处方号
调配者
检查者

乐山地区人民医院
药费收据
姓名
药价 普通 贵重 瓶子
处方号
人民币（大写）　元　角　分
收款者
198　年　月　日

江长康主任医师提供

刘梓衡

（1919—1999）

四川双流人。自幼秉承家学，博才众家之长，致力于中医研究，辨证每出蹊径，用药多有独到发挥，验之于临床，疗效卓著。曾任四川省文史馆研究员、四川省人民政府参事、四川省政协委员等职。著有《临床经验回忆录》一书。

鐵山丹 多貢元一錢 藩元二分 丹參 洋參一分

降鴻二分 厚朴二分 炒化紅一分半 防風二分 雅連一分

前胡一分 蘇葉一分 杏更二分 桑枝 山丹

徐元趙 仁六 廿六

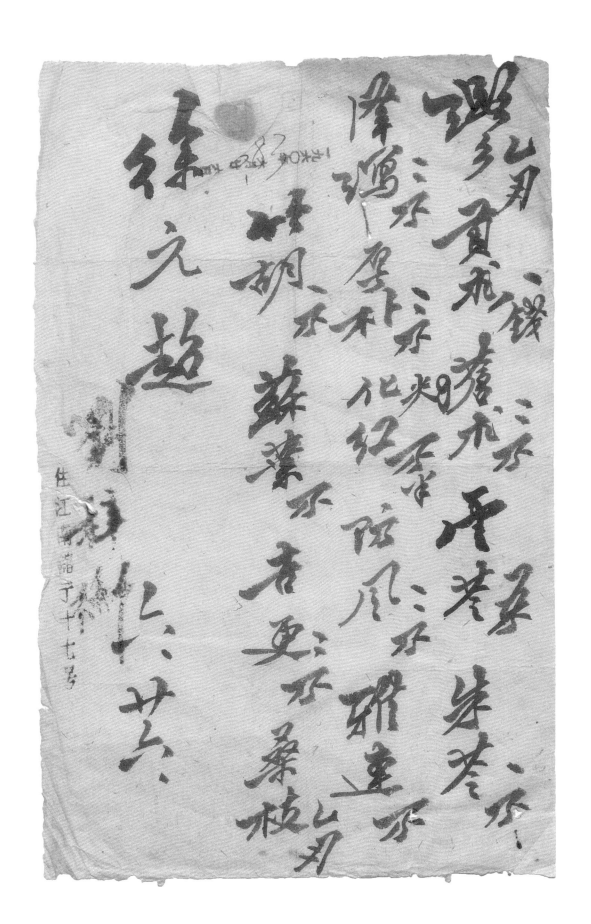

住江南崙亍十七號

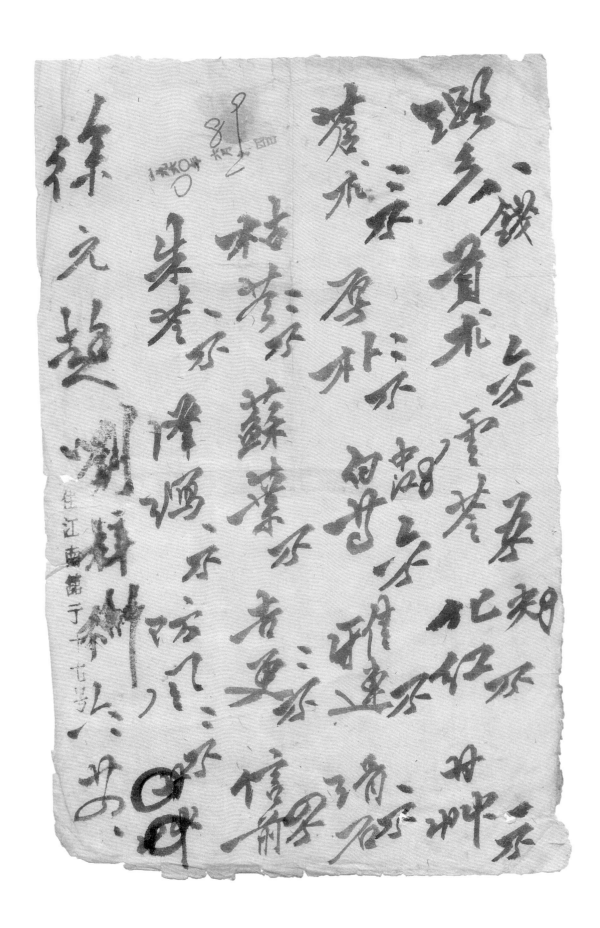

[illegible]一钱　[illegible]术七分　云苓[illegible]　化红一分　甘草一分
苍术三分　厚朴二分　柴胡一分　白[illegible]　黄连一分　滑石二分
桔梗二分　苏叶一分　杏[illegible]二分　[illegible]
朱苓一分　泽泻一分　防风二分
徐元题　刘[illegible]
住江南[illegible]

郑惠伯

（1914—2003）

四川奉节人。川东儒医、中医世家，以辨治温病急症著称。其父郑仲宾，少时师承义父郑钦安。郑惠伯自幼随父学文习医，同窗有李重人、向蛰苏等。1931 年在重庆针灸医院学习，和龚志贤、熊雨田、唐阳春等同窗。1932 年正式悬壶夔门。因时有疫症流行，便开始了对温病急症的临床探索和经验积累。1993 年，他与高足郑邦本、郑家本叔侄三人，同时获国务院政府特殊津贴，被誉为“郑氏三杰”，一时传为佳话。1991 年被确定为首批全国老中医药专家学术经验继承工作指导老师。

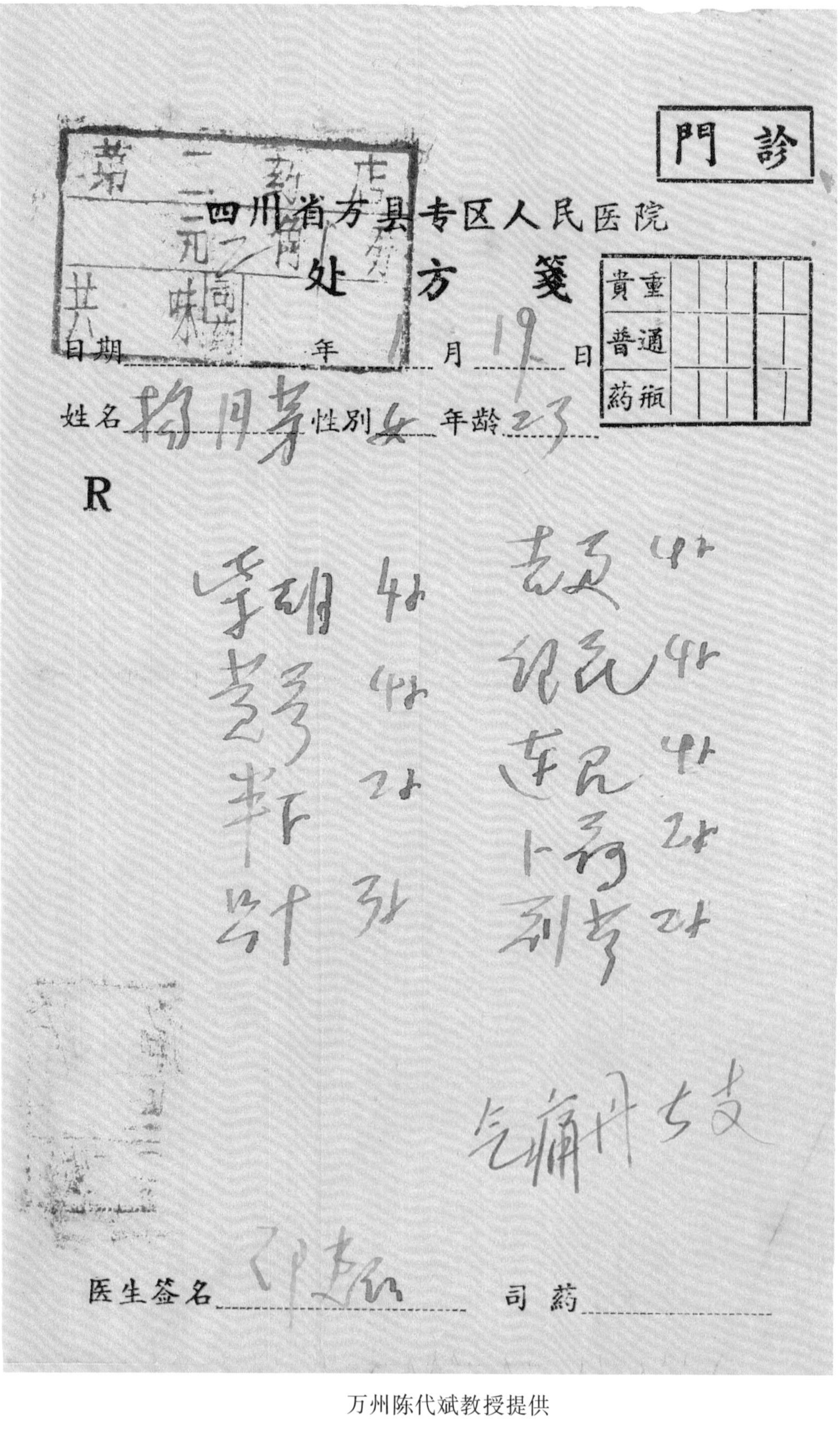
门诊

四川省万县专区人民医院

处方笺

贵重	
普通	
药瓶	

日期　　年　　月　　日

姓名　　性别 女　年龄

R

医生签名　　　司药

万州陈代斌教授提供

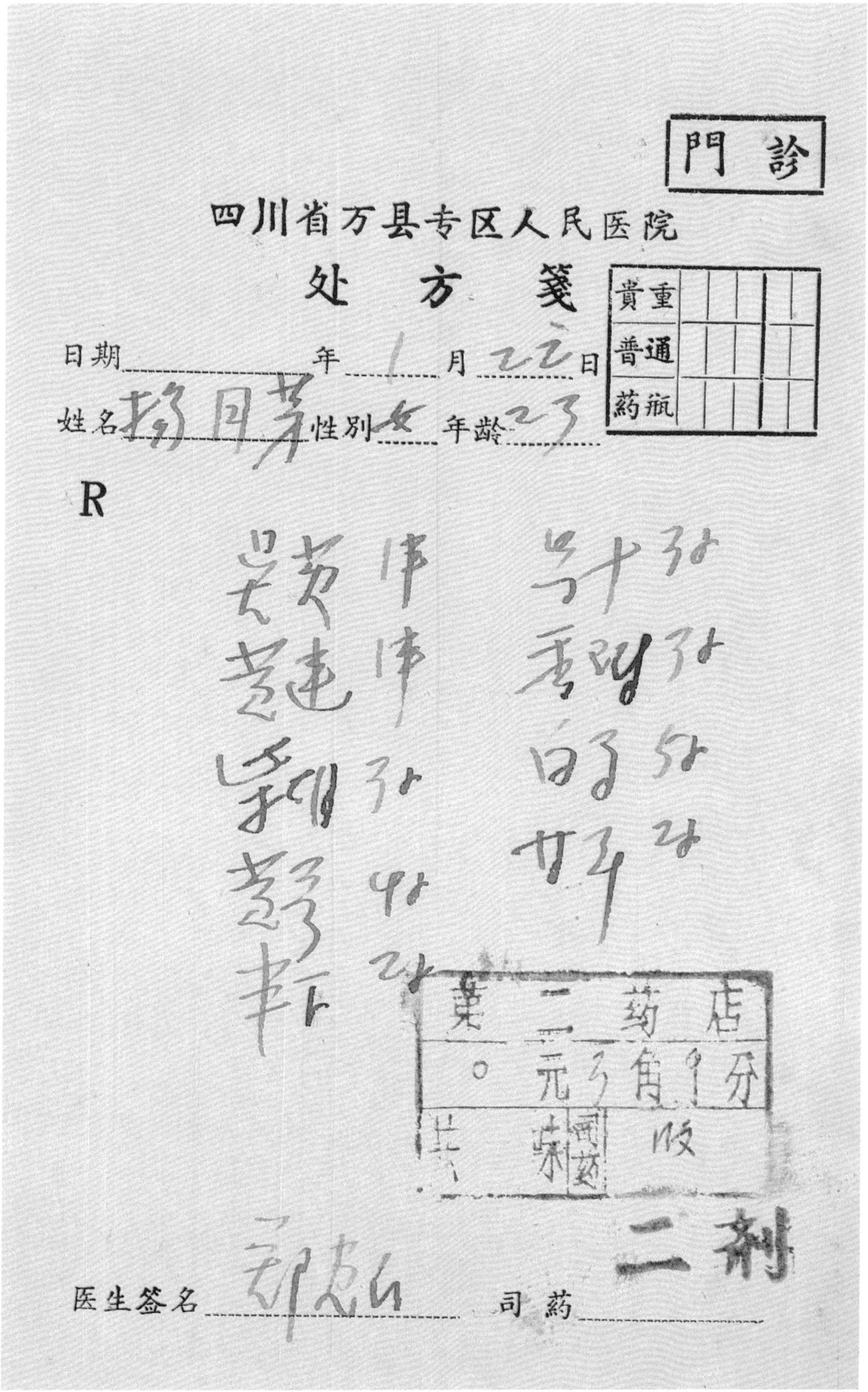
門診

四川省万县专区人民医院

处方笺

貴重	
普通	
葯瓶	

日期　　年 1 月 22 日

姓名　　性别 女　年龄

R

第	二	葯	店
○	元	角	分
共	味	劑	收

二劑

医生签名　　司药

万州陈代斌教授提供

黄星垣

（1921—2003）

四川峨眉人，中西医结合专家。1949 年毕业于国防医学院大学部医科系，历任重庆市中医研究所研究员、副所长、所长，中国中西医结合研究会常务理事，卫生部学位委员会中西医结合组成员等职。在中西医结合治疗肾盂肾炎、内科急症研究方面成绩卓著。主编有《实用中医内科学》《中医内科急症证治》，撰有《脏腑辨证论治规律探讨》《温病卫气营血理论探讨》《肾盂肾炎的研究》《中医内科急症的证治要点探讨》等。

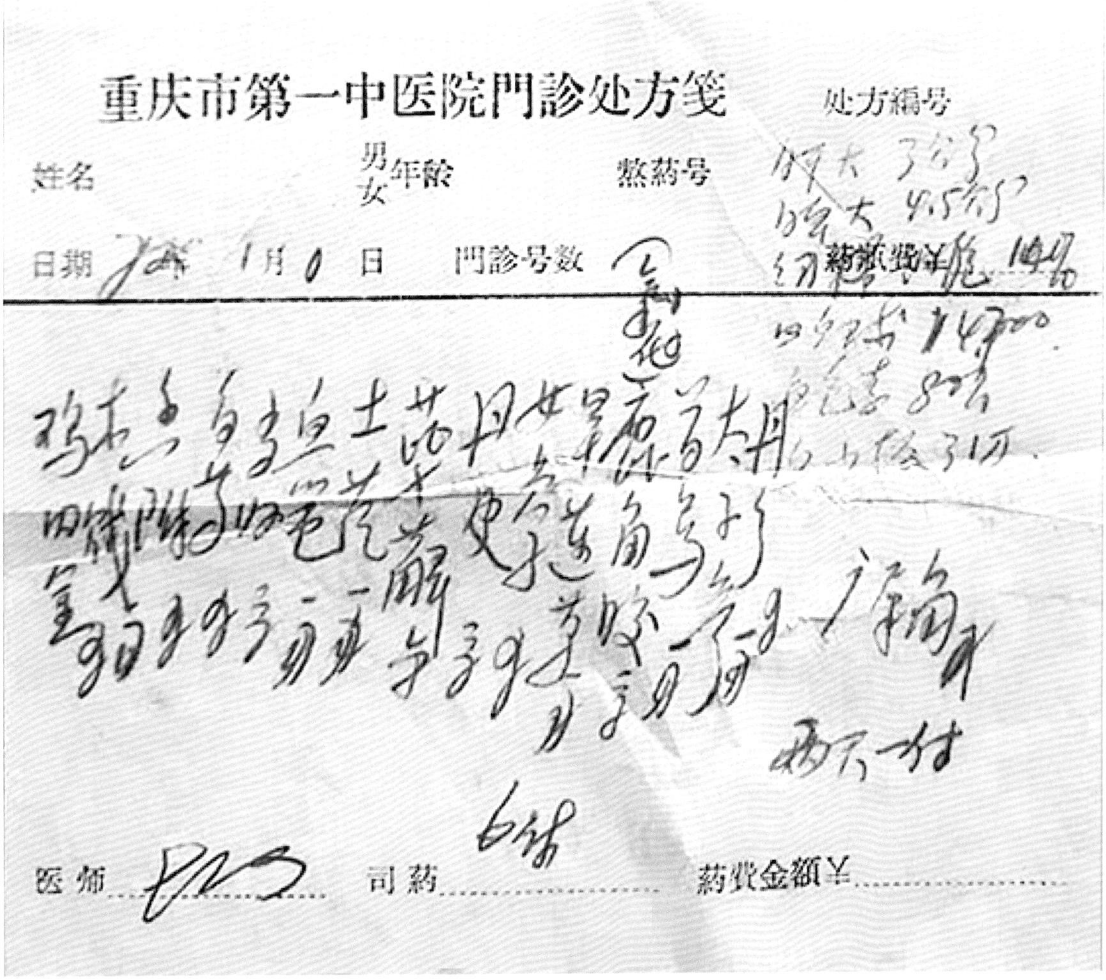

黄晓苏老师提供

杨莹洁

（1911—2007）

四川成都人。拜师叶质彬、沈绍九。中华人民共和国成立前后，已成一方名医。1956 年杨莹洁先后就职于成都市第一人民医院、成都市中医药研究所、成都中医学院附属医院，从事医疗、教学与科研工作。1979 年调四川省中医药研究院临床医学研究所工作。1989 年他献出的小儿厌食症秘方，经立项研究荣获卫生部重大科技成果甲等奖。自 1993 年起享受国务院有突出贡献专家津贴。著有《洁庐医学丛谈》《沈绍九医话》等。

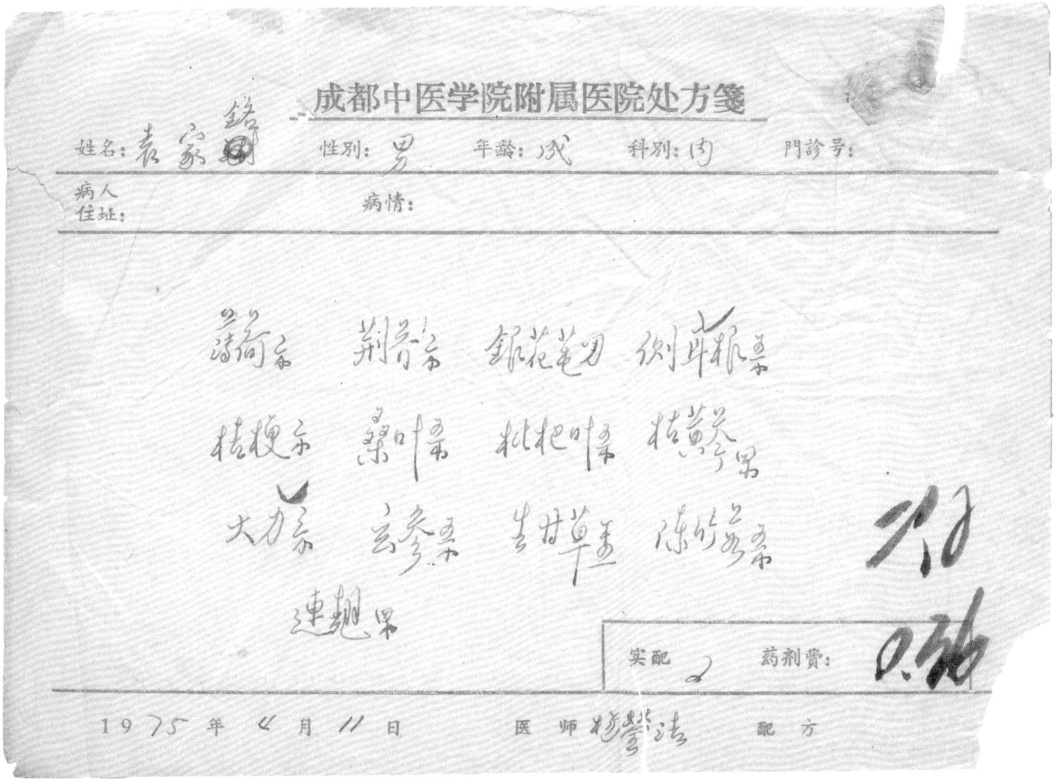

成都中医学院附属医院处方箋

姓名：袁家 性别：男 年龄： 科别：内 門診号：

病人住址： 病情：

薄荷 荆芥 銀花 侧耳根

桔梗 桑叶 枇杷叶 黄芩

大力 生甘草

連翹

实配 药剂费：

1975年4月11日 医师 配方

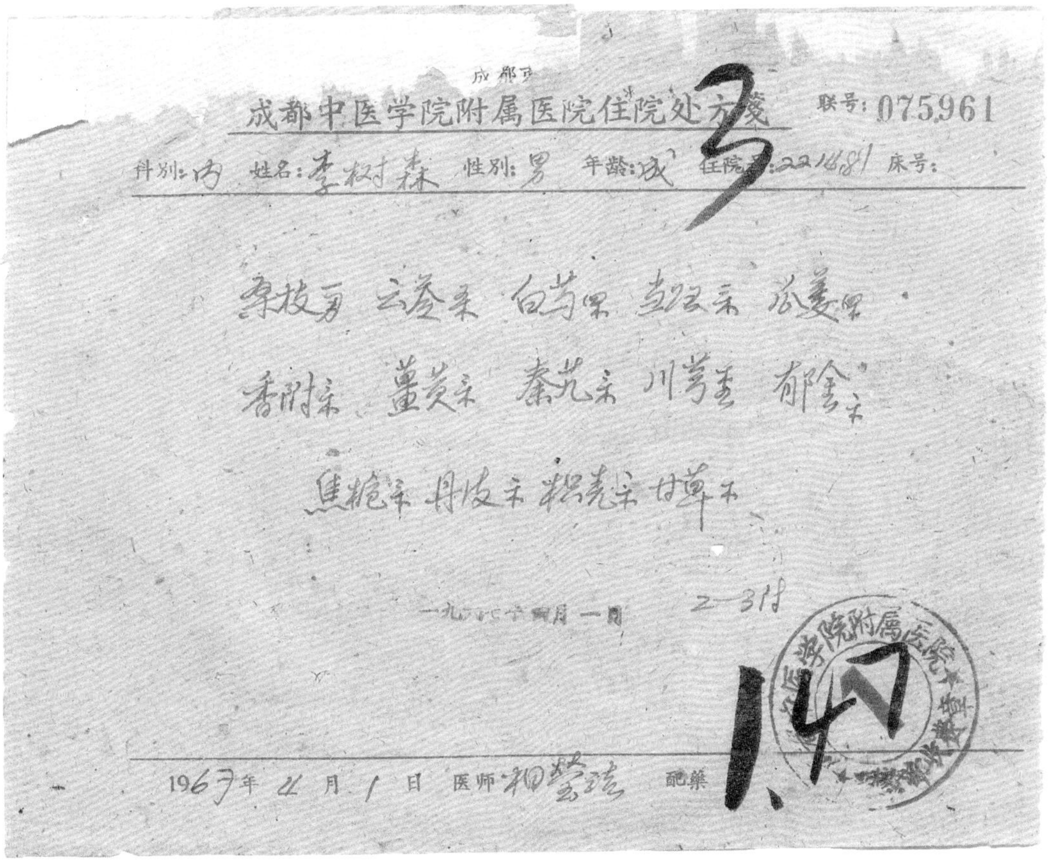

成都中医学院附属医院住院处方箋 联号：075961

科别：内 姓名：李树森 性别：男 年龄： 住院号： 床号：

香附 秦艽 川芎 郁金

丹皮 甘草

1967年4月1日 医师 配藥

王静安

（1922—2007）

四川成都人。中医儿科专家。先后师从廖有庚、李辉儒、白子熔、周秉良、何伯勋，后受业于王文志、邓治平、邓冲阳，博采众长。1955年考入四川省成都中医进修学校，得到李斯炽、邓绍先、曾彦适、蒲湘澄、谢铨镕的精心教导。参与成都市中医医院的筹备与组建，并担任儿科主任。先后荣获“成都市名中医”“四川省名中医”“国医大师”“首届四川省十大名中医”等称号，享受国务院政府特殊津贴，为首批500名老中医药学家学术经验继承工作导师、第二批学术继承老师、全国百名急需进行学术思想临证经验传承研究的名老中医之一。著有《静安慈幼心书》《王静安临证精要》《王静安医学新书》。

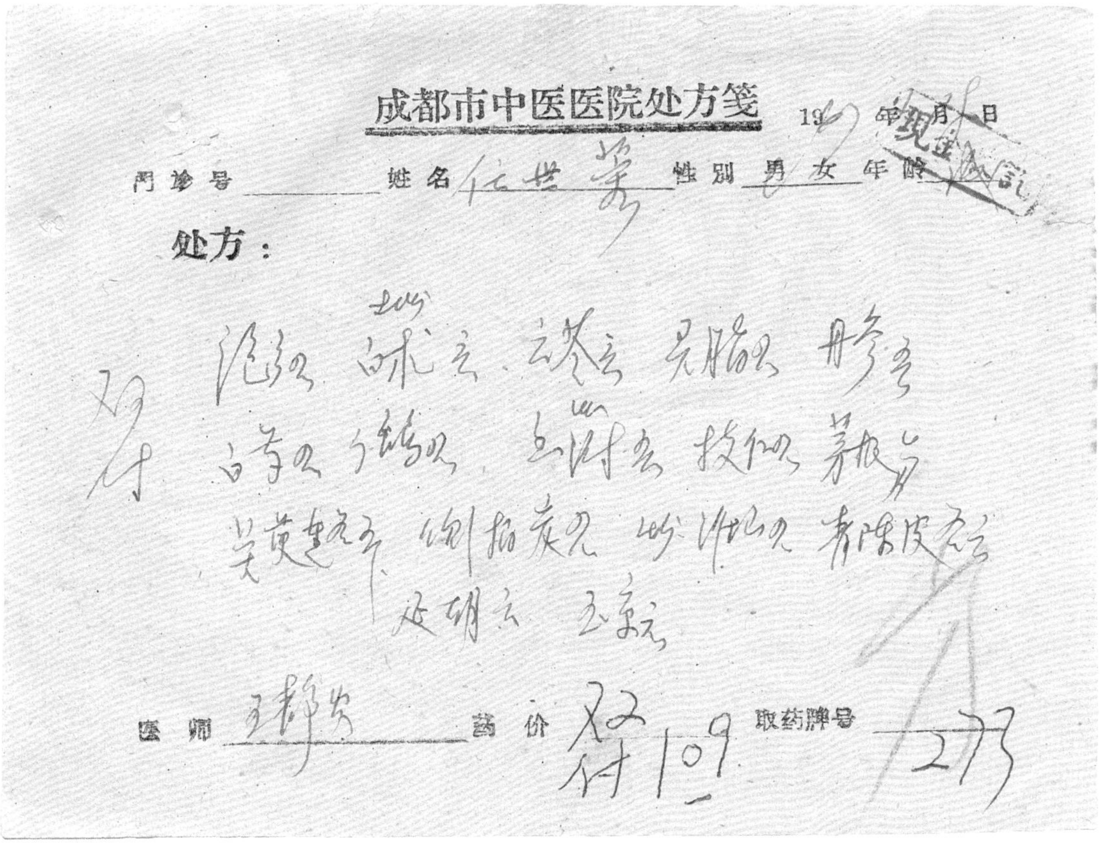
成都市中医医院处方笺　19　年　月　日

门诊号　姓名　性别 男 女　年龄

处方：

医师 王静安　药价　取药牌号

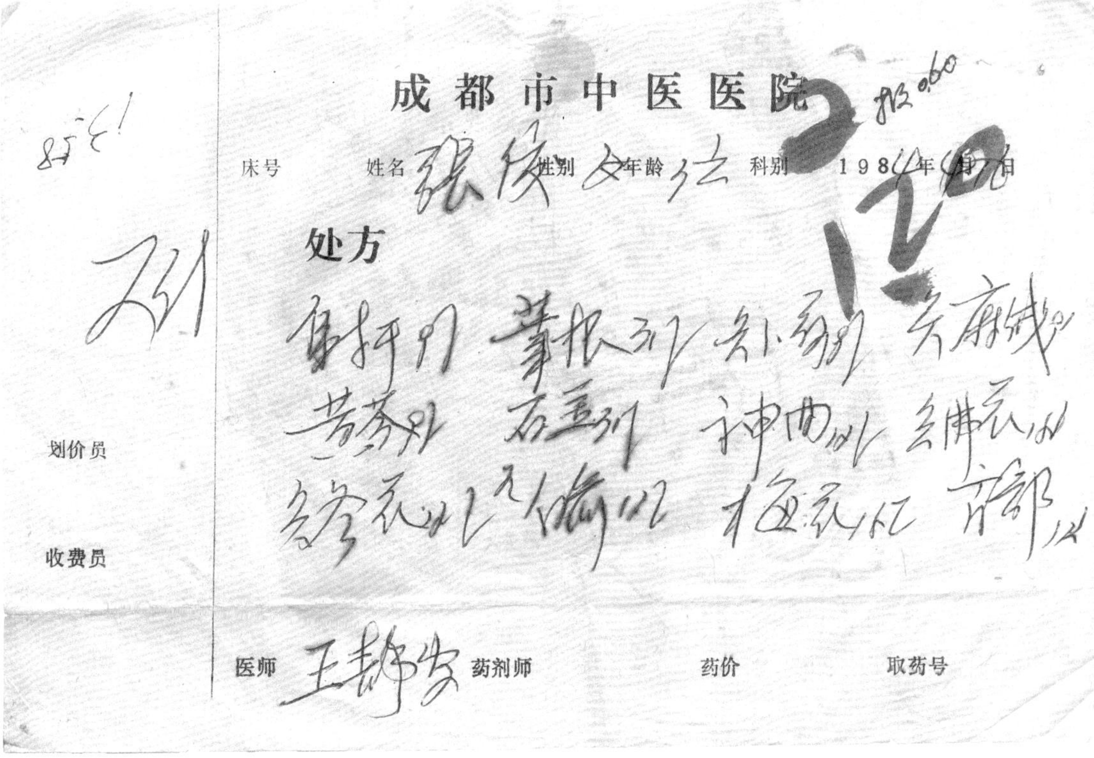
成都市中医医院

床号　姓名　性别　年龄　科别　198　年　月　日

处方

划价员

收费员

医师 王静安　药剂师　药价　取药号

熊寥笙

（1905—2010）

名寂，字以行，重庆巴县人。师从马祖培，1930 年起在渝行医，次年入上海丹溪学社，私淑陈无咎，深研丹溪之学，重视天人相应理论，临证善用经方，长于治疗伤寒、温病及内科各种疑难杂症。在国内首创人参针、参附针用于临床。1954 年调重庆市卫生局，任中医科科长。后调职重庆市第二中医院、重庆市第一人民医院及重庆市中医研究所，从事临床医疗工作。1964 年任重庆中医研究所副所长。1985 年被评为“重庆市名老中医”。著有《七百味常用中草药歌括》《中医难症诊治心得录》《伤寒名案选新注》《温病卫气营血辨证机要》《金匮启蒙》《黄疸症治津要》等。

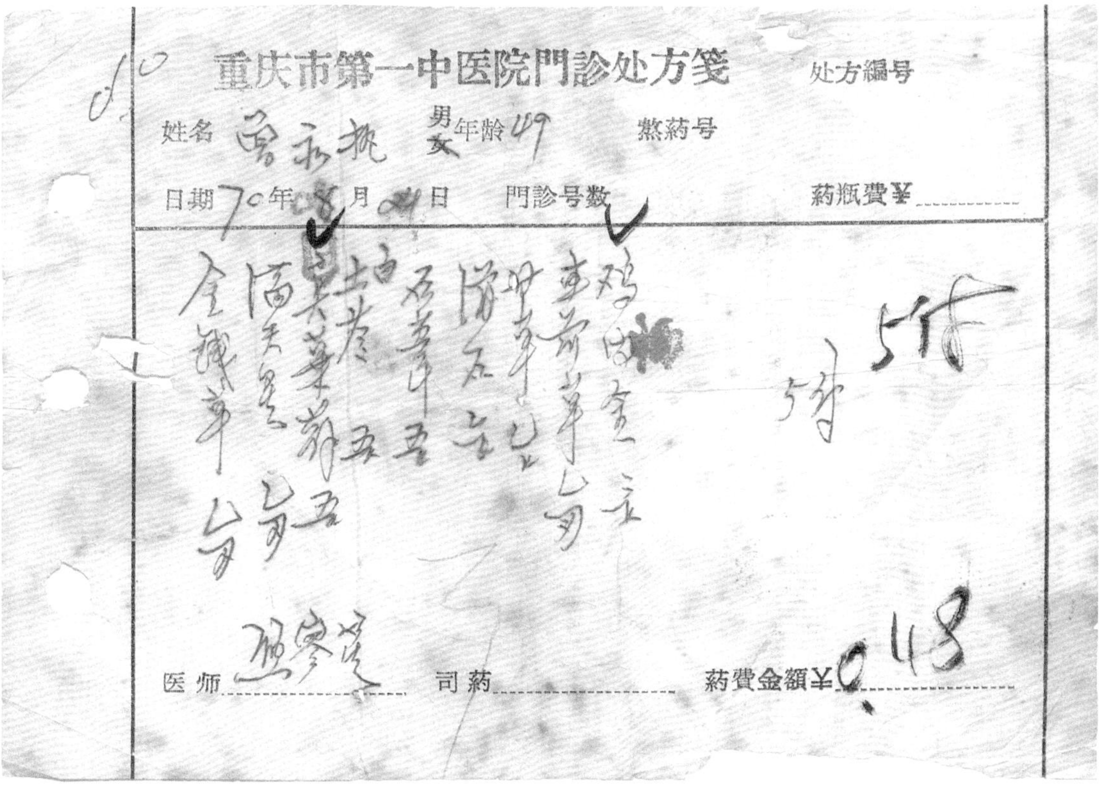

重庆市第一中医院門診处方箋　处方編号

姓名　男女　年龄 49　煎藥号

日期 70 年　月　日　門診号数　藥瓶費¥

医师 熊寥笙　司藥　藥費金額¥ 0.48

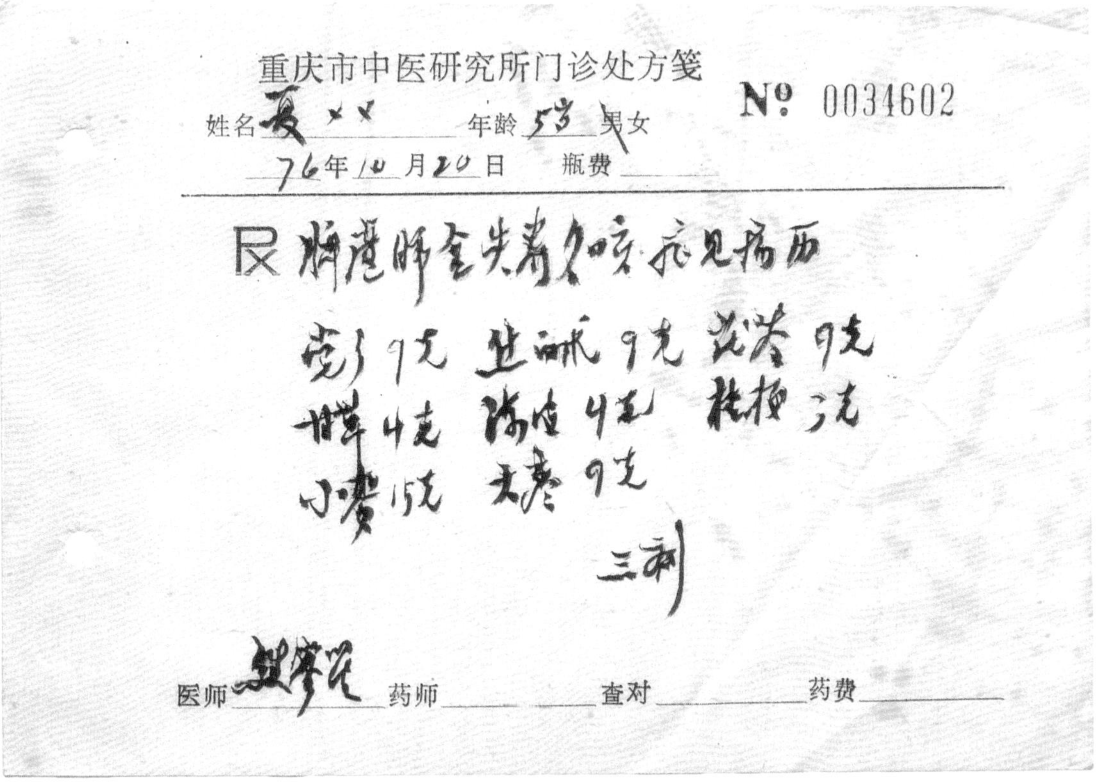

重庆市中医研究所门诊处方笺　№ 0034602

姓名　年龄 53　男女

76 年 10 月 20 日　瓶费

三剂

医师 熊寥笙　药师　查对　药费

熊寥笙先生亲属捐赠

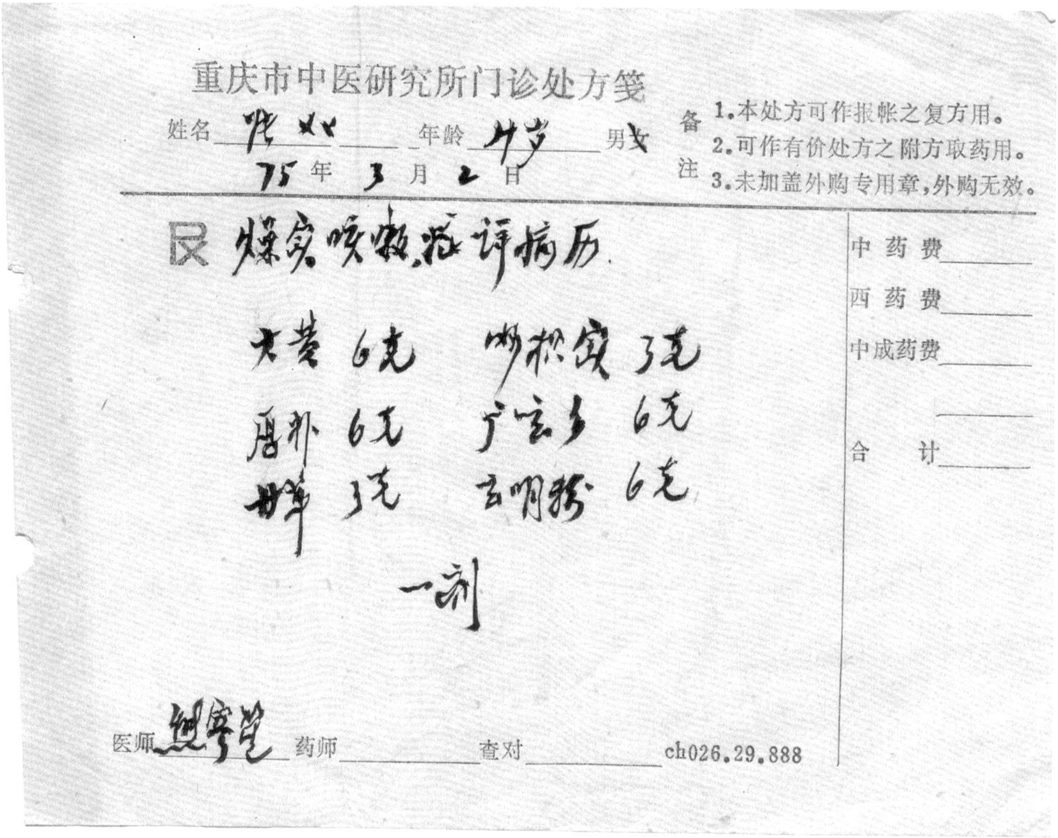

重庆市中医研究所门诊处方笺

姓名 张×× 年龄 47岁 男女

75年 3月 2日

备注 1.本处方可作报帐之复方用。
2.可作有价处方之附方取药用。
3.未加盖外购专用章,外购无效。

Rp 燥实咳嗽 症详病历

大黄6克 炒枳实9克

厚朴6克 广玄参6克

甘草3克 玄明粉6克

一剂

中药费

西药费

中成药费

合计

医师 熊寥笙 药师 查对 ch026.29.888

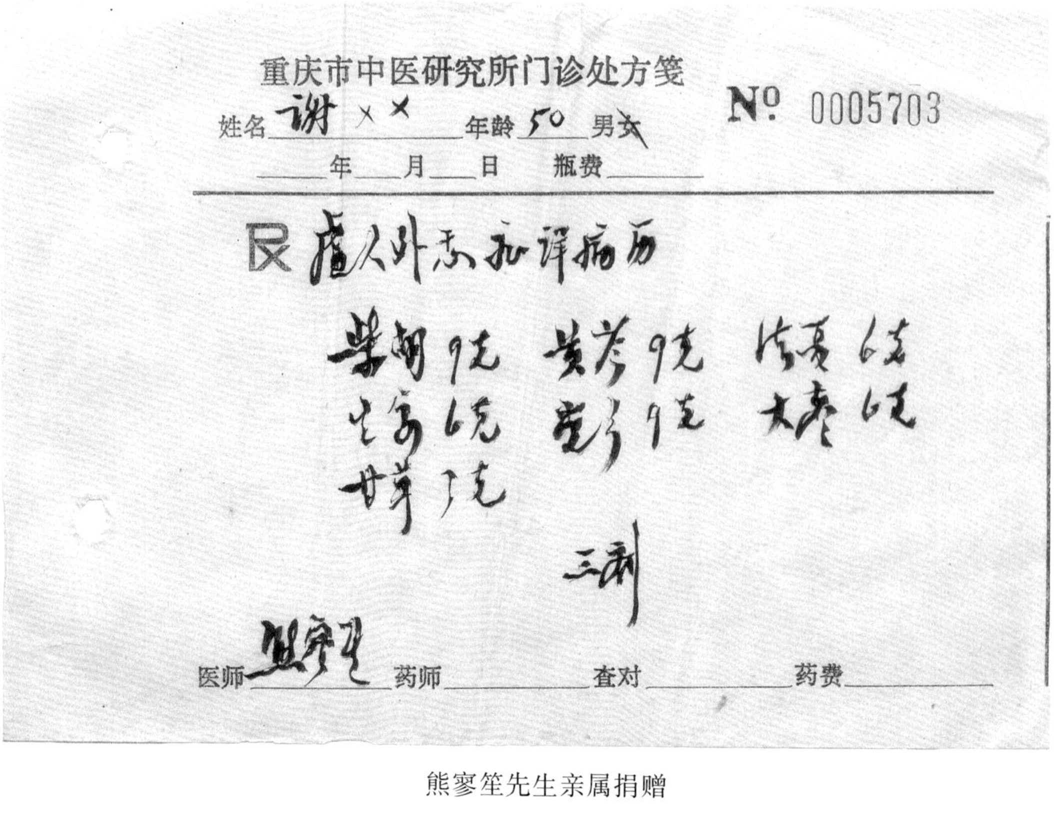

重庆市中医研究所门诊处方笺 No 0005703

姓名 谢×× 年龄 50 男女

年 月 日 瓶费

Rp 虚人外感 症详病历

柴胡9克 黄芩9克 法夏6克

生姜6克 党参9克 大枣6克

甘草3克

三剂

医师 熊寥笙 药师 查对 药费

熊寥笙先生亲属捐赠

李孔定

（1926—2011）

四川蓬溪人。师从李金武，后复请益于善治时病的何成章。1955年考入重庆中医进修学校深造，聆名师任应秋、胡光慈等之教，进益良多。1978年调绵阳中医学校从事科研教学工作。熟谙经典，兼及各家，遵古创新，善于执简驭繁，在五运六气、中草药、温病学及难治性结核、白癜风、肿瘤等疑难杂症治疗方面有精深研究。历任四川省中医学会常务理事、绵阳市中医学会会长、成都中医学院兼职教授，绵阳中医学校副校长等职。著有《温病三字经》《新方实验录》等。被评为国家第一、二批名老中医药专家学术经验继承导师、四川省“首届十大名中医”。

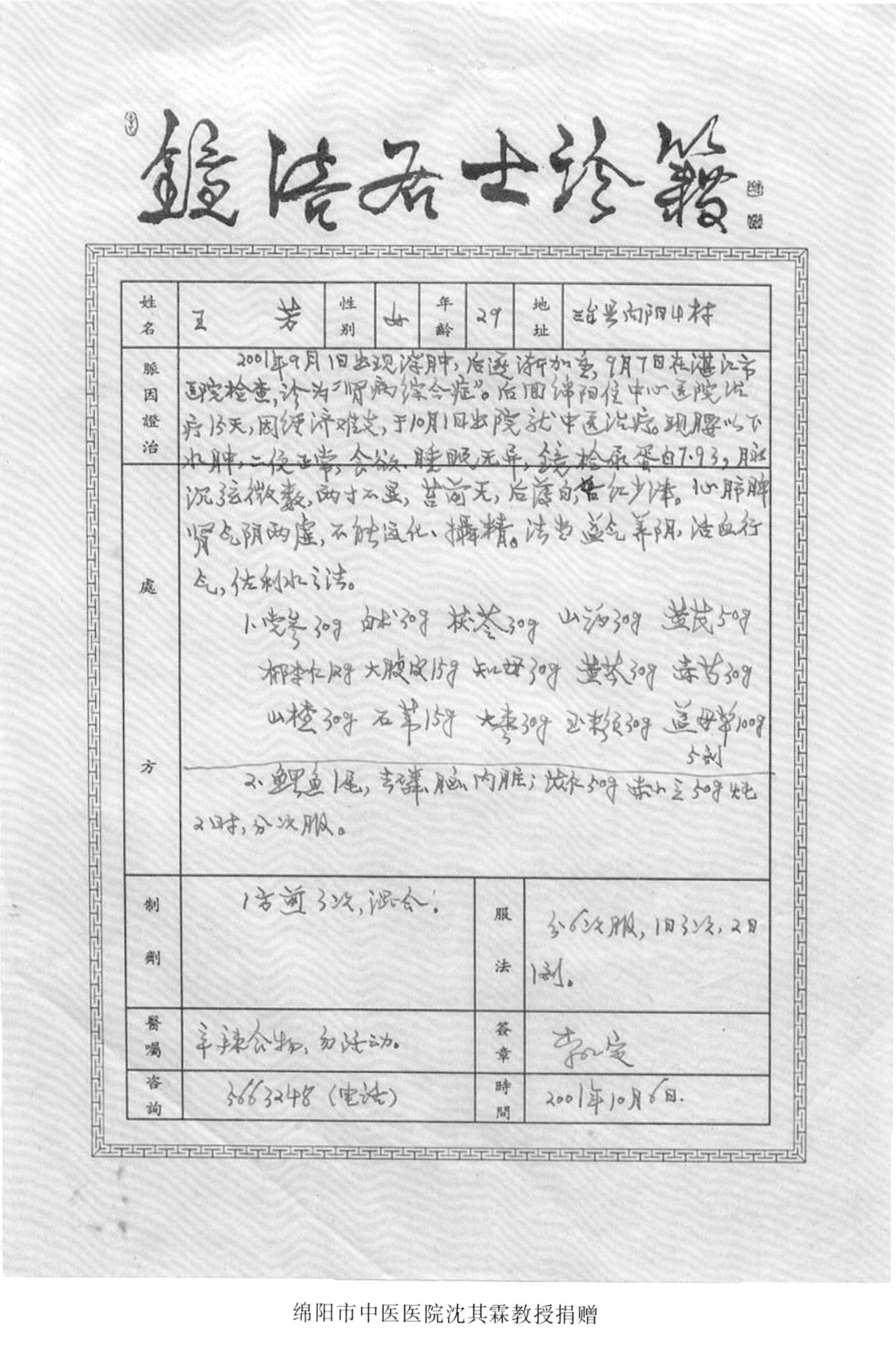

鏡清居士診籤

姓名	王芳	性别	女	年龄	29	地址	三台县向阳山村

脉因證治	2001年9月1日出现浮肿，后逐渐加重，9月7日在湛江市医院检查，诊为"肾病综合症"。后回绵阳住中心医院治疗15天，因经济难支，于10月1日出院就中医治疗。现腰以下水肿，二便正常，食欲、睡眠无异，镜检尿蛋白7.93，脉沉弦微数，两寸不足，苔前无，后薄白，舌红少津。心肺脾肾气阴两虚，不能运化、摄精。法当益气养阴，活血行气，佐利水之法。
處方	1. 党参30g 白术30g 茯苓30g 山药30g 黄芪50g 郁李仁15g 大腹皮15g 知母30g 黄芩30g 赤芍30g 山楂30g 石苇15g 大枣30g 玉米须30g 益母草100g 5剂 2. 鲤鱼1尾，去鳞、腮、内脏；茯苓50g 赤小豆50g 炖2时，分次服。

制剂	1方煎3次，混合。	服法	分6次服，1日3次，2日1剂。
医嘱	辛辣食物，勿活动。	签章	李纪定
咨询	3663248（电话）	時間	2001年10月6日

绵阳市中医医院沈其霖教授捐赠

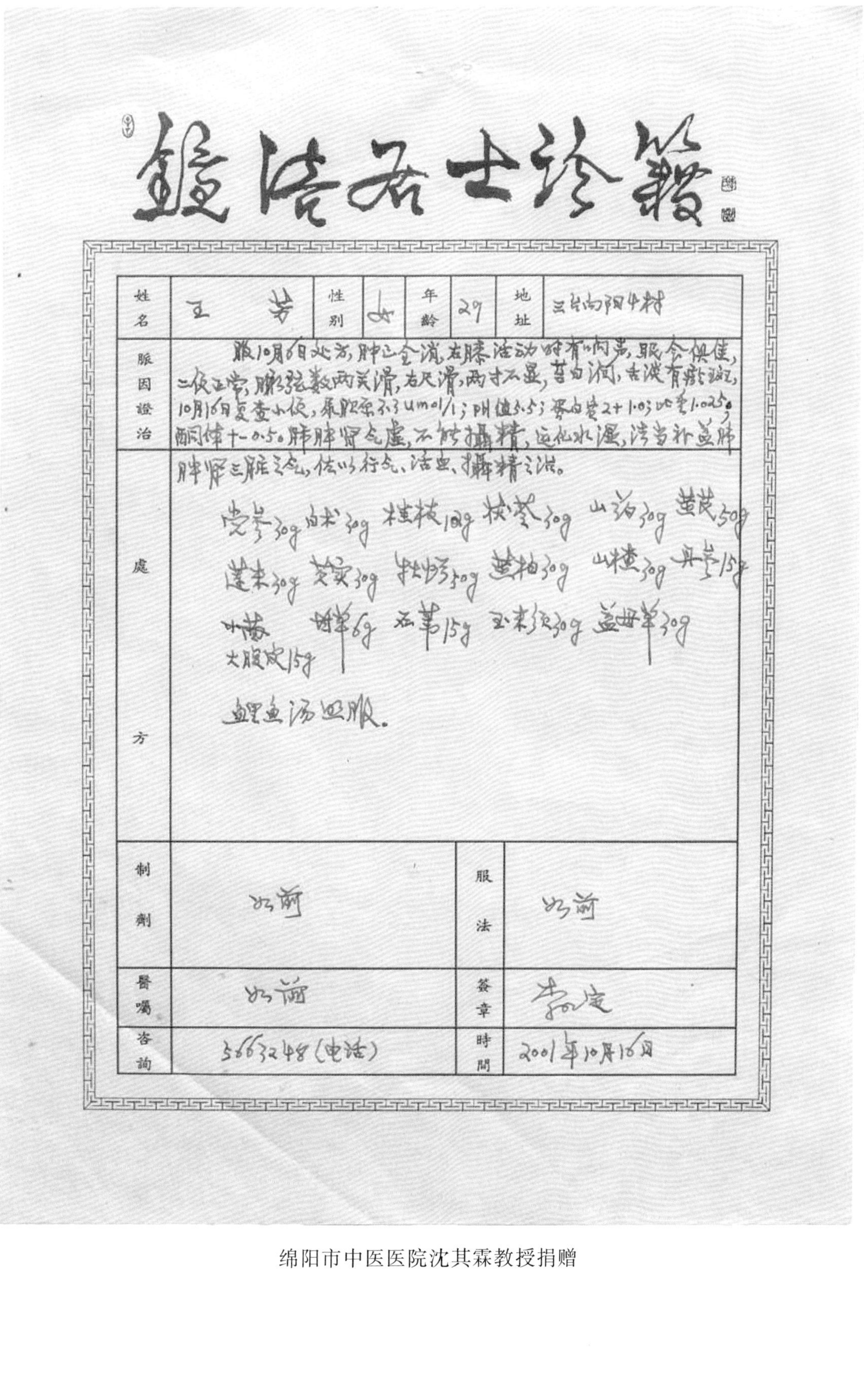

姓名	王芳	性别	女	年龄	29	地址	三台向阳4村
脉因證治	服10月6日处方，肿已全消，右膝活动时有响声，眠食俱佳，二便正常，脉弦数两关滑，右尺滑，两寸不足，苔白润，舌淡有瘀斑，10月16日复查小便，尿胆原3.3 umol/l；pH值5.5；蛋白质2+ 1.0；比重1.025；酮体+- 0.5。肺脾肾气虚，不能摄精，运化水湿，法当补益肺脾肾三脏之气，佐以行气、活血、摄精之法。						
處方	党参30g 白术30g 桂枝10g 茯苓30g 山药30g 黄芪50g 莲米30g 芡实30g 牡蛎30g 黄柏30g 山楂30g 丹参15g 小茴 甘草6g 石韦15g 玉米须30g 益母草30g 大腹皮15g 鲤鱼汤送服。						
制劑	如前	服法	如前				
醫囑	如前	簽章	[illegible]				
咨詢	5663248（电话）	時間	2001年10月16日				

绵阳市中医医院沈其霖教授捐赠

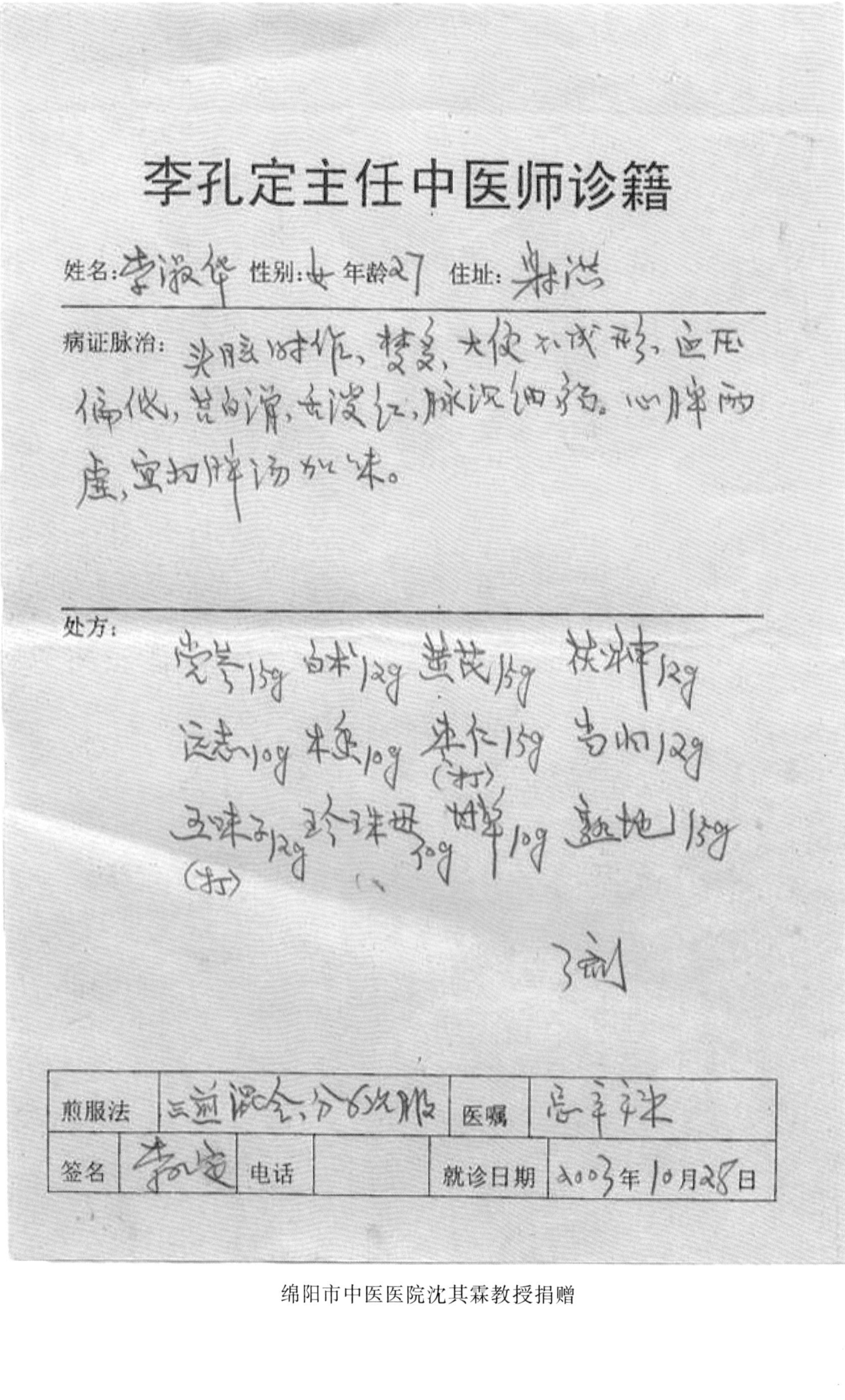

李孔定主任中医师诊籍

姓名：李淑华　性别：女　年龄：27　住址：射洪

病证脉治：头昏时作，梦多，大便不成形，血压偏低，苔白滑，舌淡红，脉沉细弱。心脾两虚，宜归脾汤加味。

处方：

党参15g　白术12g　黄芪15g　茯神12g

远志10g　木香10g　枣仁15g（打）　当归12g

五味子12g（打）　珍珠母30g　甘草10g　熟地15g

3剂

煎服法	三煎混合，分6次服		医嘱	忌辛辣
签名	李孔定	电话	就诊日期	2003年10月28日

绵阳市中医医院沈其霖教授捐赠

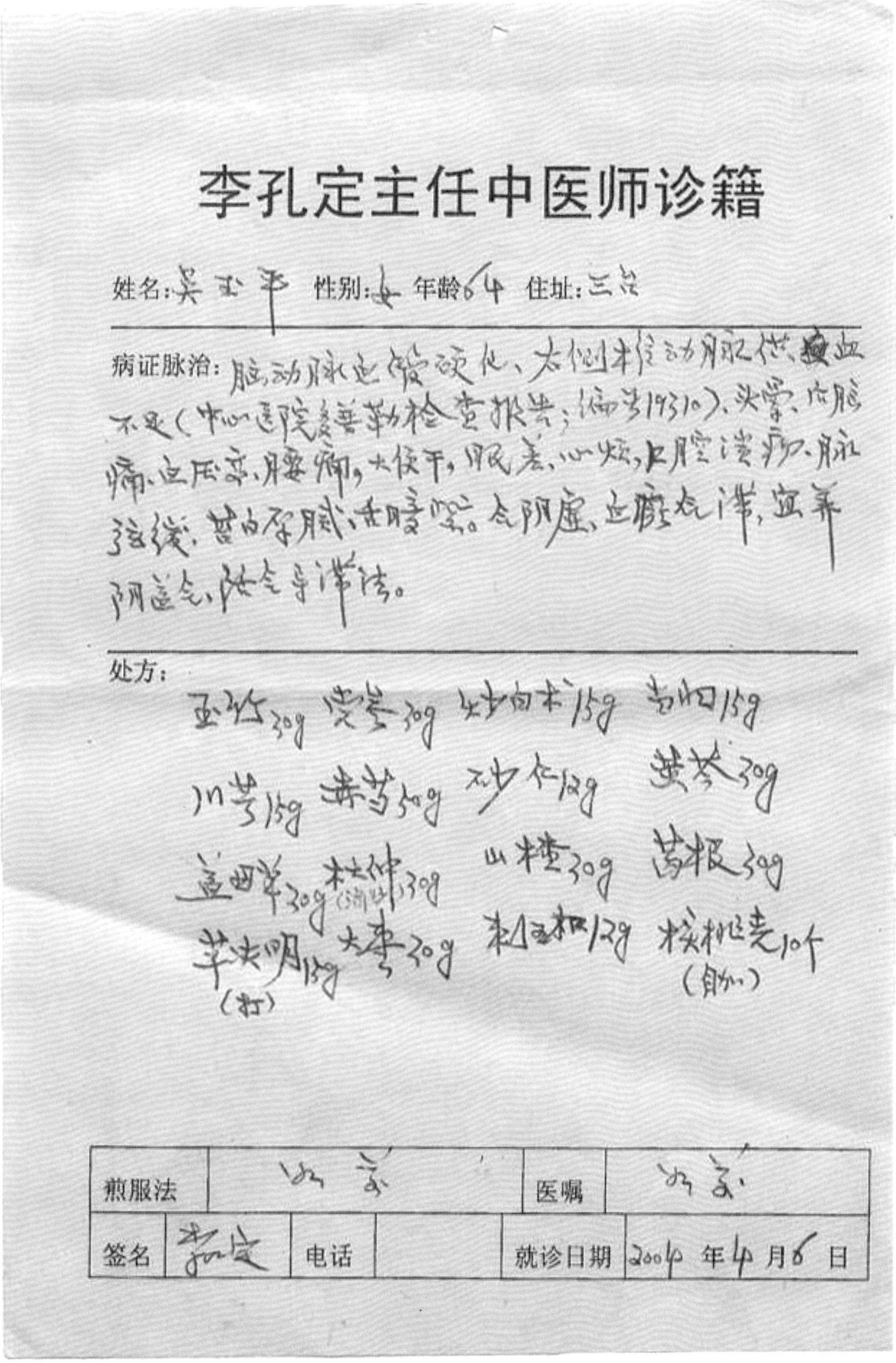

李孔定主任中医师诊籍

姓名：吴玉平 性别：女 年龄：64 住址：三台

病证脉治：脑动脉血管硬化、左侧椎动脉供血不足（中心医院多普勒检查报告；编号19310）、头晕、心胸痛、血压高、腰痛、大便干、眠差、心烦、口腔溃疡、脉弦缓，苔白厚腻、舌暗紫。系阴虚、血瘀气滞，宜养阴益气、活血导滞法。

处方：

玉竹30g 党参30g 炒白术15g 当归15g

川芎15g 赤芍30g 砂仁12g 黄芩30g

益母草30g 杜仲（酒炒）30g 山楂30g 葛根30g

草决明15g（打） 大枣30g [illegible]12g 核桃壳10个（自加）

煎服法	如常	医嘱	如常
签名 李孔定	电话	就诊日期	2006年4月6日

绵阳市中医医院沈其霖教授捐赠

郑陶万

（1923—？）

四川彭山人。中医专家。拜师于卢季龄、张育三、张澄庵。1956 年奉调四川省成都市第一人民医院。1985 年获成都市名老中医称号。临床五十余载，擅长内科杂证。尤以治疗肝脾疾病著称，对治疗心系统疾病，风湿痹症，疑难重症如中风、胃溃疡，萎缩性胃炎、胃下垂、胆道蛔虫痛症等颇有经验。

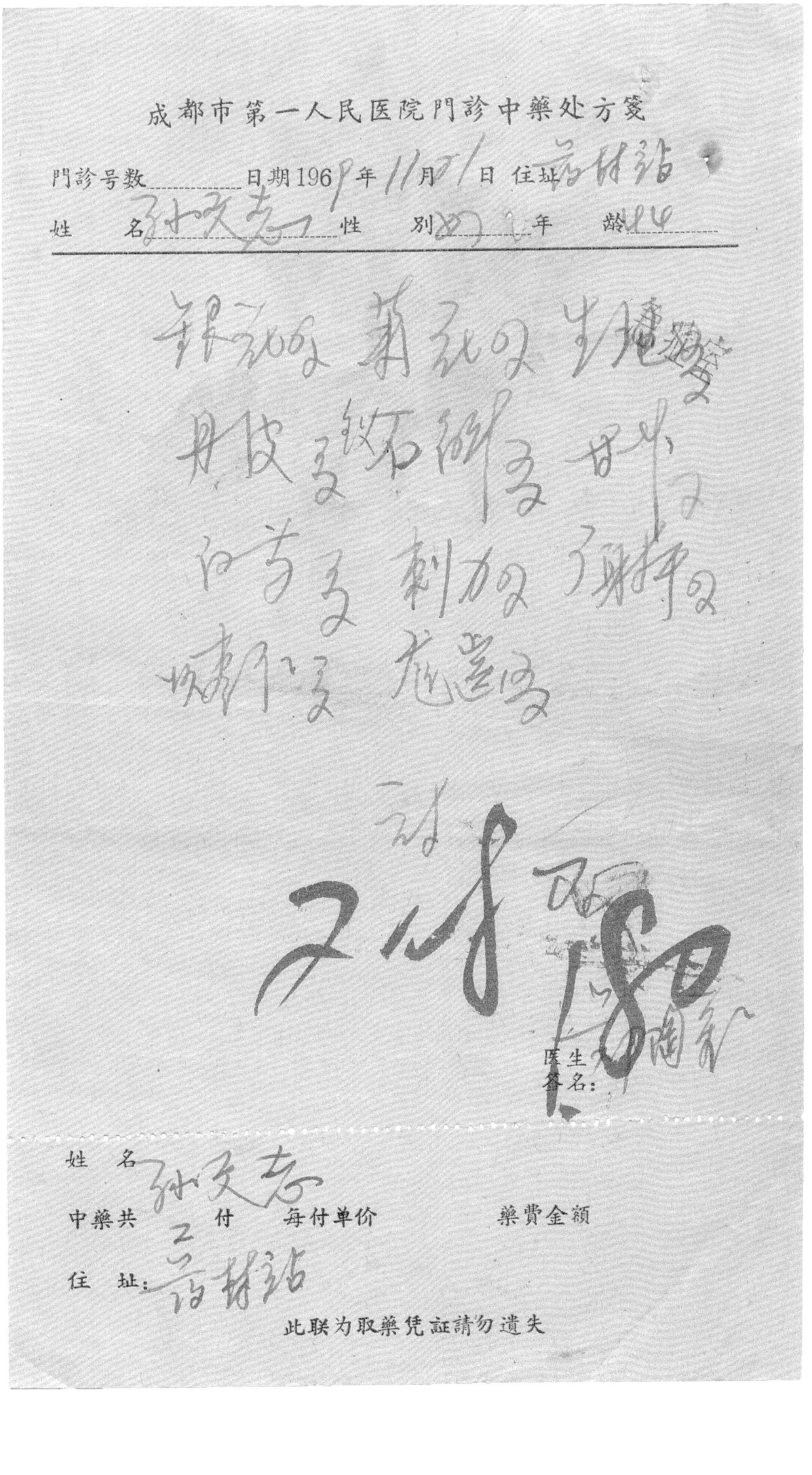
成都市第一人民医院門診中藥处方箋

門診号数　　日期196　年　月　日　住址

姓　名　　性　别　　年　龄

医生签名：

姓　名　孙文春

中藥共　付　每付单价　　藥費金額

住　址：

此联为取藥凭証請勿遺失

牟升階

生卒年不详。万州名医，万县白羊镇人。20 世纪 30 至 50 年代在万州二马路行医。

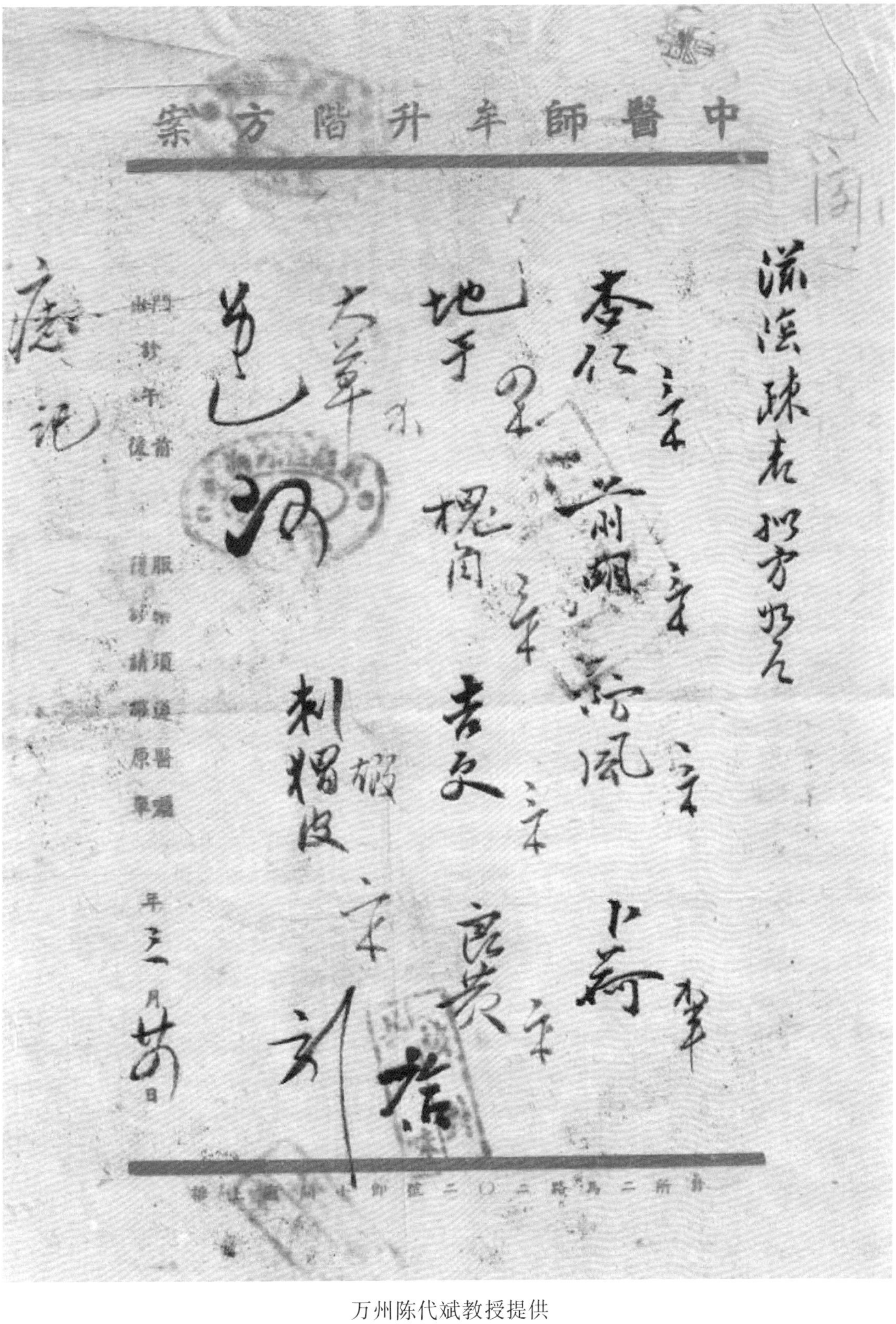

万州陈代斌教授提供

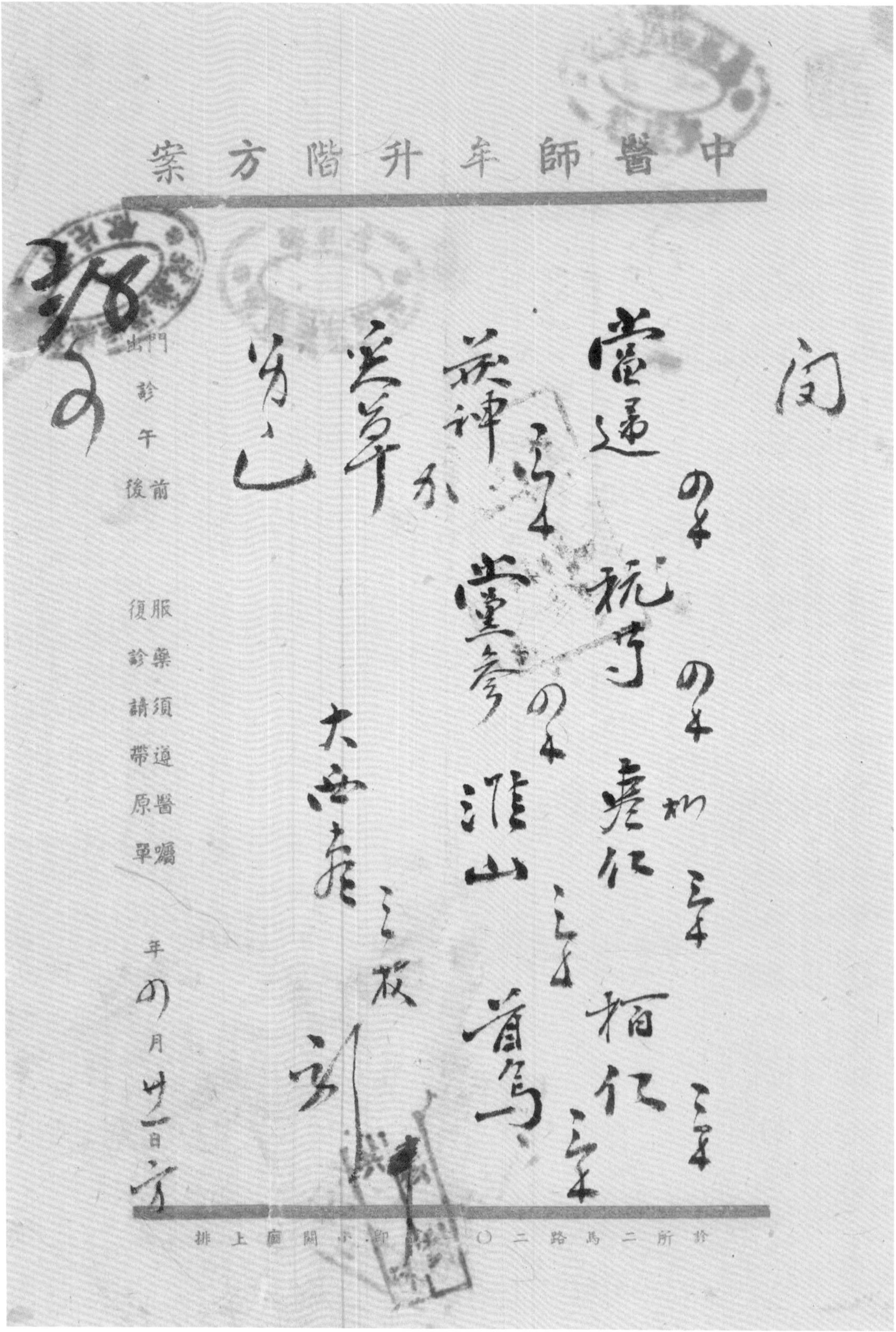

中醫師牟升階方案

門診午前
出診午後

服藥須遵醫囑
復診請帶原單

年　月　日

診所二馬路二〇　卿小閣廟上排

万州陈代斌教授提供

张仲铭

生卒年不详。1959 年 2 月在四川省中医中药工作会议上，向传授中医学术经验、西医学习中医和研究中医学有显著成绩者颁发奖状、奖章，张仲铭获个人三等奖。

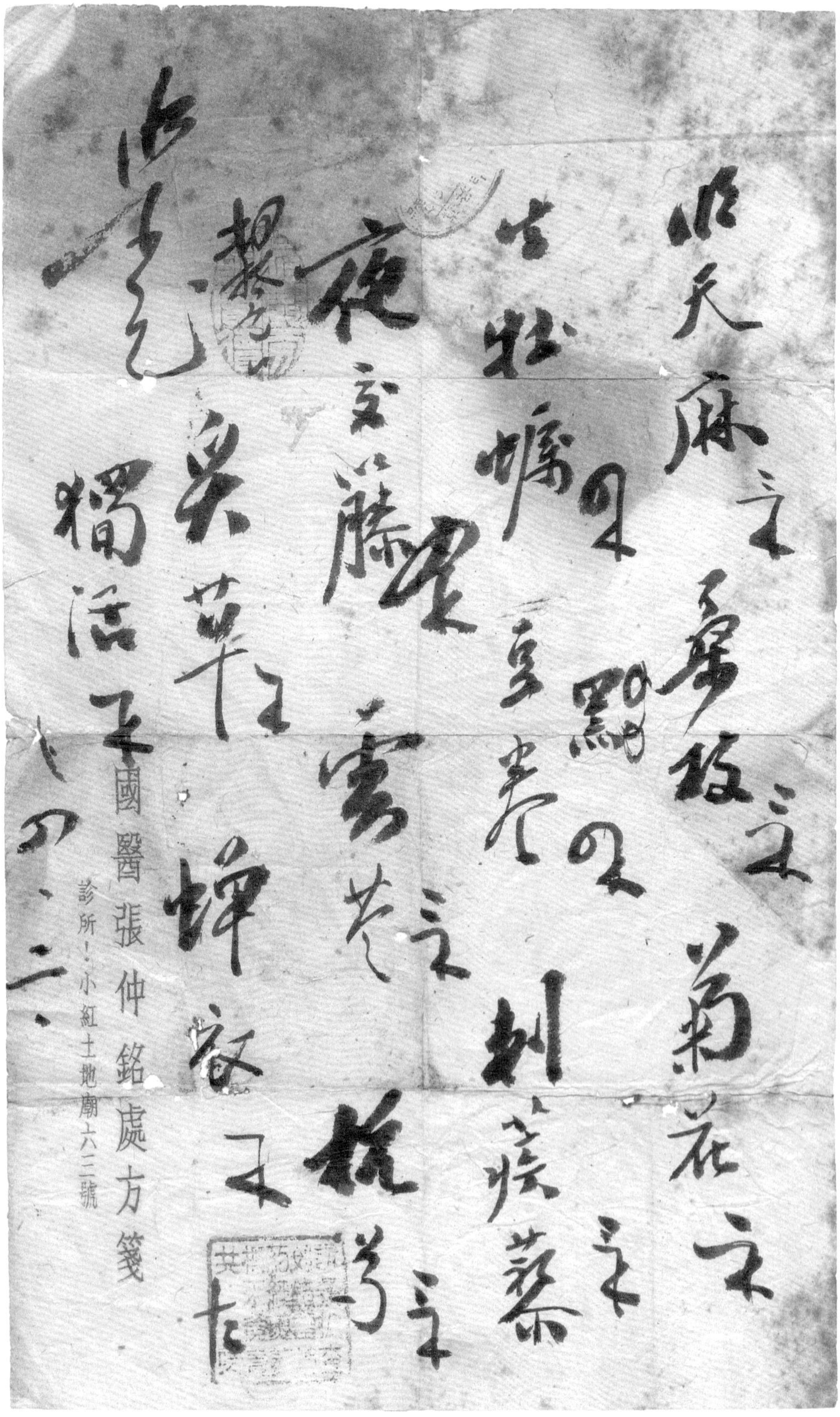
國醫張仲銘處方箋
診所：小紅土地廟六二號

龙志聪

四川医家，生卒年不详。20 世纪 40 年代前后曾在成都东顺城中街行医。

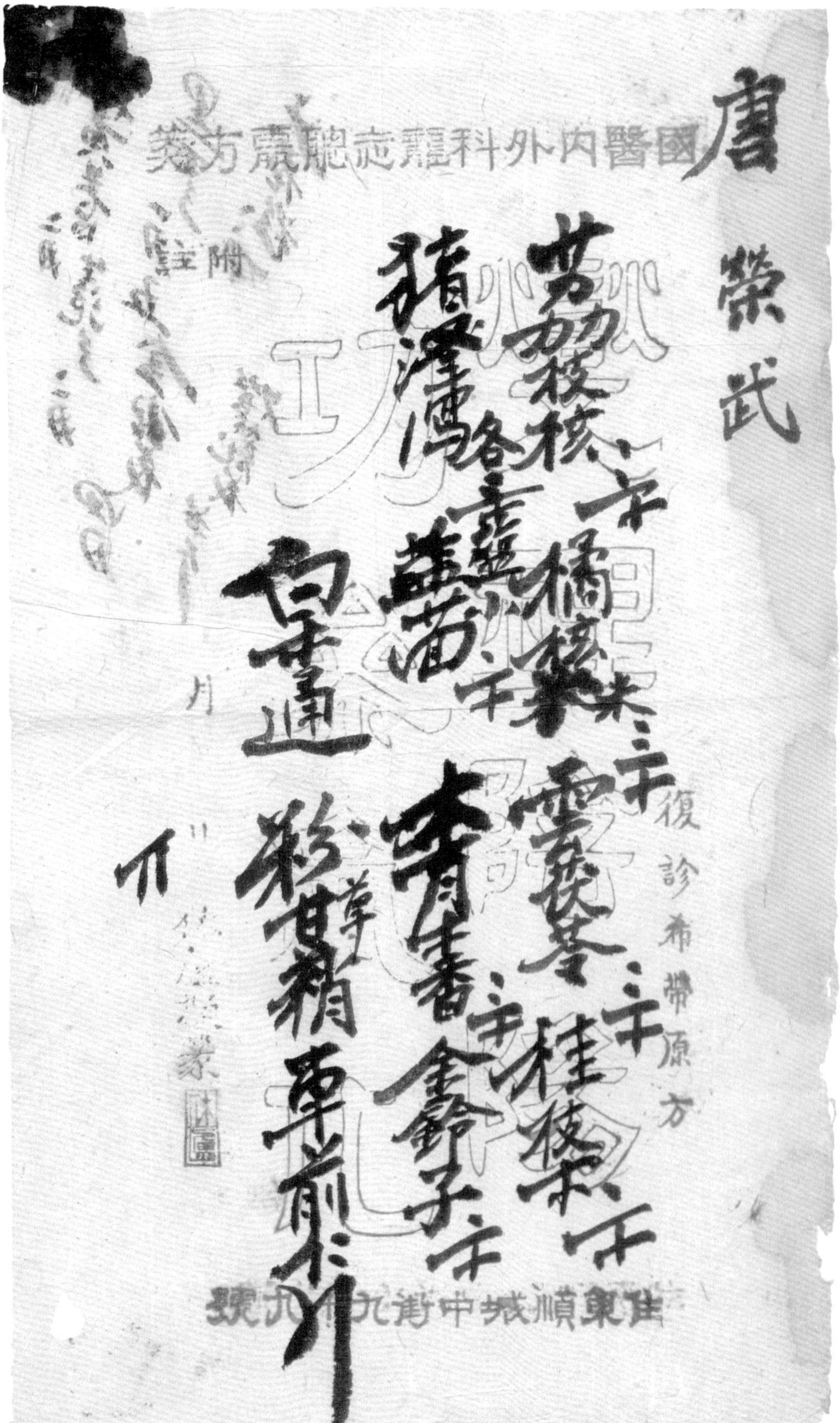
唐

國醫內外科雜症聽診方箋

榮武

荔枝核、十　橘核十　雲茯苓十　桂枝十

豬苓、澤瀉各十　小茴十　青蒿十　金鈴子十

白术　粉甘草　車前十

復診希帶原方

附註

月　日

住東順城中街九十九號

何子恒

四川医家，生卒年不详。20 世纪 50 年代曾在重庆行医。

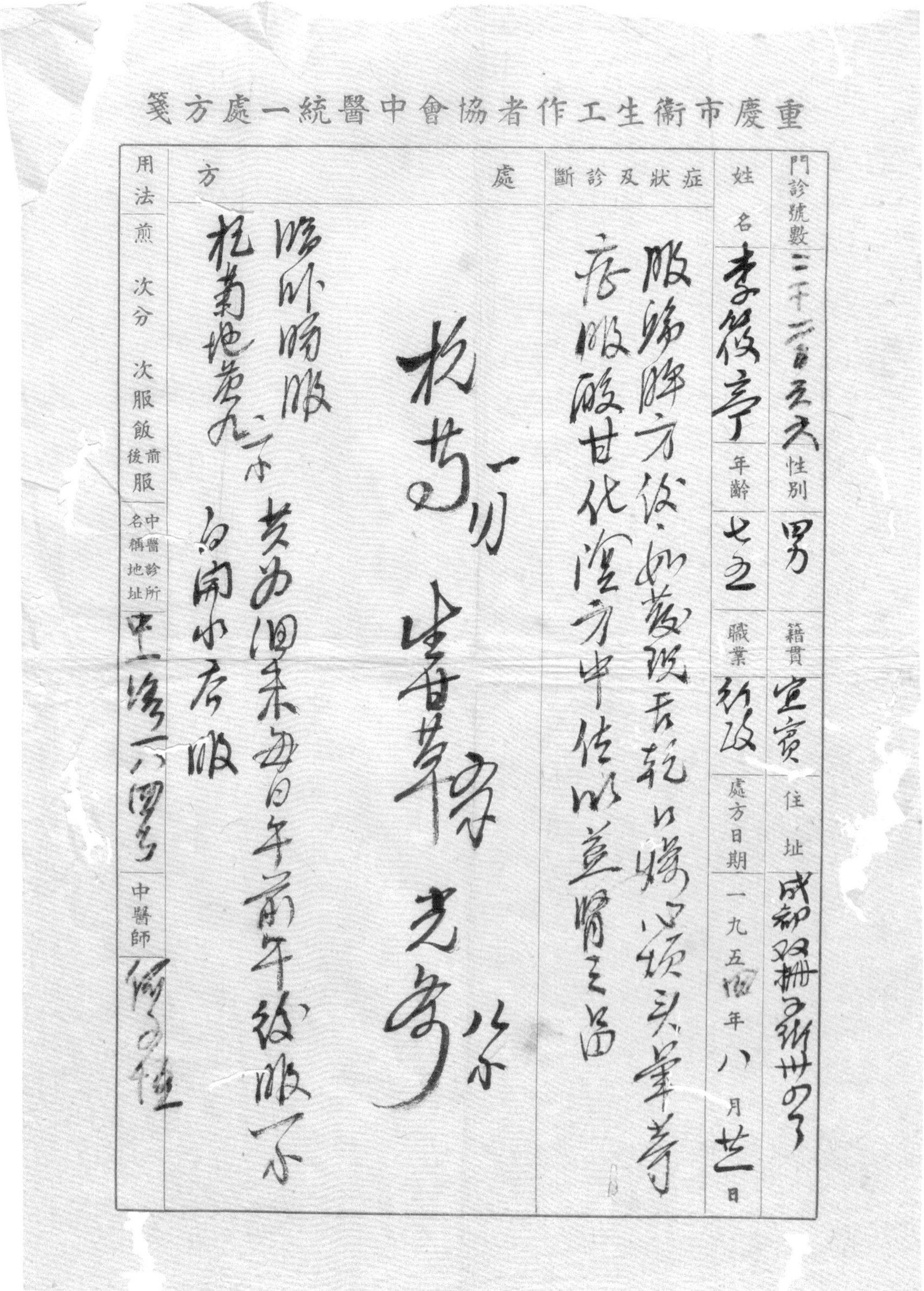

重慶市衛生工作者協會中醫統一處方箋

門診號數	二千二百五六	性別	男	籍貫	宜賓	住址	成都双栅子街卅四号
姓名	李筱亭	年齡	七三	職業	行政	處方日期	一九五四年八月廿二日

症狀及診斷：服鎮肝方後，如發現舌乾口燥、心煩頭暈等，應服酸甘化陰方中佐以益腎之品

處方：
杞 芍 一兩
生甘草 [illegible]
光參 八分

臨卧時服
杞菊地黃丸 一兩
黃芪 四錢 煎湯每日午前午後服下
白開水送服

用法：煎　次分　次服 飯前/後服

中醫診所名稱地址：中山路一八四号

中醫師：何[illegible]

刘静庵

四川医家，生卒年不详。20 世纪 80 年代曾撰有《庚鼎药房》《成都名医外传》等文章在《成都中医学院学报》发表。

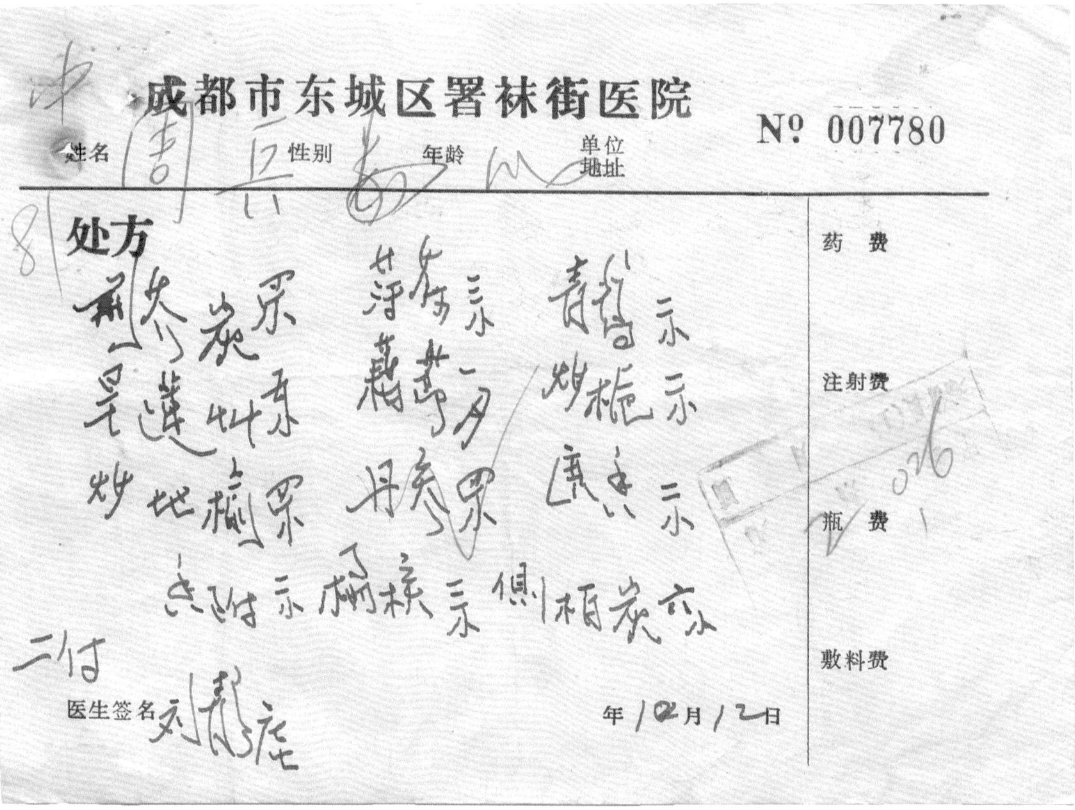

成都市东城区署袜街医院　№ 007780

姓名 周□　性别 女　年龄　单位地址

处方

荆芥炭三钱　茯苓三钱　青蒿三钱

旱莲草四钱　藕节一两　炒栀子三钱

炒地榆三钱　丹参三钱　鹿含三钱

香附三钱　槟榔三钱　侧柏炭六钱

二付

医生签名 刘敏庭　年 10 月 12 日

药费　注射费　瓶费　敷料费

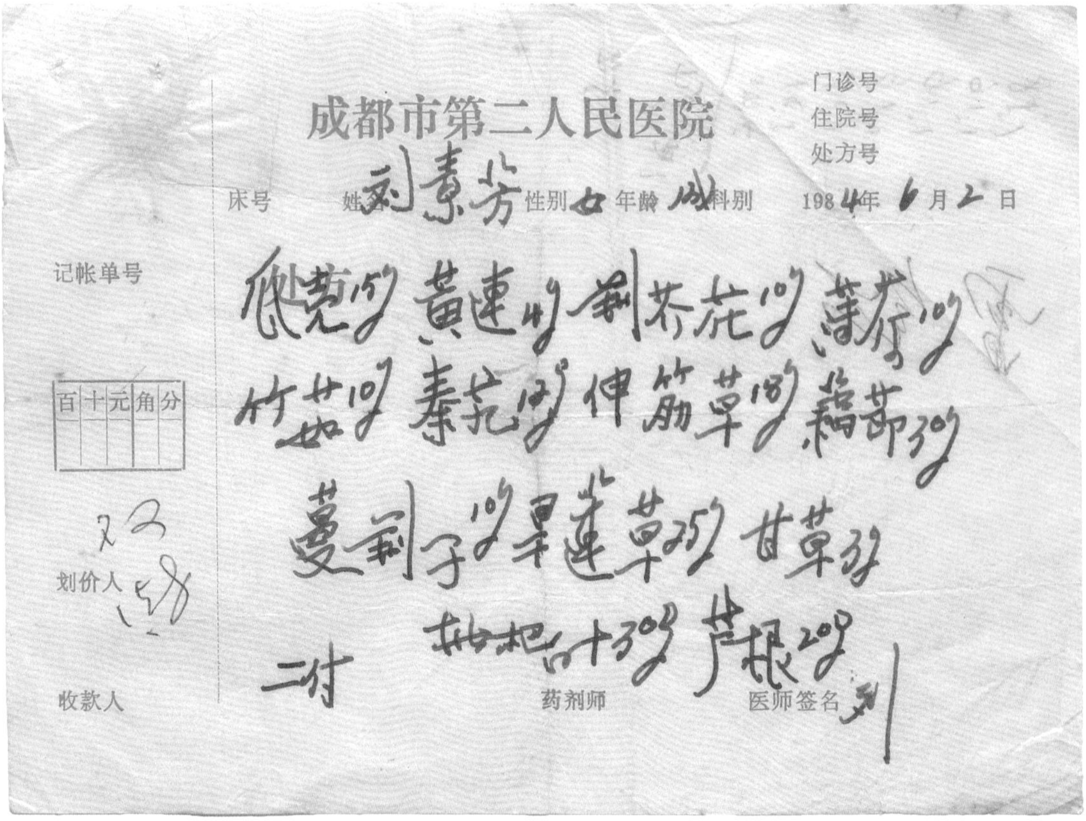

成都市第二人民医院

门诊号　住院号　处方号

床号　姓名 刘素芳　性别 女　年龄　科别　1984年 6月 2日

记帐单号

佩兰15g　黄连4g　荆芥炭10g　茯苓10g

竹茹10g　秦艽15g　伸筋草15g　藕节30g

蔓荆子10g　旱莲草25g　甘草3g

枸杞叶30g　芦根20g

二付

百	十	元	角	分

划价人　收款人　药剂师　医师签名 刘